本著作得到以下项目经费支持：

2024年中南大学教育教学改革研究项目（2024jy128，2024jy128-5，2024jy164）

超声医学工程国家重点实验室开放课题，面上项目（2023KFKT007）

湖南省科技厅自然科学基金科卫联合项目（2022JJ70056）

2024年度中南大学研究生教育教学改革研究项目（2024JGB056）

中南大学湘雅二医院临床护理科研基金项目（2021-HLKY-27）

女性生殖健康
知识问答

主编
王琴　孙淑娟　谭朝霞　赵星　刘娟

NÜXING SHENGZHI JIANKANG
ZHISHI WENDA

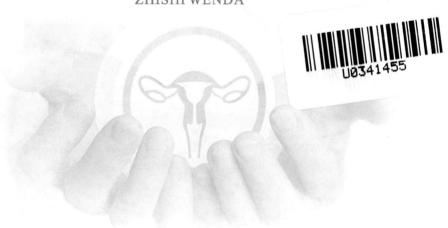

中南大学出版社
www.csupress.com.cn
·长沙·

女性生殖健康知识问答

<<< # 编委会 >>>

◇ **主　审**

李亚敏　符　淳

◇ **主　编**

王　琴　孙淑娟　谭朝霞　赵　星　刘　娟

◇ **副主编**

柴小山　刘瑾钰　刘　丹　彭　莉　赵　文

王惠平　蒋了非　尹丽红

◇ **编　者**（按姓氏笔画排序，所有编者均来自中南大学湘雅二医院）

王　丽　王　琴　王惠平　王　赛　尹丽红

石理红　乐赛艳　刘　丹　刘　娟　刘覃胤

刘瑾钰　孙淑娟　孙旖旎　杨璐琦　李丽慧

李　莉　肖卓玲　余　芳　余晓芳　张快平

张　婷　周玉静　周　蓉　赵　文　赵　星

贺琳妍　袁　芳　袁　倩　袁　晥　柴小山

翁诗玉　黄　虹　黄瀛莹　曹　艺　龚小兰

梁　清　彭　莉　彭　媛　董文韬　蒋了非

童　好　廖　蓉　谭朝霞

◇ **绘　图**

汪　仪（中南大学湘雅二医院）

序 言

　　女性一生要经历不同时期，承担多种角色，从青春期到更年期、从儿童期到老年期、从妻子到妈妈……由于特殊的生理、心理变化和角色转换，巨大的挑战和压力正时刻考验着女性的身心健康。同时，社会、环境、伦理、价值观也正在不断影响着女性的健康和健康观。尤其是随着生活质量的提高和三孩政策的实施，女性的生理、心理、保健需求发生了很大变化。当身体出现各种各样的疾病信号，或遇到心理困扰时，女性常常不好意思与别人诉说，不敢走进妇科诊室，不知道该怎样与医生进行有效沟通，也不知道该如何面对疾病。普及妇产科医学知识，解决不同年龄段女性面临的各种问题，同时纠正错误的观念和做法，让"难言之隐"不再成为威胁女性健康的"杀手"，这便是本书诞生的初衷。我们想让每位普通女性都能了解常见疾病的基本原理，做到有效预防疾病。想让每位女性身边都能有一位专业的"医生"从旁指导，人人都能拥有健康的身体和阳光的生活。

　　本书总共 24 章，涵盖产科、妇科和辅助生殖技术三个大的方面。本书结合妇产科护理及辅助生殖技术前沿进展，较为全面地介绍了生理产科、病理产科、新生儿的基础知识与护理、妇科常见病和多发病的护理、辅助生殖与衍生技术、女性常见的心理问题及疏导方法等。本书还对妇产科领域常见的各种问题进行了整理、归纳和总结。在编写形式上，通过列举大量的实际案例，结合女性日常关心的健康问题，采用一问一答的方式，科学、生动地进行了解答。在语言表达方面，争取在轻松愉悦的氛围下，用浅显易懂的语言讲解看似晦涩难懂的医学知识。书中的插图也力求做到实用、易懂、贴切，我们想让每一位读者将本书当作一位"妇科专家"来进行零距离接触，通过阅读本书掌握大量有现实意义的妇产科知识。

　　本书涵盖内容全面，重点突出，简明扼要，便于理解、记忆，具有很强的科学性、指导性和实用性。既可作为临床一线的妇产科新入职护士、助产士、进修生培训的参考用书，又可作为护理专业学生临床实习辅导用书，还可作为适合大众阅读的妇产科知识科普图书。

　　医学的发展日新月异，加上编者水平有限，书中难免存在疏漏和不足，热忱欢迎广大读者批评指正。

编者

2023 年 10 月

目 录

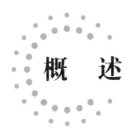

概　述

　　女性在人生的不同阶段具有不同的生理特征，其中以生殖系统的变化最为显著，让女性了解更多的健康知识可以增强她们的自我保护意识，早期发现和治疗疾病。我们将从女性生殖系统开始介绍，讲解不同生理阶段与女性相关的健康知识。

　　女性生殖系统包括外生殖器和内生殖器及其相关组织。

　　外生殖器是指生殖器外露的部分，包括阴阜、大阴唇、小阴唇、阴蒂和阴道前庭(图0-1)。

　　(1)阴阜：为耻骨联合前方隆起的脂肪垫，青春期发育时，开始生长阴毛，呈倒三角形分布。

　　(2)大阴唇：为两股内侧一对纵行隆起的皮肤皱襞，自阴阜向下向后直至会阴部。大阴唇外侧面为皮肤，青春期后有色素沉着和阴毛。皮下为结缔组织和脂肪组织，其中含有丰富的静脉丛、神经和淋巴管，因此外伤后容易形成血肿。

　　(3)小阴唇：位于两侧大阴唇内侧的一对纵行薄皮肤皱襞，褐色、无毛，富含神经末梢。

　　(4)阴蒂：位于小阴唇顶端的下方，分为3个部分。前为阴蒂头，暴露于外阴，富含神经末梢，对性刺激敏感；中为阴蒂体；后为两阴蒂脚。

　　(5)阴道前庭：为一菱形区域，前为阴蒂头，后为阴唇系带，两侧为小阴唇。此区域内包括前庭球、前庭大腺、尿道外口和阴道口。

　　内生殖器位于真骨盆内，包括阴道、子宫、输卵管和卵巢(图0-2)。

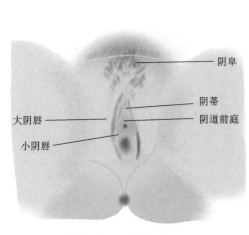

图 0-1　女性外生殖器

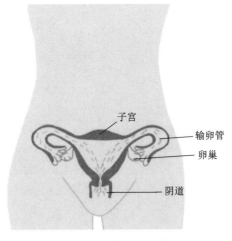

图 0-2　女性内生殖器

　　(1)阴道：位于真骨盆下部中央，是一个上宽下窄的通道，前壁长 7~9 cm，后壁长 10~12 cm，顶端包绕宫颈阴道部，下端开口于阴道前庭后部。它是性交器官，也是经血排出及胎儿娩出的通道。

（2）子宫：子宫是有腔壁厚的肌性器官，呈前后略扁的倒梨形，长度为 7~8 cm，宽度为 4~5 cm，厚度为 2~3 cm，容量约 5 mL。子宫分为子宫颈和子宫体两部分。子宫位于盆腔中央，前为膀胱，后为直肠，下端接阴道，两侧有输卵管和卵巢，是孕育胎儿和产生月经的器官。

（3）输卵管：为一对细长而弯曲的肌性管道，全长 8~14 cm，是受精卵形成及运送的通道。它位于阔韧带上缘内，内侧与子宫角相通，远端游离呈伞状，与卵巢相近。输卵管分为 4 个部分：间质部、峡部、壶腹部和漏斗部/伞部。其中漏斗部/伞部开口于腹腔，管口处有许多指状突起，有"拾卵"作用。

（4）卵巢：卵巢是一对扁椭圆形的性器官，能产生与排出卵子、分泌甾体激素。它的大小、形状随着年龄的变化而变化。青春期前卵巢表面光滑；青春期开始排卵后，表面逐渐凹凸不平。生育期妇女卵巢大小为 4 cm×3 cm×1 cm，重量为 5~6 g；绝经后卵巢逐渐萎缩，变小变硬，妇科检查时不易触及。

（曹艺、孙淑娟）

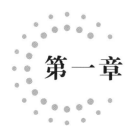

第一章

备孕期健康知识

第一节　优生检查

案例：小张，28 岁，结婚 1 年。2 年前就医被诊断为"甲状腺功能低下"，遵医嘱每日予以左甲状腺素钠片(优甲乐)25 μg 口服。小张今年准备怀孕，因为有长期服药史，她担心药物会对自身及胎儿产生不良影响，特来医院就诊。为了缓解小张的焦虑，产科医生告知了小张有关备孕期的健康教育知识，并且为她进行了详细的孕前咨询和优生检查。请问什么是优生检查？优生检查包含哪些项目？

1. 什么是优生检查？

优生检查是指识别影响女性生育力和妊娠结局的社会、行为、环境和生物医学风险的相关检查，可以通过教育、咨询及适当的医学干预来降低这些风险。优生检查能够降低高危妊娠和出生缺陷的发生率，从而保障母婴健康，是预防遗传性疾病非常重要的环节。

孕前优生检查通过免费为准备妊娠的育龄夫妇提供孕前优生检查服务，评估育龄夫妇生育健康风险，并向每一对计划妊娠夫妇普及优生知识、提供优生咨询。通过健康教育、健康促进及适当的医学干预，将孕前风险降至最低，达到降低出生缺陷和不良妊娠结局发生风险的目的。

孕前优生检查通常包括：基本信息采集，询问健康危害因素，一般体格检查，临床实验室检查，妇科超声检查，妊娠风险评估，优生健康教育，咨询指导，早孕及妊娠结局追踪随访。

2. 为什么要进行优生检查？

孕前优生检查是预防出生缺陷的关键环节。目前，遗传疾病已成为人类常见病、多发病。病情严重者可导致终身残疾，给患者的身心带来痛苦，给家庭、国家带来沉重的经济负担。优生检查是在临床遗传学、细胞遗传学、分子遗传学的基础上，及时确定遗传性疾病患者和携带者；同时对其后代患病风险进行预测，商讨应对策略，减少遗传病儿的出生，降低遗传性疾病的发病率，提高人类遗传素质和人口质量。

优生检查能够让咨询者理解遗传疾病的性质及其发生原因，了解疾病的防治措施，做好妊娠准备。

3. 哪些人需要做优生检查？

符合生育政策、计划怀孕的夫妇，可以在怀孕前 3~6 个月到医疗机构进行身体评估和优生咨询。对于患有身体疾病或从事特殊的工作、处于特殊生活环境的人群，优生检查更为重要。

4. 优生检查需要进行哪些项目？

参考《孕前和孕期保健指南（2018）》，对于所有计划妊娠的夫妇，常规的项目如下。

（1）评估孕前高危因素：①询问计划妊娠夫妇的健康状况；②评估既往慢性疾病史、家族史和遗传病史，不宜妊娠者应及时告知；③详细了解不良孕产史和前次分娩史，是否为瘢痕子宫；④生活方式、饮食营养、职业状况及工作环境、运动（劳动）情况、家庭暴力、人际关系等。

（2）体格检查：①全面体格检查，包括心肺听诊；②测量血压、体质量，计算体质指数（BMI）；③常规妇科检查。

（3）必查项目：①血常规；②尿常规；③血型（ABO 和 Rh 血型）；④肝功能；⑤肾功能；⑥空腹血糖水平；⑦HBsAg 筛查；⑧梅毒血清抗体筛查；⑨HIV 筛查；⑩地中海贫血筛查（广东、广西、海南、湖南、湖北、四川、重庆等地区）。

（4）备查项目：①子宫颈细胞学检查（1 年内未检查者）；②TORCH 筛查；③阴道分泌物检查（常规检查，及淋球菌、沙眼衣原体检查）；④甲状腺功能检测；⑤75 g 口服葡萄糖耐量试验（OGTT，针对高危妇女）；⑥血脂水平检查；⑦妇科超声检查；⑧心电图检查；⑨胸部 X 线检查。

5. 优生检查结果正常时，妊娠的注意事项有哪些？

（1）制定妊娠计划，建议有准备、有计划地妊娠，避免大龄妊娠；了解科学的受孕方法。

（2）合理营养，平衡膳食；选择合适的运动方式，控制体重；饮食方面要适当增加肉、蛋、奶、蔬菜、水果等食物的摄入，保证身体的营养均衡，根据自身情况科学地补充营养素及微量元素。

（3）积极预防慢性疾病和感染性疾病。孕前谨慎用药，计划受孕期间尽量避免使用对妊娠产生不良影响的药物。

（4）避免接触生活及职业环境中的有毒有害物质（如放射线、高温、铅、汞、苯、甲醛、农药等）。避免密切接触家畜，不养宠物。

（5）保持健康的生活方式和行为；改变不良的生活习惯（如吸烟、酗酒、吸毒等）及生活方式；避免高强度的工作、高噪音环境和家庭暴力。保证心理健康，消除精神压力，保持心情愉悦。

（6）了解早孕的征象和孕期保健的要点。孕妈妈在妊娠 12 周内，应主动与社区或医务人员保持联系，定期接受随访和健康指导。

（7）如果接受孕前优生检查 6 个月或更长时间后仍未怀孕，夫妇双方应共同接受进一步咨询、检查和治疗。

（8）分娩后 6 周内或其他妊娠结局结束后 2 周内，应主动与社区或医务人员保持联系，定期接受随访和健康指导。

6. 优生检查中，丈夫是否需要检查？

为了能够孕育一个健康的宝宝，男性同样需要进行孕前优生检查。在进行孕前优生健康咨询时，需要告知医生既往疾病史、用药史、家族病史、饮食营养、生活习惯、环境毒害物接触史、社会心理情况。

体格检查内容包括：①一般情况。身高、体重、心率、血压、营养、发育、精神状况。②各系统检查。五官、皮肤、毛发、肺部、心脏、肝、脾、四肢、肌肉、骨骼等。

男科检查项目包括：尿常规、血型、肝肾功能、乙型肝炎血清学五项检测、肌酐、HIV 抗体筛查、梅毒螺旋体筛查等。

7. 优生检查结果异常，妊娠的注意事项有哪些？

若计划怀孕夫妇优生检查结果异常且有高危妊娠风险因素，专科医生会告知存在的妊娠风险因素及可能给后代带来的危害，提出进一步诊断、治疗的建议和干预措施；必要时会建议夫妻双方暂缓怀孕，并告知避孕措施。

计划妊娠的注意事项：

（1）了解检查存在的异常项目、异常检查结果及其意义；根据医生的建议及时治疗和控制慢性疾病、感染性疾病。

（2）有长期服药史的夫妇，应遵医嘱合理调整药物；病情需要时避免使用可能影响胎儿正常发育的药物。

（3）改变不良生活习惯，改变吸烟、饮酒行为；调整饮食结构，适当运动。

（4）脱离接触物理、化学等有毒有害物质（如放射线、高温、铅、汞、苯、农药等）的工作及生活环境，远离家畜、宠物。

（5）接受心理咨询和辅导，缓解精神压力，消除不良情绪。

（6）对于特定病毒易感人群，指导接种风疹疫苗、乙肝疫苗等。

（7）对于有高遗传风险的夫妇，指导其接受遗传咨询、产前筛查和诊断。

（8）必要时接受进一步检查、治疗。

（9）在基本信息和病史收集阶段，获知体格检查、临床实验室检查、妇科超声检查等结果后，应及时针对已发现的风险因素进行干预。

（廖蓉、彭莉）

第二节　产前筛查

案例：小王，31 岁，结婚 3 年，与丈夫计划今年怀孕。小王的父亲患有糖尿病，母亲患有高血压病。为了能够孕育一个健康的宝宝，小王来到医院产前诊断中心进行健康咨询。产科医生详细询问了小王的健康史，并建议进行产前筛查。请问什么是产前筛查？哪一类人群需要进行产前筛查？

1. 什么是产前筛查？

产前筛查是指采用经济、简便、无创或创伤小的方法，检出子代具有先天性缺陷或遗传性疾病的高风险的孕妇。如果发现子代为患遗传性疾病高风险的可疑人群，则进一步确诊。产前筛查是减少出生人口缺陷的重要步骤。

2. 为什么要做产前筛查呢？

产前筛查是减少缺陷儿出生，提高人口素质的重要措施之一。通过分析母体血清学生化指标和影像学检查结果，从人群中筛选出胎儿出生缺陷高风险的孕妇。采用经济、简便、无创伤检查及安全的生化检测进行产前筛查，可避免不必要的侵入性产前诊断，提高检出率，减少并发症，降低费用。

3. 产前筛查具备哪些特点？

（1）筛查疾病在被筛查人群中应有较高的发病率并严重影响其健康，筛查结果为阳性者有治疗或预防的方法。

（2）筛查方法应是非创伤性的、容易实施且性价比高。

（3）被筛查者容易接受；被筛查者应自愿参与，做到知情同意。

（4）筛查方法应统一、易推广。

（5）为被筛查者提供全部有关的医学信息和咨询服务。

4. 产前筛查的常见疾病有哪些？

（1）染色体异常。

（2）神经管畸形。

（3）胎儿结构畸形筛查。

（4）先天性心脏病。

5. 如果产前筛查结果为阳性怎么办？

产前筛查并非确诊试验，筛查结果为阳性意味着患病的风险升高，但并非诊断疾病。阴性结果提示风险未增加，并非一定正常。筛查结果为阳性的患者须进一步做确诊试验，染色体疾病高风险患者还须进行胎儿染色体核型分析。

6. 以唐氏综合征为代表的染色体疾病，需要做哪些检查？

（1）妊娠早期筛查：筛查方法包括孕妇产前血清学检查、超声检查。常用的血清学检查的指标包括 β-HCG 和妊娠相关血浆蛋白 A（pregnancy-associated plasma protein A，PAPP-A）。超声检查的指标有胎儿颈项透明层（nuchaltranslucency，NT）和胎儿鼻骨。母体血清学筛查和 NT 检查的联合应用，对唐氏综合征的检出率为 85%~90%。

（2）妊娠中期筛查：妊娠中期的母体血清学筛查通常采用三联法，即甲胎蛋白（AFP）、人绒毛膜促性腺激素（HCG）和游离雌三醇（E_3）。唐氏综合征患者 AFP 降低、HCG 升高、E_3 降低，根据三者的变化，再结合孕妇年龄、孕龄等情况，能够计算出唐氏综合征的风险度。

7. 神经管畸形的筛查指标有哪些？

（1）血清学筛查：90% 的患者的血清和羊水中的 AFP 水平升高。血清的 AFP 可作为神经管畸形（NTDs）的筛查指标。影响孕妇血清 AFP 水平的因素包括孕龄、孕妇体重、种族、糖尿病、死胎、多胎、胎儿畸形等。

（2）超声筛查：99% 的 NTDs 能够通过妊娠中期的超声检查获得诊断，其中 3%~5% 的 NTDs 患者因为非开放性畸形，羊水 AFP 水平在正常范围。

8. 为什么在妊娠中期孕妇需要接受系统胎儿超声检查？

在妊娠 18~24 周，通过超声对胎儿的各器官进行系统筛查，能够发现严重致死性畸形无脑儿、严重脑膨出、严重开放性脊柱裂、严重胸腹壁缺损并内脏外翻、单腔心、致死性软骨发育不全等疾病。在这一妊娠阶段，胎儿畸形的产前超声检出率为 50%~70%。

9. 妊娠中期为什么仍须进行血清学筛查？检查结果为阴性还需要定期筛查吗？

孕中期进行血清学筛查是我国开展最为广泛的出生缺陷干预方法，能经济、有效地评估胎儿非整倍体和开放性神经管缺陷的罹患风险。即使遗传学诊断结果为阴性，仍有必要在孕中、晚期定期产检及 B 超监测胎儿、胎盘，以便及早识别流产、小于胎龄儿、子痫前期等不良妊娠结局。

10. 哪一类人群需要进行产前筛查？

母体血清学筛查异常、胎儿成像诊断异常，或有遗传性疾病的阳性家族史，被认为是胎儿遗传异常高风险的孕妇。非整倍体异常的风险还会随着孕妇年龄的增加而增加。这一类人群需要进行与怀孕风险相关的产前筛查，以确定胎儿发育异常的病因和发病风险。此外，产前筛查须在专科医生详细评估、充分告知孕妇相关风险后进行。

11. 胎儿超声检查的产前筛查最佳时期是什么时候？为什么？

根据美国妇产科医师学会《产科超声指南2016》显示，超声检查的最佳时期为妊娠18~22周。胎儿超声检查作为主要的成像筛查和诊断工具，主要用于评估胎儿先天性畸形、发育不良等情况。准确的孕周与遗传评估密切相关。

12. 母体血清学筛查的最佳时期是什么时候？为什么？

妊娠早期血清学联合NT检查有助于提高21-三体综合征筛查的准确性。如果在妊娠中期进行母体血清学产前筛查，容易受到孕周、妊娠者体质指数等因素的影响，导致妊娠中期血清学筛查结果的假阳性率及假阴性率较高，给妊娠者及其家属带来不必要的心理负担。

（刘丹、王琴）

第三节 产前诊断

案例： 小张，36岁，孕1产0，孕24+4周来我院行系统性胎儿产前超声检查。超声所见：胎儿头部、脊柱、四肢、腹部、胎盘、羊水及脐带均未见异常，胎儿相当于孕23周大小。胎儿超声心动图可见：四腔心切面三尖瓣呈肌性隔膜，未见正常三尖瓣结构及启闭活动，右心室腔明显较左室腔缩小；三血管切面显示主动脉增宽，肺动脉较窄，排列关系正常；大动脉连接关系正常。超声提示：胎儿三尖瓣闭锁；室间隔缺损；肺动脉狭窄；右心室发育不良。产科医生建议小张前往我院产前诊断中心进一步行羊水穿刺检查。请问什么是羊水穿刺？会对胎儿产生不良影响吗？

1. 什么是产前诊断？

产前诊断又称宫内诊断或出生前诊断，指在胎儿出生之前应用各种先进的检测手段，如影像学、生物化学、细胞遗传学及分子生物学等技术，检测胎儿有无明显的结构畸形、有无染色体病或基因病等其他遗传综合征，对先天性和遗传性疾病作出诊断，为胎儿宫内治疗（手术、药物、基因治疗等）及选择性流产提供依据。

2. 产前诊断主要针对哪一类人群？

孕妇具备以下条件之一的，建议进行产前诊断检查：羊水过多或者过少；产前影像学检查提示胎儿发育异常或者胎儿有可疑畸形；孕妇妊娠早期接触过可能导致胎儿先天缺陷的物质；夫妇一方患有先天性疾病或遗传性疾病，或有遗传病家族史；曾经分娩过严重先天性缺陷新生儿者或有遗传病家族史者；年龄≥35岁的孕妇；产前筛查结果提示为高风险的孕妇；有复发性流产、死胎、死产、畸形儿等不良妊娠史者；医生认为有必要进行产前诊断的其他情况。

3. 产前诊断能够检查哪些疾病？

（1）染色体异常：染色体异常引起的常见遗传病，占活产新生儿的0.5%~0.73%，占自然流产病例的1/2；可分为染色体数目异常引起的疾病和结构异常引起的疾病。染色体数目异常，非整倍体最多见，如21-三体综合征、18-三体综合征等。染色体结构异常以缺失、重复、倒位、易位较常见。

（2）性连锁遗传病：以X连锁隐性遗传病居多，如红绿色盲、血友病等。

(3)遗传性代谢缺陷病：多数为常染色体隐性遗传病，因基因突变导致某种酶缺失引起代谢抑制。常见的如先天性软骨发育不全、视网膜母细胞瘤等常染色体显性遗传病，白化病、苯丙酮尿症、半乳糖血症等常染色体隐性遗传病。

(4)先天性结构畸形：包括全身各器官系统的结构异常。如无脑儿、脊柱裂、唇腭裂、先天性心脏病、髋关节脱臼等。

4.什么是脐血穿刺？

脐血穿刺是指在超声引导下通过穿刺针进入胎儿循环，抽取胎儿脐静脉血，进行产前诊断；也可向胎儿循环中直接注射药物或其他物质如造影剂等；还可进行宫内输血或其他血制品等宫内治疗。一般选择在妊娠22~25周进行，可作为错过早、中孕期产前诊断或羊水穿刺失败的补救措施。

5.脐血穿刺会伤害到宝宝吗？

脐血穿刺一般首选脐静脉，由经过专业培训的专科医生，在B超引导下经腹穿刺，选择靠近胎盘或者近胎儿体侧脐带上方的血管进行静脉穿刺。抽出1~5 mL的脐血，根据不同的疾病诊断需求进行检测。由于穿刺可能会导致脐动脉收缩，导致胎儿心率增快。因此，在整个手术过程中，医务人员会严密监测胎心情况。如果胎心减慢，则立即停止手术。

6.脐血穿刺术后发生出血怎么办？

胎盘及脐带血管穿刺点出血是脐血穿刺术最常见的并发症，穿刺后，在脐带血管壁收缩、胎儿血小板及凝血因子作用，以及脐带胶质和覆盖在脐带血管上羊膜的保护下，脐带血管穿刺点出血多在数秒钟内自行停止，通常不对胎儿生长发育造成影响。医务人员通常采用局部加压缩短出血时间。对于脐带穿刺点出血时间长的孕妇，医生会密切观察胎心变化，根据实际情况处理。

7.产前筛查和产前诊断有什么区别？

产前筛查和产前诊断均为预防出生缺陷、优生优育的重要手段。产前筛查和产前诊断根据是否为创伤性操作分为介入性检查和无创性检查。无创性检查是指通过采集母体血清学检查、超声检查等手段判断胎儿情况。介入性检查主要是指绒毛活检术、羊膜腔穿刺（取羊水）或脐带血管穿刺（取胎儿血）等检查，以此判断胎儿有无异常。目前，我国对无高危因素的妊娠者建议先行无创的血清学筛查及超声检查。如果产前筛查结果为高危或妊娠者本身存在高危因素、可疑宫内感染等情况，则再行介入性检查以明确诊断，以提高胎儿异常的检出率。

8.产前诊断都包含哪些检查项目？有什么特点？

产前诊断主要为介入性检查，介入性检查主要包括绒毛活检术、羊膜腔穿刺（取羊水）或脐带穿刺（取胎儿血）等三类检查。

(1)绒毛活检术：由于宫腔内绒毛组织与胎儿组织都是由受精卵发育分化而来，二者均具有相同的遗传特性，可以通过绒毛活检术了解胎儿情况。在妊娠早期取样检查可以进行胎儿核型分析和基因诊断，判断妊娠者是否患有遗传性疾病。手术时机一般选择在胎盘绒毛生长旺盛的孕10~13周，通过超声引导，获取胎盘组织。绒毛活检术的缺点是操作技术难度较大，不能做羊水生化分析；检查取材时可能混入母体组织或双胎中另一胎儿的组织，影响产前诊断的准确性。

(2)羊膜腔穿刺检查：羊膜腔穿刺是获得胎儿细胞的主要方法，通过细胞染色体核型分析诊断染色体是否异常；主要用于胎儿染色体核型分析、胎儿基因诊断、胎儿宫内感染诊断、绒毛活检术后胎儿染色体嵌合体的复查等，是我国目前最常用的产前诊断技术。羊水中胎儿细胞主要是胎儿吞咽和排泄时产生的脱落细胞，这些细胞含有胎儿的染色体信息。羊膜腔穿刺的手术时机一般选择在羊水内活性细胞比例较高、子宫腔内羊水量较多的妊娠 15~22 周。严格消毒铺巾后，在超声引导下，采用细针经腹部穿刺从子宫腔内抽取 20~30 mL 羊水作为胎儿血标本。

（3）脐带血管穿刺检查：主要用于胎儿的核型分析、基因诊断、宫内感染诊断、血液系统疾病诊断，以及羊膜腔穿刺诊断为胎儿染色体嵌合体的病例复查等。其优点是诊断准确率高、敏感度高。必要时可进行胎儿宫内治疗。脐带血管穿刺手术时机一般选择在羊水较多、脐带血管较粗的孕 22~25 周，于超声引导下进行胎儿脐带血管穿刺，获得胎儿血标本。

（刘丹、王琴）

第四节 产前用药指导

案例：小张，女，24 岁，已婚，在一家餐馆做兼职厨师。1 年前，因水肿、少尿，遂至我院肾病内科就诊，诊断为肾病综合征。遵医嘱服用糖皮质激素 1 年，水肿症状消退，病情好转。近日，小张因停经 2 月余、自测 HCG(+)，于产科就诊。B 超显示：宫内孕 40 天。请问小张长期服用药物史是否会对本次妊娠造成影响？小张是否需要继续服药？

1. 妊娠期使用药物对人体代谢有什么影响？

（1）受妊娠期激素水平影响，消化系统张力降低，胃蠕动减慢，吸收力增加。胃酸、胃蛋白酶分泌减少，弱酸性药物吸收率降低，弱碱性药物吸收率增加。

（2）妊娠早期，血容量逐渐增加，药物分布容积增加，药物浓度下降。血浆蛋白减少，药物活性增加，由胎盘扩散进入胎儿体内，可能对胎儿生长发育产生不良影响。

（3）妊娠晚期，肝酶系统活力降低，胆汁在肝内淤积，影响药物代谢与排泄。

（4）妊娠早期开始，肾脏血流、肾小球滤过率逐渐增加，加速了药物经肾脏排泄，使药物半衰期缩短。

（5）胎盘具有屏障作用，随着妊娠进展，胎盘对药物的转运受药物本身性质影响，分子量小、脂溶性高、血浆蛋白结合率低、非极性的药物容易到达胎儿。

2. 药物对胎儿的危害性大小是否有差异？

美国食品药品监督管理局（Food and Drug Administration，FDA）根据药物对胎儿的致畸情况，将药物对胎儿的危害性等级分为 A、B、C、D、X 五个级别。

（1）A 级：经临床对照研究，无法证实药物在孕早期与孕中、晚期对胎儿有危害作用，对胎儿伤害可能性最小，是无致畸性的药物。包括多种维生素、孕期维生素制剂，但不包括大剂量维生素制剂。

（2）B 级：经动物实验研究，未见对胎儿有危害作用。无临床对照试验，未得到有害证据。可以在医生指导下使用。如青霉素、红霉素、地高辛、胰岛素等。

（3）C 级：动物实验表明，对胎儿有不良影响。由于没有临床对照试验，只能在充分权衡药物对孕妇的益处、对胎儿潜在的利益和对胎儿危害的情况下，谨慎使用。如庆大霉素、异丙嗪、异烟肼等。

（4）D 级：有足够证据证明对胎儿有危害性。只有在孕妇有生命威胁或患严重疾病，且其他药物又无效的情况下才考虑使用。如苯妥英钠、卡马西平、硫酸链霉素等。

（5）X 级：动物和人类试验证实会导致胎儿畸形。妊娠期妇女或可能妊娠的妇女禁止使用。如甲氨蝶呤、己烯雌酚，以及治疗痤疮的异维 A 酸，可导致胎儿中枢神经系统、面部及心血管的多种畸形。

在妊娠前 12 周，不宜使用 C、D、X 级药物。

3. 妊娠期服用药物会导致胎儿畸形吗?

胎儿处于发育时期，各器官未发育完善。孕妇用药可直接或间接影响胎儿，大多数药物可通过胎盘作用于胎儿。因此，妊娠期服用药物应十分慎重。研究表明，药物导致的胎儿发育畸形占胎儿畸形总数的 5% 左右。药物可能导致的畸形包括明显畸形(多在孕早期出现)和新生儿毒性(孕晚期出现)。如果孕妇已经服用了某种可能致畸的药物，应尽快向医生咨询。医生会根据用药种类、用药时胎龄、用药时间和用药剂量等因素，综合评估其危害程度，提出建议。

4. 妊娠期常用药物都有哪些? 禁用或慎用的药物有哪些?

1)常用药物

(1)抗生素类药物:①青霉素类。它是对孕妇最安全的抗感染药物，包括广谱青霉素，如氨苄西林、哌拉西林、美洛西林等 β-内酰胺制剂。②头孢菌素类。可通过胎盘，孕期的血浆半衰期较非孕期短。③大环内酯类。因分子量较大，不易通过胎盘;可用于青霉素过敏者和衣原体、支原体感染者。

(2)抗病毒类药物:①阿昔洛韦。可抑制 DNA 的合成，用于疱疹病毒感染。②甲硝唑。美国疾病预防控制中心已推荐其用于孕期阴道滴虫病的治疗。但要注意，替硝唑为 C 类药，孕期慎用。

(3)抗结核药:乙胺丁醇。孕期患结核时首选，目前认为本药对人类无致畸作用。

(4)抗真菌药:制霉菌素和克霉唑。均为 B 类药，孕期可用。

2)禁用或慎用的药物

(1)抗生素类药物:①氨基糖苷类。易通过胎盘，脐血药物浓度明显升高，对孕妇及胎儿有一定危害。②四环素类。包括四环素(D)、土霉素(D)、多西环素(D)、米诺环素(D)等。此类药容易通过胎盘和进入乳汁;四环素荧光物可影响胎儿牙釉质及体格发育，导致胎儿宫内发育迟缓;孕妇肝功能不全时，可致孕妇急性脂肪肝。③氯霉素。对骨髓有抑制作用，可通过胎盘，进入乳汁，用于早产儿可引起"灰婴综合征"。④喹诺酮类。包括环丙沙星、氧氟沙星、司帕沙星等。此类药物对骨和软骨有很强的亲和力，可影响胎儿软骨发育，引起不可逆的关节病。⑤磺胺类。易通过胎盘，孕晚期使用可导致新生儿溶血性贫血、血小板减少;可竞争性抑制胆红素与白蛋白的结合，引起新生儿高胆红素血症。

(2)抗病毒类药物:①利巴韦林。实验证实有致畸和杀胚胎作用。本品在体内消除很慢，停药四周尚不能自体内完全清除。②干扰素。孕期不建议使用。③拉米夫定、齐多夫定。为 C 级，可用于艾滋病孕妇的抗病毒治疗。

(3)抗结核药:①异烟肼。此药脂溶性高，分子量低，几乎不与血浆蛋白结合;容易通过胎盘，脐血中浓度高于母血。②利福平。乳汁中药物浓度低，哺乳期可用。

(4)抗真菌药:大剂量氟康唑可致动物胎儿畸形，但无人类孕期致畸的报道。

5. 服用紧急避孕药可以有效避孕吗?

可以。紧急避孕药主要通过抑制卵巢排卵、阻止精子与卵子结合、防止受精卵在子宫着床等方式达到避孕的目的。这类药物的避孕成功率并不是 100%，所以女性在服用这类药物后，仍然有避孕失败的风险。

(刘丹、王琴)

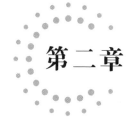

第二章

妊娠期健康知识

│ 第一节　营养素的补充 │

案例：小张，35 岁。今晨到医院做了尿检发现已怀孕，她心里很紧张，目前身体状况一切正常。她的家里只有社区发放的叶酸片，她不知道下一步该怎么补充营养物质。小张心想："什么是营养素？营养素要怎么补？"

1. 什么是营养素？

营养素是指能够维持生命进行各种正常活动所需的物质及元素，包括七大类。①蛋白质：是构成人体的各种器官及组织的主要成分。②脂肪：是供给及储存能量的主要营养素。③维生素：可以维持人体的生长发育及生理功能正常。④碳水化合物：可为生命活动提供能量。⑤矿物质：是多种必不可少的微量元素，维持着身体的各项生理功能趋于正常运行。⑥膳食纤维：能够提高机体的免疫力。⑦水。营养素必须从食物中摄取，来满足机体的最低需求，且来自食物的营养素种类繁多。

营养素可分为宏量营养素和微量营养素。宏量营养素包括碳水化合物、脂类和蛋白质。这三种营养素经体内氧化后均可以释放能量，故又称为产能营养素。人体对宏量营养素的需要量较大。微量营养素主要包括矿物质和维生素。相对宏量营养素而言，人体对微量营养素需要量相对较少。根据在体内的含量不同，矿物质又可分为常量元素和微量元素。常量元素是指在体内的含量大于 0.01% 的矿物元素；微量元素是指在体内含量小于 0.01% 的矿物元素。维生素可根据其溶解性分为脂溶性维生素和水溶性维生素。

2. 孕期营养素应该怎么补充？

对于孕妈妈来说，孕期营养素摄入的需求量大大增加。一方面，为了保证营养素摄入充足，势必会要求孕妈妈吃比平时更多的食物，但这也会增加肥胖风险；另一方面，由于中式烹饪的方法，很多微量元素容易在食物加工过程中流失。因此，为了防止孕妇营养素摄入不足，可以通过添加营养素补充剂的方式来达到平衡。

1）叶酸

补充叶酸应从孕前 3 个月持续至整个孕期。如果孕前没有补充叶酸也不用过分担忧，从发现怀孕时开始补充叶酸，仍可以起到降低胎儿发育异常的危险。在妊娠的前 3 个月，是胎儿神经管发育的关键时期，孕妈妈补充足够的叶酸可以明显降低胎儿神经管畸形，使无脑儿、先天性脊柱裂胎儿等的发生率降低。

2）铁

很多孕妈妈由于孕期妊娠反应严重，总喜欢吃水果，不爱吃肉。水果食用过多会导致糖分摄入过量，从而导致体重增长过多，但必需的营养素却摄入不足。这就是为什么很多孕妈妈有体重超重的同时又有贫血状况发生。

很多老人说多喝红糖水可以补铁，这是老旧的观念。生活中补铁最好的食物就是动物性食品，尤其是红肉类，含铁量最丰富，也最容易被人体吸收。因此，孕妈妈一定要合理食用动物性食品。建议孕妈妈每天至少吃 75 g 的瘦肉。同时动物性肝脏也是含铁丰富的食物，每日摄入量须控制在合理范围。

3）碘

很多人误以为海产品如紫菜、海带含碘是最丰富的。其实紫菜、海带等海产品中的碘元素是很有限的。碘含量最多的是我们日常食用的碘盐。

孕妇比一般人更需要碘，从怀孕到宝宝 2 岁以内都是孩子大脑发育的关键时期，大脑神经的生长必须依靠甲状腺激素，而碘是合成甲状腺激素的必要元素。因此，对于既往有甲状腺疾病个人史、家族史，或发现甲状腺相关抗体阳性、甲状腺肿大等危险因素的女性，在怀孕前最好提前检查甲状腺功能。

很多孕妈妈表示自己有甲状腺结节、甲状腺肿大等，因此就自作主张不吃加碘盐。目前尚无科学证据表明，人群甲状腺疾病发病增多与食用碘盐有直接关系。甲状腺疾病发病率呈上升趋势，主要与目前社会环境、饮食、生活方式、精神压力等因素改变有关。因此，患甲状腺疾病的孕妈妈也应该继续食用碘盐。是否少食用碘盐或长期食用不加碘的盐，一定要遵循医生的指导。

4）钙、维生素 D

补钙最好食物的是牛奶、奶制品等；每天喝 2 杯牛奶（500 mL）加上日常饮食中的其他食物，基本可以满足每日的钙需求。

如果无法食用奶制品，可选择喝豆浆、多吃豆腐等。如果不能吃足够的奶制品或豆制品，可选择服用一种钙补充剂。需要注意的是，单纯服用钙片，钙的吸收利用率并不高。所以补钙的同时，还须补充维生素 D；同时还建议多晒太阳，促进钙的吸收。胎儿骨骼发育所需的钙质，全部来自母体。母体含钙量不足，一方面，不利于胎儿骨骼的发育；另一方面，对于孕妈妈步入老年期后的骨质问题也会有很大影响，最常见的就是过早出现骨质疏松症状。

缺钙是导致孕期腿抽筋的原因之一。但长时间站着、坐着、躺着，或者疲劳、脱水、神经紧张，以及夏天吹空调腿部受凉等都有可能引发腿部抽筋，而不仅仅是因为缺钙。因此，孕妈妈也不要盲目补钙。补钙过量会导致孕妇便秘，破坏孕妇体内酸碱平衡，增加结石的发生率。

3. 营养素补充剂的使用原则是什么？

（1）是否存在营养素缺乏，不能仅靠孕妈妈的自身感觉，要到医院由医生作出详细的营养状态评估。

（2）营养素补充剂不是吃得越多越好，有些营养素补充剂摄入过多会有中毒的风险。因此营养素补充剂的使用一定要遵循医嘱。

（3）对于营养素补充剂的选择，建议孕妈妈选择孕妇专用的补充剂，最好是国家正规医疗机构建议使用的。

（4）维生素补充剂最好不要空腹吃，可以在就餐时与食物同时服用。

4. 孕期营养素摄入的增加比其他任何时间都更明显吗？

孕期营养素摄入的增加确实比其他任何时间都更明显。因此，保证充足的营养素摄入对于促进胎儿的生长，维持母体和胎儿的健康来说均十分重要。孕期推荐摄入量较非孕期增加25%以上的营养素包括：蛋白质、α-亚麻酸、碘、铁、锌、叶酸、维生素 B_{12}、维生素 B_1 和维生素 B_6，其中蛋白质、铁、叶酸、维生素 B_6 更是增加50%以上。

5.营养素里的蛋白质是什么？

蛋白质是人体的主要构成物质，也是人体生命活动的物质基础。在妊娠期，增加的蛋白质摄入量主要用于满足胎儿生长、胎盘发育、羊水及血容量增加等需要。蛋白质的增长情况可以反映母体和胎儿的生长情况。孕早期需要增加的蛋白质很少，但随着妊娠继续需要量的迅速增长，蛋白质摄入不足可能对胎儿的出生体重造成影响。

6.营养素里的脂肪是什么？

脂肪在供给人体能量方面起着重要作用，同时也是人体组织细胞的组成成分。人体除了从食物中获得脂肪酸外，自身也能合成一部分脂肪酸。但有的脂肪酸人体不能合成，却对维持人体健康十分重要，称为必需脂肪酸，包括亚油酸（w-6）和亚麻酸（w-3）。这类脂肪酸对胎儿的生长及大脑发育十分重要。在孕期，脂肪的推荐摄入量应占总能量的20%~30%。有研究表明，在孕晚期胎儿大脑和视网膜中 DHA 浓度持续增加时，所以，足量摄入脂肪很重要。

7.营养素里的脂溶性及水溶性维生素是什么？

脂溶性维生素包括维生素 A、维生素 D、维生素 E 和维生素 K。它们溶于脂肪及脂溶剂，不溶于水，在食物中与脂肪共存，摄入后大部分储存在脂肪组织中；缺乏时，症状出现缓慢，过量摄入时易引起中毒。水溶性维生素包括维生素 B_1、维生素 B_2、维生素 B_6、维生素 B_{12}、维生素 C、烟酸、叶酸、泛酸、生物素等。它们能溶于水但不溶于脂肪及脂溶剂，满足机体需要后多余的部分由尿排出。它们在体内储存很少，仅参与生物代谢的许多重要中间环节，过量摄入也不容易引起中毒。

1）维生素 A

维生素 A 缺乏仍是严重危害人群健康的营养缺乏病。维生素 A 只存在于动物性食物中，大量摄入可能引起维生素 A 中毒。作为维生素 A 前体的 β-胡萝卜素广泛存在于植物性食物中，不仅没有毒性，还有抗氧化和清除自由基的作用。

2）维生素 D

维生素 D 是维持机体生命的必需营养素，它是钙磷代谢的重要调节因子，可维持钙磷的正常水平，对正常骨骼的矿化、肌肉收缩、神经传导起着重要作用。维生素 D 摄入过量可能引起中毒，其可耐受最高摄入量（tolerable upper intake levels，UL）为 20 μg/d。人体所需90%以上的维生素 D 来源于适宜的阳光照射。

3）维生素 E

维生素 E 是具有 α-生育酚活性的生育酚和生育三烯酚及其衍生物的总称。维生素 E 缺乏可能引起生殖障碍、肌肉营养不良、神经系统功能异常和循环系统损害等问题。孕期维生素 E 可耐受最高摄入量（UL）为 800 mg。维生素 E 在豆类、蛋类及水产品中的含量较丰富。

4）维生素 K

许多绿叶蔬菜中含维生素 K 量丰富。孕期无须额外增加维生素 K，但在肝功能异常如妊娠期肝内胆汁淤积症时应加强维生素 K 的补充；每周补充 10 mg 的维生素 K_1，可以有效预防凝血功能障碍引起的出血。

5）维生素 B_{12}

维生素 B_{12} 参与了细胞的核酸代谢，是造血过程所必需的。缺乏维生素 B_{12} 时，可造成红细胞中的 DNA 合成障碍，诱发巨幼红细胞性贫血。

6）维生素 C

在孕中、晚期，维生素 C 应尽量从新鲜的蔬菜和水果中摄取。如果摄入维生素 C>500 mg/d，其代谢产物草酸盐排泄增加，泌尿系统结石的风险增加。另外，还可引起胎儿对其的依赖，甚至发生"条件性维生素缺乏病"。

7）叶酸

引起胎儿神经管缺陷的主要原因是叶酸缺乏。为了预防神经管畸形，建议从孕前 3 个月开始补充叶酸才能达到较理想的效果。叶酸缺乏可导致巨幼红细胞贫血、子痫前期和胎盘早剥的发生率增高。因此，建议孕期叶酸额外的补充量为 400~800 μg/d，对于既往生育过神经管畸形幼儿的孕妇，应将叶酸补充剂量增加至 4 mg/d。

综上，妊娠期营养物质的需求增加，可通过改变饮食结构来平衡膳食。尽量从食物中进行补充，如果平日膳食不能提供足够的营养素，可遵医嘱另外单独补充钙、铁和维生素等。

（刘丹、彭莉）

第二节　体重管理

案例：李女士，25 岁，身高 155 cm，孕前体重 65 kg，现妊娠 20 周，体重 70 kg。这位孕妈妈担心自己食欲太好，体重上升过快会患妊娠期糖尿病及妊娠期高血压疾病，特地前来门诊咨询应如何控制体重。其实，孕期体重管理对于每一位孕妈妈来说都尤为重要。

1. 孕期肥胖对孕妇会造成什么影响?

（1）营养过剩，可增加巨大儿的发生率。同时营养过剩会导致盆腔内脂肪堆积，盆腔可利用空间缩小，难产发生率增加。

（2）孕期过于肥胖的准妈妈易患妊娠期高血压疾病、妊娠期糖尿病等并发症。

（3）肥胖是导致产后出血的危险因素之一，肥胖易致头盆不称、产程延长；胎儿偏大使子宫肌纤维过度伸展，易宫缩乏力，引发产后出血。

（4）统计表明，肥胖孕妇的流产率为 8.7%，体重正常的孕妇流产率为 2.1%，肥胖可致流产率大大提高。

2. 孕妇体重过重会对宝宝造成什么影响?

（1）据相关实验表明，孕期的高脂饮食很有可能会使宝宝过度肥胖，进而产生抑郁心理。

（2）过于肥胖的孕妇通常会营养过剩，血糖增高。胎儿长期处于宫内高血糖状态，母体胰岛素无法通过胎盘，导致胎儿胰岛素分泌增多，增加了巨大儿及新生儿低血糖的发生率。

3. 什么是孕期体重管理?

大家看到"体重管理"这四个字，脑子里第一反应肯定是"节食""减肥"。很多孕妇在怀孕期间就怕宝宝营养不够，怎么可以减肥呢?

其实，孕期体重管理并不是减肥，而是指在整个怀孕期间根据每个孕妇的身高、体重、职业及孕期产检的状况，通过专业人员进行营养评估、饮食生活方式指导、运动建议、定期产前检测及心理干预等方法，制定个体化的体重增长曲线。孕期体重管理有利于孕妇及家属了解孕期超重对孕妇和胎儿的危害，做到既保证营养物的摄入，又能让孕妇保持体重在合理的范围。

4. 孕期体重增长过快的危害有哪些？

孕期体重增长过快容易导致妊娠期高血压疾病，尤其是孕中、晚期，体重突然增加过快，须警惕有无妊娠高血压。如果孕妇感觉头晕、头痛、双下肢肿厉害，应尽早去医院进行检查。

孕期体重增长过快还容易引发妊娠期糖尿病。有的孕妈妈认为自己其实也没有吃什么，怎么体重就增长了那么多，还得了糖尿病呢？殊不知每天吃粥、吃面、水果、坚果，加上偶尔的奶茶、火锅、冰激淋，能量就悄悄地疯狂超标啦。

另外，孕期体重增长过快还会增加巨大儿发生的概率。一旦宝宝过大，难产、产后出血、剖宫产等问题就会随之而来。

5. 孕期体重增长太慢的危害有哪些？

有一部分孕妇知道了怀孕期间体重增长快不好，于是过于严格控制体型。在怀孕期间刻意饮食过少或者品种单一，导致体重增长太慢。如果孕期营养摄入过少，肚子里的宝宝不能得到生长发育应得的各种营养素，导致发育不良，甚至影响到脑部神经发育。

6. 患有妊娠期糖尿病和妊娠期高血压疾病的孕妇，饮食要注意哪些方面？

对于妊娠期糖尿病的准妈妈来说，一方面要摄入足够的能量和营养素，确保胎儿和孕妇的健康，另一方面要达到控制血糖的目的。

患有妊娠期糖尿病的孕妇摄入碳水化合物，不但要考虑摄入量，还要考虑碳水化合物的类型。比如全谷物等血糖生成指数（glycemic index，GI）较低的食物就是一种很好的选择。

GI 就是升糖指数。简单来说，GI 越高，进食后，体内的血糖水平升高得越快。高 GI 的食物摄入人体后有消化快、吸收率高的特点，迅速引起血糖应答反应。对于糖尿病患者来说要特别注意。低 GI 则有助于减缓血糖上升的速度，有助于脂肪的形成及堆积作用。所以，对于患有妊娠糖尿病的孕妇来说要减少高 GI 的食物的摄入。

对于有妊娠期高血压疾病风险的孕妇来说，补钙可以减少孕期高血压及与血压相关疾病的风险。饮食上注意减少盐分的摄入，另外要食用瘦肉、鱼、鸡蛋、牛奶等优质蛋白，减少肾脏的负担。

7. 孕期如何正确运动？

若无医学禁忌，多数活动和运动对孕妇来说都是安全的。孕中、晚期每天应进行 30 分钟中等强度的身体活动。

中等强度是指运动后的心率达到最大心率的 50%~70%，主观感觉稍疲劳，但 10 分钟左右可恢复正常。如快走、游泳、打球、跳舞、孕妇瑜伽、各种家务劳动等。孕妇应根据自己的身体状况和孕前的运动习惯，结合主观感觉选择活动类型，量力而行，循序渐进。

8. 最大心率怎么算？

用 220 减去年龄计算得到，如年龄 30 岁，最大心率为 220-30＝190 次/分钟；活动后的心率以 95~133 次/分钟为宜。

9. 哪类孕妇不适合运动？

对于前置胎盘或胎盘低置、先兆流产、先兆早产、心脏病的孕妇，不建议运动，什么时候可以开始运动须咨询产检医生。

10. 孕妇能不能暴饮暴食？

孕妇不可以暴饮暴食。孕期加强营养并不是吃得越多越好，过多地进食反而会导致孕妇体重大增，营养过剩。这对孕妇和胎儿都没有好处，进食过多会导致孕妈妈体内脂肪堆积过量，组织弹性减弱，分娩时易造成滞产或产后出血。同时，过于肥胖的孕妇有发生妊娠期高血压疾病、妊娠期糖尿病等疾病的风险；会导致胎儿过大，容易发生难产，胎儿体重越重，难产率越高；巨大儿在分娩过程中会使产程延长，甚至发生新生儿窘迫；分娩后，由于胎儿脂肪细胞大量增加，易引起儿童期肥胖。因此，孕妇要合理安排饮食，采行少吃多餐的进食方式，即每餐只需七八分饱，少量多次进食。

（刘丹、彭莉）

| 第三节　口腔健康管理 |

案例： 一位孕 7 周的准妈妈李女士来做孕期检查，因为蛀牙（第二磨牙）疼痛难忍，产科医生带她到口腔科门诊就诊。冷光灯下，口腔医生细心地为她检查。这一检查让医生吃惊不小。"你的蛀牙已经发炎，牙根都肿起来了，而且已经化脓，牙神经都坏死了，你可真能忍……"医生说道。这位准妈妈不以为然地笑了笑："医生，本来想着牙疼没什么，怕影响宝宝，又不敢吃药，忍忍过几天也许就好了，没想到忍出问题来了。"她有些担心地问医生："不会影响宝宝吧？""你还真问对了，这个会影响胎儿呢！"李女士立马紧张起来。医生安慰她："别急，我一边给你治疗，一边讲给你听。"医生为其开髓，将坏死牙神经取出，将脓液引流，并予以局部上药。为什么怀孕期间易得龋齿？孕前孕中期口腔保健如何做？

1. 为什么怀孕期间易得龋齿？

龋病是孕产妇容易罹患的口腔疾病。妊娠的母体处于特殊的生理变化中，多种因素可造成其口腔环境不洁，影响孕产妇龋病的发生发展。

妊娠是特殊的生理时期，孕妇存在代谢与内分泌的改变，进餐次数和餐间零食次数增多，可能出现偏好甜酸食物等习惯。这些改变可导致孕妇口腔内产酸菌数量升高，菌斑内产酸量大。

妊娠早期的呕吐等也使口腔环境值有所下降。口腔软组织因激素影响敏感度增高而容易发生炎症，增大了孕产期妇女保持口腔清洁的难度。有孕妇因局部组织的敏感或日常生活不规律而放松甚至中断了刷牙，加之对口腔疾病知识的缺乏和对妊娠期间存在流产可能的担忧，导致不愿进行口腔治疗。

建议准备怀孕的妇女在怀孕前 6 个月进行一次全面的口腔检查，彻底治疗龋齿；加强口腔卫生措施，预防龋病发生。如果在妊娠期发生龋病，则应选择母体处于相对稳定的妊娠中期进行治疗，避免因剧烈牙痛而诱发流产、早产。

2. 为什么怀孕期间易得牙龈炎？

妊娠期牙龈炎是孕期最常见的口腔疾病。据统计，患病的孕妇在孕妇中的占比为 30%～100%，且相较于非孕期妇女更易受累。怀孕期间体内的雌激素和黄体酮水平明显升高，而牙龈是女性激素的重要靶器官。研究发现，雌性激素，尤其是黄体酮水平的增高可使牙龈毛细血管扩张、增生、淤血；炎症细胞和渗出增加，牙周组织对微生物菌斑的易感性增加，加剧了妊娠期牙龈炎的表现。

牙龈炎症状常始于孕后第 2 个月，在孕 3～6 个月最为严重，可持续至第 8 个月，之后炎症呈消退趋势。研究证实，这种规律与孕期激素的分泌规律相关。孕前就患有牙龈炎的妇女，孕期牙龈炎加重的比例达 50%。

通过口腔卫生常识的宣传和菌斑控制措施的训练，可有效地预防妊娠期牙龈炎。对患有妊娠期牙龈炎的患者可选择妊娠中期进行口腔基础治疗，清除积聚的牙周结石和菌斑。尽量避免使用抗生素等全身药物来控制炎症，以免影响胎儿发育。若能在孕前进行口腔保健，控制菌斑，治疗已有的牙龈炎，可有效预防妊娠期牙龈炎。

3. 为什么怀孕期间易得智齿冠周炎？

智齿冠周炎在孕期的发病率较高，给孕妇带来不少痛苦，易造成孕妇贫血和营养不良。第三磨牙部分或全部被龈瓣覆盖，在龈瓣与牙齿之间形成较深的盲袋，食物及细菌极易嵌塞于盲袋内。当全身抵抗能力下降时，更易发生第三磨牙冠周炎，出现进食、咀嚼、吞咽困难，张口受限，严重时可引起邻近组织器官或间隙感染。

孕期存在激素变化，口腔卫生状况不佳。尤其是孕后期，胎儿生长发育快，易造成孕妇贫血，营养相对不良，更容易引起第三磨牙冠周炎。建议女性在孕前即进行口腔检查，了解智齿的萌出情况，尽早拔除符合拔除适应证的阻生智齿。原则上孕期不建议拔除智齿。特殊情况下，怀孕第4~6个月期间可以在严密的监护下进行拔除。

4. 如何规避孕期口腔问题？

（1）孕前检查有计划。孕前检查一定不能轻视口腔检查，打算怀孕之前要到正规专业的口腔医院进行详细认真的检查，发现问题要及时作出相应的处理。一般包括：龋齿充填、根管治疗、拔出智齿等。由专业的口腔医生作出详细解释、沟通、处置，使口腔达到最佳的备孕状态。

（2）孕期保健要及时。孕期保健大体分为以下四步：①正确刷牙（推荐采用水平颤动拂刷法，饭后刷牙）；②戒除不良习惯（吸烟、饮酒等）；③定期口腔检查（请专业的口腔医生作指导）；④合理饮食（适当补充蛋白质、维生素、微量元素等）。正确的口腔保健行为可以大幅度降低孕期妇女患口腔疾病的风险。如果口腔保健及时，但孕妇还是患上了口腔疾病，则要及时到正规专业的口腔医院就诊，早发现，早治疗，切勿自行服药或拖延病情。

（3）全面呵护宝宝健康。宝宝的牙齿早在孕期第6周就开始发育。孕期胎儿的口腔保健主要通过孕妇实现，合理饮食，适当补充钙质，有利于牙齿的发育矿化及颌面部的正常发育，还要有计划地补充叶酸（动物肝、肾、绿叶蔬菜中叶酸的含量都很丰富）。宝宝出生后，妈妈就是宝宝的第一个全科老师了。妈妈可以在医生的指导下把自己学到的口腔保健方法传授给宝宝。

总之，孕妇在妊娠期看牙，的确有一些不便或受到了某些限制，妈妈和胎儿的风险均较大。即便到了牙病非治不可的程度，医生也会根据孕妇的身体状况酌情制订治疗方案，以免意外发生。建议育龄期的女士在怀孕前做好口腔检查和预防性治疗，尽早发现问题，尽早解决。不让口腔疾病给孕期带来不安或一些不良影响，平稳地度过人生这一段特殊而关键的时期。

5. 孕期口腔疾病的用药原则

目前没有一种治疗疼痛、控制感染的药物是绝对安全的。怀孕期间因未及时处理急性炎症而对母体和胎儿造成的不良影响可能比大部分口腔治疗药物带来的危害更大。妊娠早期尽量不用药，妊娠中、晚期避免使用影响牙齿发育的药物。根据药物对胎儿影响程度的不同，优选胎盘屏障通过率低的药物；能单独用药时避免联合用药，最好不用复合制剂，以免增加不良反应。

第四节　心理保健

案例： 张小姐，25岁。怀孕后发现阴道有少许咖啡色出血，住院保胎治疗后顺利出院，一直住在婆婆家养胎。最近几天张小姐总觉得婆婆一家人在背后说她坏话，说她休假在家不赚钱，怀个孕还有这么多事。张小姐性格内向，不敢直接将心里的委屈和丈夫倾诉，总觉得身体不适，晚上睡不着，每天打不起精神，遂前来医院就诊。怀孕后因体内激素剧烈变化，孕妇容易受躯体不适、压力、不良人际关系等影响而产生不良情绪。孕期不良情绪不仅影响孕妇的身心健康，对胎儿发育也会造成消极影响。如何调节孕期不良情绪呢？

1. 为什么孕期心理保健特别重要？

妊娠是一种自然的生理现象，是女性一生中非常重要的事情，更是家庭生活的转折点，孕期心理保健对母婴身心健康具有深远意义。胎儿生长所处的内分泌环境与母体的精神状态密切相关，孕妇保持心情舒畅、乐观豁达、情绪稳定，有利于胎儿生长及中枢神经系统的发育。

2. 如何调节孕期不良情绪？

（1）认识情绪。当需求被满足时将产生积极情绪，否则消极情绪随之而来。情绪还受到想法、行为、身体感受的影响，并且这些要素相互影响。

（2）觉察接纳。觉察感受情绪，理清情绪来临时头脑中的想法、身体感受、行为冲动，接纳情绪；避免自责、内疚愤怒，避免不良情绪引发更多的情绪风暴。

（3）静观不参与。情绪来临时也可以选择后退一步，以一个旁观者的视角观察情绪的变化及其他心理要素，避免被卷入情绪的风暴。等情绪平静下来再来看有什么需求没有被满足，思考如何通过有效途径去满足，以及评估需求被满足的可能性。

（4）调节情绪。可以从想法、行为、身体感受等方面入手，调节自己的情绪。检查是否存在以下不合理的想法（绝对化、糟糕至极等），从认知上进行调整；行为层面上可以选择出去走一走，听听欢快的音乐，做些愉快的事情；多途径积极调整身体的状态及进行自我关怀等，改善自己的情绪状态。

3. 情绪调节的方法有哪些？

（1）发泄法。推荐的户外运动：散步、游览水族馆、看文艺演出、游览植物园（注意：时间不能过长，强度不能太大，避免劳累）。

（2）倾诉法。越憋闷心情越差，学会倾诉自己的烦恼，找信任的朋友、家人或者专业心理指导人士倾诉（注意：避免网聊，合适的环境和时间，保证充分休息）。

（3）转移法、暗示法。改变生活环境：旅游，重新布置家居，学习新技能。做积极的心理暗示："这没什么""我能坚持下去""我现在很好"。自我调节：看书、听胎教音乐、记日记、看喜剧片和娱乐节目、养绿色植物。尝试新鲜事物：欣赏以前不常接触的文艺形式，如歌剧、话剧等；尝试做手工，尝试做新菜式，品尝喜欢的食物，产生愉悦的感觉，分泌可增强免疫力的物质。

（4）改变认知法。多角度看待一件事情，既看到消极的方面，也看到积极的方面。悦纳自己，也悦纳别人；改变可以改变的，接受不可以改变的，并用自己的智慧将二者分开。

4. 为什么孕期心理问题不容易被发现？

（1）怀孕后激素水平起伏大，影响情绪变化。

（2）往往与生理症状混淆，如恶心、呕吐、胸闷、失眠、烦躁等。这既是怀孕后的生理反应，也是心理问题的躯体化症状，两者难以区分。

（3）孕妇对心理问题的排斥。如心理问题的污名化严重，不好意思前往心理门诊就诊。

（4）社会对孕产妇心理问题的忽视。如怀孕生孩子是喜事，有什么好抑郁的？哪个女人不生孩子？怎么就你事多？有人帮你看孩子，有什么好难过的？这不是矫情吗？

5. 如何知道自己的心理是否健康？

(1)成长经历：童年经历是否动荡不安，有没有身体上的伤害(家庭暴力、校园暴力、性伤害)，有没有精神上的伤害(批评、指责、贬低、轻视)。

(2)有没有学业、工作挫折等应激事件发生。

(3)婚恋生育史：夫妻关系是否和睦？与对方父母关系是否融洽？有没有不良生育史(难受孕、自然流产、胎儿畸形引产、生育过异常儿)。

(4)妊娠后情况：有没有腹痛、出血？有没有检查出胎儿有问题？

(5)自己情绪是否稳定？(是否一点就着？遇事压抑愤怒？)有没有遇事容易纠结、较真？有没有总是担心不好的事情发生(关于自己、丈夫和孩子)？有没有反复检查怕出错？如果有以上情况，不要完全对号入座，可以先找心理医生进行全面评估。

(6)前往心理咨询门诊进行咨询，通过测评判断近期的心理状况。

6. 孕期心理变化会导致孕妇身体发生改变吗？

轻则食欲下降、精神萎靡不振，重则影响胎儿的营养吸收和正常发育，甚至会导致不良妊娠结局。孕妇情绪不稳定易对分娩造成不良影响：难产、滞产、产程延长、手术助产和剖宫产率增高。

7. 日常生活中，准爸爸应如何支持和鼓励准妈妈？

(1)体贴准妈妈。帮准妈妈按摩，放松身心，如送惊喜礼物。

(2)陪伴与倾听。多倾听、多陪伴；分散注意力，如讲故事、讲笑话、放音乐；分担家务，整理房间。

(3)保证准妈妈生活安稳，维持全家的和谐安定。

(刘丹、彭莉)

第五节　皮肤保健

案例：李小姐，24岁。自从自己怀孕后她就一直比较小心，不再使用化妆品和护肤品。现已怀孕7个月，最近皮肤变得粗糙，时常干燥、长斑。偶尔夜间手心、手臂有一点瘙痒，让人忍不住抓挠。肚子和大腿也隐隐有些撑开的表皮纹理，乳头颜色也逐渐变深，时时涂抹橄榄油不见好转。规律产检时被诊断为：妊娠期肝内胆汁淤积症。老人常说怀女孩皮肤变好，怀男孩皮肤粗糙，这是有科学依据的吗？孕期可以使用护肤品吗？皮肤瘙痒是怎么回事？妊娠纹怎么消除呢？

1. 孕期可以使用护肤品吗？

孕期应减少使用护肤品的次数，或选择的护肤品可以是成分简单、功效单一，不含香精、色素的产品。易过敏的孕妈妈可以简单地使用矿泉水喷雾来缓解皮肤干燥问题。有些孕妈妈认为植物萃取成分就等是天然安全的，事实上它们也需要经过化学方法加工。所以选择时须认真比对产品成分列表。

皮肤的护理离不开良好的生活、饮食习惯，尽量规律作息、不熬夜，心情愉悦，多喝水。还有合理的膳食搭配，比如可多吃猕猴桃、西红柿等含有丰富的维生素及微量元素矿物质的食物，能有效预防色素沉淀；蹄掌类食物富含丰富的胶原蛋白和弹性蛋白，不过要注意适量食用，避免过度摄入脂肪。保持良好的生活饮食习惯，平时皮肤注意保湿，多饮水，使用安全成分的护肤品，这样才能保持健康的皮肤状况。

2. 怀孕时皮肤变黑、变粗糙是什么原因?

首先,怀孕时孕妇皮肤变好、变坏与胎儿性别没有直接因果关系。单纯依靠皮肤变化无法猜测胎儿性别,孕期体内的孕激素、雌激素的变化才是导致皮肤变化的主要原因。雌激素的增加会使皮下组织的水分、胶原蛋白含量增多,孕激素会刺激皮肤中的黑色素细胞产生色素沉着,使孕妇变黑、长斑等。

妊娠期促黑素细胞刺激素分泌增多,大量的孕激素也会促使孕妇乳头、乳晕、腹白线、外阴等出现色素沉着。尤其是脸部,这里的表皮层最薄,毛细血管最丰富,也最容易使肤色变深、形成黄褐斑等。色素沉着可能在上唇、鼻子、颧骨和前额周围形成斑块。同时,孕妇的小臂和其他暴露在阳光下的身体部位也可能出现深色斑块。处理色斑时不宜使用美白霜等产品,可适当保湿,注意物理防晒。分娩几个月后,孕期产生色素沉着的部位大部分会渐渐褪色,皮肤有可能会逐渐恢复至正常。也有部分女性的黄褐斑及色素沉着不会消退,可在哺乳期过后再进行相关治疗。

3. 妊娠纹是如何产生的?

妊娠纹也是膨胀纹的一种,它是妊娠过程中出现的一种病理性皮肤改变,即皮肤弹性纤维受损造成的线状瘢痕。妊娠纹通常发生在体重迅速变化时期,早期表现为暗红色或紫红色的条纹,分娩后半年到一年后逐渐出现色素脱失、皮肤萎缩,最后稳定呈现出一种白色或者银色的条纹。

妊娠纹源于皮肤组织中弹力纤维与胶原纤维损伤或断裂,快速增重、减肥、怀孕或者活动牵拉,都会造成真皮和皮下组织之间收缩和舒张不同步,导致真皮层里的弹力纤维断裂。由于只有表皮牵连,两个真皮断端形成一个很小很薄的腔隙。机体反应为此处受伤,需要修复,于是生成微小的血管保证血供,这片区域变成紫红色或深红色,也叫皮肤紫纹或者皮肤红纹。快速肥胖、应用糖皮质激素、初次妊娠等出现的早期,肥胖纹都是这样形成的。随着修复的进行,瘢痕纤维组织把腔隙填满之后,血管退缩,紫纹慢慢褪成白色,形成稳定的白色妊娠纹。因此也可以说妊娠纹是一种大面积的多发的浅表瘢痕。

妊娠纹好发于皮肤较为松软、皮下脂肪层比较厚的地方,最常见于腰腹部、双大腿、上臂内侧;脂肪较少,脂肪层比较致密的地方很少出现。

4. 妊娠纹和肥胖纹可以去除吗?

妊娠纹的发生在孕妇中非常普遍,主要分布于腹部,也可能出现在胸背、臀部及四肢近端。妊娠纹一旦出现终生不会消退,瘢痕一旦产生,就只有加重、增生、稳定或者退缩,不会消失。这让许多爱美的妈妈们对妊娠纹产生了极大的焦虑。

实际上,妊娠纹、肥胖纹、生长纹、膨胀纹、萎缩纹本质上没有任何区别,一旦产生无法清除,只能尽量淡化。盛行的按摩、瑜伽、外用护肤品、热塑腰带治疗等对于淡化妊娠纹丝毫不起作用。所以关于消除妊娠纹小窍门的宣传,特别是后面附有化妆品或者护肤品广告的,可信度基本为零。

(1)妊娠纹能否提前预防?

答案是肯定的,妊娠纹的预防要从备孕期间早早做起。如积极地健身减脂、做瑜伽;用苦杏仁油、外用玻尿酸按摩等,都被证明了或多或少能起作用。但网络热传的橄榄油、可可脂基本无效。

妊娠期间,一定要严禁烟、酒,多吃维生素,以及合理控制胎儿体重。如果短期内胎儿生长过快,腹部皮肤被快速牵拉,不论什么预防手段都难以避免腹部妊娠纹出现。预防妊娠纹的弹力服也毫无作用,毕竟妊娠纹的产生是基于真皮和皮下组织之间的内部牵拉,外压不仅作用不大,还有可能对胎儿有害。

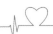

（2）妊娠纹既然不能消除，那能不能减轻呢？

是可以的，但必须通过医疗手段来减轻。如果是在紫纹期间，最有效的治疗方式为染料激光。染料激光是一种皮肤血管疾病的治疗方式，是一种以585 nm为主的特定波长的激光，仅被血红蛋白和血管特别吸收，周围正常的组织几乎不会受到破坏。它专门用于祛除皮肤红色病变，比如红血丝、红色痤疮瘢痕，以及紫色妊娠纹。应用染料激光都可以帮助紫纹快速褪色，进入白纹期。如果已经形成稳定的白色妊娠纹，则可通过黄金微针、点阵激光、强脉冲光（光子嫩肤）等医学美容手段，把表皮抹匀，让瘢痕不那么明显。建议选取合规的三甲医院整形外科进行相关咨询。

（刘丹、彭莉）

第六节 孕期性生活

案例：小娜最近有一些困惑，怀孕之后夫妻生活不知道该怎么安排。在这个特殊时期，一边担心孩子的安全，一边又觉得总是拒绝亲密接触好像对夫妻的感情有影响，对伴侣的忠诚度也悄悄地在心里打了个小问号。在这次产检中，她悄悄地询问了医生，怀孕以后还可以进行性生活吗？对宝宝会不会有影响？孕期性生活和平时有什么不同，要注意些什么？怀孕以后对性生活没有兴趣甚至感觉不适、疼痛，这是正常的吗？

1. 孕期可以进行性生活吗？

怀孕以后是可以有性生活的，但是怀孕前3个月和生产前的3个月通常是不建议夫妻进行性生活。因为前3个月胎儿着床不稳定，胎盘尚未完全形成，性生活有可能刺激子宫收缩，有流产的风险；而生产前3个月的性生活有诱发宫缩导致早产的风险。有研究表明，对于初产妇来说，怀孕似乎对性功能有负面影响。妊娠的前3个月性满意度也有显著下降。除去这两个时间段，在孕4~6月时，如果胎儿及自身状况良好，大可不必过于抑制自己，可以进行适当的性生活。

如果孕妇有流产史、早产史或者盆腔、阴道炎症，这种情况下孕期的性行为就应多加小心。如果有阴道流血、流液、腹痛、频繁的子宫收缩等情况，或孕妇有严重的妊娠期合并症，则不可进行性生活。

2. 孕期性生活对胎儿有影响吗？

大量的研究资料显示，在怀孕期间适当同房对孕妇有一些益处。如可以促进夫妻双方的感情，转移孕妇注意力，减轻孕期的压力；改善孕妇在孕期的一些身体上的不适，让孕妇保持舒畅的心情。因此，身体条件允许的情况下还是可以适当进行性生活的，不会影响胎儿。

有些孕妈妈担心手触摸阴道或阴道周围，会导致细菌进入而影响胎儿。一般来说，只要夫妻双方在进行性生活前充分做好个人卫生，就不会出现这种情况。但是，夫妻中有皮肤疱疹的，应该加以注意，治愈前不宜进行接触。因为性生活之外的接触方式也会导致疱疹的传播。孕期性生活也不宜过频，频繁而不加节制的同房可能会导致流产、早产、胎膜早破等不良后果。

3. 孕期性生活和平时有什么不同，需要注意什么？

妊娠可能会使有些孕妇的性欲增加。在孕中期，阴道分泌物增多、胸部丰满、生殖器官充血加快、阴部的敏感度增加；加上激素的影响，在这期间过性生活可能更容易获得性高潮。

首先孕期性生活要格外注意清洁卫生，尽量选择佩戴安全套，以减少细菌进入女性阴道，从而减少感染的可能性。其次是体位的选择，以不压迫孕妇腹部为准则，通常可选择侧卧体位，动作不宜太激烈，时间不宜过长。如果性生活时孕妇出现腹痛、出血的情况，应立即停止，随后到医院就诊。

孕期性生活没有一个固定的频率，不要使性生活成为孕妇的身体负担即可。如果有腰痛、腹胀、身体不适等现象，就应该减少性生活的次数。如果次数减少后还有不适的问题，那最好暂时停止性生活。

亲吻、拥抱、爱抚，这些也同样是一种健康的性生活，对处于孕期的准妈妈没有任何伤害。

4. 怀孕以后对性生活没有兴趣甚至感觉不适、疼痛，这是正常的吗？

这个是正常的，有些孕妇确实对孕期性生活提不起兴趣。一是因为身体的巨大变化，会对孕期性生活产生一定的影响和限制；二是因为身体和心理上的疲惫，或者被孕吐、水肿、腿脚抽筋等困扰，因而不想过孕期性生活。

对一些女性来说，骨盆周围的血流增加、会阴部充血，会提高孕期性生活的快感，孕期性生活的感觉甚至比从前还要好。不过，对另一些孕妈妈来说，同样的充血却使她们在性生活中有一种不舒服的胀满感。有些孕妈妈会因乳头刺激产生子宫收缩，或者有疼痛等不适。如果在性生活时出现不适、疼痛等感觉，应立刻停止，如停止后疼痛不能缓解最好及时就医。

（刘丹、彭莉）

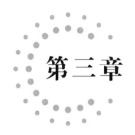

第三章

妊娠期并发症

| 第一节　自然流产 |

案例：李女士在月经推迟2个月后出现一阵阵剧烈腹痛、阴道流血，本以为是内分泌失调引起的迟来的经期，结果去医院检查后被诊断为：难免流产。这个还没有到来就已经要失去的宝宝让她很难过。对此她产生了疑问，什么是难免流产？是什么原因导致的流产？该如何应对？如何尽可能避免下一次怀孕发生同样的不良结局？

1. 什么是难免流产？

难免流产是自然流产的一种，由先兆流产进一步发展而来，此时流产已不可避免。一般会表现为有增多的阴道流血，阵发性腹痛加重。此时宫颈口已扩张，但胚胎组织还没有排出，进一步可发展为不完全流产和完全流产。难免流产一旦经医院确诊，应该要尽早采取措施将胚胎及胎盘组织完全排除，预防大出血及感染。

自然状态（非人为目的造成）发生的流产都称为自然流产。在所有临床确认的妊娠中，自然流产的发生率约为15%。80%以上的流产发生在妊娠12周以内，大部分胚胎在着床后很快就停止发育，仅表现为月经过多或月经延期。发生在12周以前的流产定义为早期流产，妊娠12周至不足28周的流产定义为晚期流产。随着孕周的增加，流产率迅速下降。

自然流产作为一种病理性妊娠，有可能会增加感染、宫颈粘连、再次怀孕后前置胎盘、新生儿溶血、继发不孕等风险，严重影响了育龄期女性的身心健康。

2. 发生了流产该怎么办？

停经、腹痛、阴道流血是流产的主要症状。在流产发展的各个阶段中，根据症状发生的时间、程度的不同，相对应的处理原则也不相同。

先兆流产是指确诊怀孕后出血少于月经量的阴道流血，有时会伴有轻微的下腹疼痛，腰背部疼痛或腰部坠胀感。此时应该卧床休息、避免劳累、减少刺激，严禁性生活。对黄体功能不足的患者，可应用黄体酮治疗。注意及时进行相关超声检查，了解胚胎着床及发育情况，避免盲目保胎。保胎成功是指在休息及治疗之后，阴道流血停止或腹痛消失。如果阴道流血增多或者腹痛加重，有可能发展为难免流产。

发展至难免流产阶段时，流产已不可避免，继续发展妊娠组织可能部分或完全排出，发展为不完全或完全流产。如妊娠产物已部分排出体外，部分残留于宫腔内，则是不完全流产。由于宫腔内残留部分妊娠产物，影响子宫收缩，致使子宫出血持续不止，甚至因流血过多而发生失血性休克。一旦确诊，应尽早使胚胎及胎盘组织完全排出。早期妊娠发生难免流产或不完全流产时，应及时行负压吸宫术。认真检查流产组织，并送病理检查。晚期流产，须促进宫缩，等胎儿及胎盘完全娩出后，检查胎盘胎膜是否完全，必要时刮宫以清除宫腔内残留的妊娠产物。

如果妊娠产物已全部排出，阴道流血逐渐停止，腹痛逐渐消失，则是完全流产。如没有感染征象一般不需要处理，可行超声检查以明确宫腔内有无残留。如果胚胎或胎儿已死亡滞留在宫腔内尚未自然排出者，称为稽留流产。如果此时孕周小于 12 周，孕妇无严重的合并症可直接在门诊行清宫术；孕周大于 12 周的，则须住院治疗。

3. 导致自然流产的原因有哪些呢？

导致自然流产的原因有：胚胎因素、母体因素、胎盘因素及环境因素。

（1）胚胎因素：染色体异常是自然流产最常见的原因，至少半数以上早期流产的妊娠产物存在染色体异常。极少数继续发育成胎儿，出生以后也会有极高的概率发生功能或结构异常。

（2）母体因素：如果孕妇患有全身性疾病，如细菌或病毒感染、高热、孕妇严重贫血或心力衰竭等都有可能导致流产。母体妊娠后母儿双方免疫不适应或母体内含有抗精子抗体也可导致早期流产。常见流产母体原因还包括黄体功能不全、高泌乳素血症、多囊卵巢综合征、甲状腺疾病、子宫畸形、宫腔粘连、宫颈机能不全、生殖道感染等。细菌性阴道病患者妊娠晚期流产及早产发生率升高，沙眼衣原体、解脲支原体造成子宫内膜炎或子宫颈管炎可致流产。不健康生活方式与流产相关，有研究报道，每天吸烟超过 14 支的女性，流产风险较不吸烟的女性增加 2 倍；过度劳累、酗酒、过量饮用咖啡因、吸毒、妊娠期腹部手术等都有可能刺激子宫收缩而导致流产。

（3）胎盘因素：滋养细胞发育不全和功能不全是导致胚胎早期死亡的重要原因。其他如前置胎盘、胎盘早期剥离、胎盘血流循环障碍等都有可能导致胎儿死亡、流产。

（4）环境因素：过多地接触有害的化学物质、毒性物质或放射性物质，以及噪音、过高温等均有可能直接或间接对胎儿造成损伤，导致流产。

4. 如何尽可能避免下一次怀孕发生同样的不良结局？

生活作息规律，适当运动；合理膳食，多吃富含各种维生素及微量元素的食品，如各种蔬菜、水果、豆类、蛋类、肉类等；注意控制体重；保持心情愉悦，避免过大的压力导致紧张情绪；注意个人卫生，保持会阴部清洁，每日勤换洗，防止病菌感染。

再次发生流产的概率随着既往流产次数的增加而增加。有习惯性流产史的孕妇再次怀孕后应卧床休息、避免劳累、加强营养、补充维生素等，同时严禁性生活。保胎治疗时间应超过以往发生流产的妊娠月份。如果这次治疗检查可以明确流产病因，要积极接受针对性治疗调整。比如黄体功能不足的，要按医嘱正确使用黄体酮治疗；子宫畸形的要在下一次妊娠前进行手术矫治。若再次确定妊娠，孕早期就应开始定期进行产前检查，以便于医生及时发现和处理异常情况，并指导孕期保健。

（翁诗玉、刘瑾钰）

第二节　剖宫产瘢痕妊娠

案例： 罗女士，35 岁，2 年前因为足月混合臀位直接做了剖宫产手术。随着二、三孩政策的开放，罗女士还想再生一个宝宝。1 月份她再次怀孕了。因为是高龄孕妇，所以罗女士对于怀孕非常谨慎。孕 6 周时做了阴道超声检查，提示为瘢痕妊娠，医生建议罗女士终止妊娠。不得已，罗女士只能听从医生的建议选择终止妊娠。什么是瘢痕妊娠？瘢痕妊娠有什么危害？终止妊娠应选择什么样的方法？

1. 什么是瘢痕妊娠？

通俗来说，有过剖宫产史、做过其他子宫手术或子宫受过创伤后遗留瘢痕的女性，再次怀孕时，如果受精卵刚好着床在子宫切口的瘢痕处，称为瘢痕妊娠。瘢痕妊娠是剖宫产术后的并发症之一，很容易引起大出血和子宫破裂，危及患者的生命。近年来，国家严格把控剖宫产的手术指征，但是首次剖宫产率仍然偏高。除了有不可避免的医疗手术指征外，还有很大一部分是因各种社会因素导致的，主要有：孕产妇及其家属期对阴道试产和剖宫产的认知不够多，认为顺产的时间太长、风险高、疼痛难忍、缺乏顺产的信心；高龄产妇显著增多，因高龄诱发的母婴并发症也在增多；国人的传统观念——多吃多补、活动量不足，导致超重、肥胖，阴道试产失败率升高，以及出于个人原因想让孩子"择日而生"。

2. 瘢痕妊娠有什么危害？

（1）瘢痕妊娠的凶险程度和宫外孕不相上下。若不及时终止妊娠，随着胎儿的成长，瘢痕处的皮肤会变得越来越薄，很容易发生子宫破裂。瘢痕妊娠的女性常常因为无痛性的阴道出血去医院就医，如果处理不及时可能会发生子宫破裂、大出血、休克等并发症，危及患者生命。有部分患者甚至需要行子宫切除术来止血并挽救生命。所以一旦发现为瘢痕妊娠，建议尽早终止妊娠。

（2）瘢痕子宫再次妊娠出现胎盘粘连、胎盘植入、产后出血、术口愈合不良、围产期感染、妊娠期血栓栓塞性疾病、新生儿呼吸系统疾病等不良结局的风险均高于非瘢痕子宫孕产妇。

3. 瘢痕妊娠如何防治？

瘢痕妊娠重在预防。

（1）要严格控制剖宫产的各项指征，将剖宫产率降至最低。很多孕妇担心子宫收缩的疼痛，害怕顺产，或是担心顺产不顺利会转为剖宫产而受两次痛，认为剖宫产是保证母婴安全的手段，因此选择剖宫产的人越来越多。医生对孕妇及家属进行生产健康教育，让孕妇及家属充分了解怀孕生产的基本知识，了解自然分娩与剖宫产的优缺点，从而达到知情且正确地选择生产方式。

（2）剖宫产时选择合适的切开子宫和切口的缝合技巧，促进子宫切口的愈合。

（3）注意产后避孕，并给予指导。剖宫产术后 2~3 年是子宫切口愈合的最佳时期，对于非此期间内妊娠的妇女，尤其术后 1 年内处于哺育期的妇女，更加要提高警惕。早期诊断和正确处理至关重要，一经确诊应了解风险，听从医生的治疗方案。

4. 确诊为瘢痕妊娠后该如何终止妊娠？

对于医生来说，剖宫产术后子宫瘢痕妊娠一旦确诊，必须依据个体化治疗原则，首先与患者及家属进行有效的沟通，建议尽早终止妊娠。

（1）对于早期妊娠的患者，如果没有腹痛及阴道出血不多，妊娠包块没有破裂者可先选择药物治疗，甲氨蝶呤为首选药物，可局部用药或全身用药；或进行子宫动脉栓塞，等到血 HCG 下降及妊娠包块周围供血明显减少后再在 B 超引导下行清宫术。

（2）中期妊娠的患者如果没有并发症，根据患者意愿，可密切观察继续妊娠。如果需要终止妊娠，可先进行子宫动脉栓塞术后再进行引产术，也可以行剖宫取胎术并局部病灶切除术和子宫修补术。

（3）孕晚期患者，瘢痕处胎盘多有植入，手术前应做好充分准备。

（4）对于清宫、引产，或晚期妊娠行终止妊娠大量出血的患者，应行宫腔填塞或水囊压迫止血，尽快行子宫动脉栓塞术，危及患者生命时可行子宫切除术。

（孙旖旎、孙淑娟）

第三节　妊娠剧吐

案例：王女士，24岁，停经56天。最近没有一点食欲，总是恶心、呕吐，呕吐物为黄绿色液体，并且还有食管烧灼感。王女士因为早孕反应太严重而前往医院就医。经过一系列检查，医生给王女士的诊断为妊娠剧吐。很多女性在怀孕初期会出现早孕反应，表现为恶心、呕吐、食欲减退等。什么是妊娠剧吐？妊娠剧吐与哪些因素有关？如何缓解和治疗妊娠剧吐？

1. 什么是妊娠剧吐？

大约50%的孕妇在怀孕6周开始出现早孕反应，表现为头晕、乏力、偏食、厌恶油腻、恶心、呕吐等症状。孕8~10周这种反应达到高峰，大部分会在孕12周左右自行缓解。孕吐是由于怀孕后孕妇身体内HCG升高引起。它会使孕妇的胃肠变得脆弱，胃酸增多。少数孕妇的早孕反应特别严重，表现为持续性的呕吐，甚至不能进食、进水，呕吐物除食物外，还会掺杂有胆汁、血丝。这种反应称为妊娠剧吐。

2. 妊娠剧吐与哪些因素有关？

（1）激素水平：①人绒毛膜促性腺激素（HCG）、甲状腺激素。早孕反应的出现与消失时间与孕妇HCG上升和下降的时间相吻合，而且怀有葡萄胎、多胎妊娠妇女的HCG明显升高，剧烈呕吐的发生率也高。HCG与促甲状腺激素（TSH）有相同的α-亚基、相似的β-亚基及受体亚单位，可以刺激甲状腺分泌甲状腺激素，呕吐的程度与游离的甲状腺激素有关。②雌、孕激素。雌激素能通过胃内受体亚体ERα、ERβ影响神经内分泌细胞和胃肠神经阻滞抑制胃酸分泌。妊娠恶心呕吐随着雌二醇水平的增减而增减，因此服用雌激素的妇女比未服用者更易发生恶心呕吐。孕激素会使胃贲门括约肌松弛，胃内酸性内容物逆流至食管下部，产生胃烧灼感，胃排空时间延长，容易出现上腹部饱满感。所以妊娠期间，黄体酮水平升高可能导致胃肠蠕动的改变，导致恶心呕吐。

（2）精神心理因素：负面性的生活刺激，如学习生活压力过大、担心胚胎发育不良等，是出现妊娠呕吐的危险因素。刺激量越高孕妇的精神压力越大。若孕妇长期处于生理和心理的应激状态，会使其体内激素水平发生改变，增加妊娠期呕吐的危险性。

（3）胃肠功能紊乱：胆囊收缩素（CCK）是一种神经肽，与外周组织中的CCK1受体结合，如胆囊、胰腺和胃肠道平滑肌细胞；通过调节胆囊收缩和胰酶分泌延迟胃排空，调节胃感觉功能，增加食物引起的食管下括约肌松弛率并影响肠道运动。妊娠剧吐患者的平均血清CCK水平显著低于没有妊娠剧吐的孕妇，CCK释放的抑制会影响胃肠功能，引起严重的恶心和呕吐。

（4）幽门螺旋杆菌感染：妊娠期甾体激素水平的上升可能导致孕妇潜在的幽门螺旋杆菌感染发作，引起胃黏膜的炎症反应，从而出现恶心、呕吐等症状。

（5）体重指数（BMI）与血清瘦素：孕前体重偏低和肥胖的女性比正常体质量的女性更容易发生妊娠剧吐，其中BMI小于$18.5 \, kg/m^2$的妇女患妊娠剧吐的风险是正常体质量孕妇的2倍。瘦素是由白色脂肪细胞分泌的蛋白质类激素，可以控制食欲，减少体质量。

3. 妊娠剧吐会有什么表现?

孕妈妈体重会下降,下降幅度甚至超过发病时体重的5%,还会出现明显的消瘦、极度疲乏、口唇干裂、皮肤干燥、眼球凹陷及小便量减少等。

4. 妊娠剧吐对母儿有危害吗?

很多人认为怀孕呕吐是很正常的现象,但其实有些呕吐并不是那么简单。临床资料显示,大约30%的人怀孕后是没有症状的,也没有任何不适感;有60%~70%的女性在怀孕初期15~40天开始出现恶心、呕吐,在怀孕3个月左右不适感会逐渐消失。还有0.5%~2%的人会出现妊娠剧吐,表现为频繁的、非常剧烈的呕吐,孕妇完全不能进食,而且持续时间较长,甚至持续到孕中期。

(1)孕妈妈频繁呕吐会导致体内营养与能量供给不足。当能量供给不足时,身体会调动脂肪分解来提供能量,产生酮体。酮体在身体内积聚,导致酮症酸中毒。除此之外,频繁呕吐会导致孕妇脱水、维生素缺乏和电解质紊乱。

(2)怀孕后的女性HCG水平升高,孕妇可出现血清促甲状腺激素下降、甲状腺激素升高,导致孕妇甲状腺功能亢进。即妊娠期甲状腺功能亢进症,一般不需要药物治疗。甲状腺功能通常在孕20周恢复正常。

(3)可能会引起Wernicke脑病,通常在妊娠剧吐持续3周后发病。这是剧吐导致维生素B_1严重缺乏,可表现为眼球震颤、视力障碍、步态和站姿受影响,可能发生木僵、昏迷甚至死亡。

(4)孕妇发生妊娠剧吐,除了会对自己的身体造成伤害外,对胎儿也会产生不利影响。因为孕妇长期无法进食,导致重要的维生素和微量元素缺乏,可能会造成胎儿畸形。

(5)妊娠剧吐通过改变孕妇孕期饮食摄入和增加孕妇心理应激影响孕期增重,导致孕期增重过少,间接增加了发生胎儿生长受限的风险。

5. 妊娠剧吐患者需要做哪些检查?

(1)尿常规:测定尿液的尿酮体、尿量、尿比重;尿培养以排除泌尿系统感染。
(2)血液检查:测定血常规、肝肾功能、电解质等,用于评估病情严重程度。
(3)超声检查:了解胎儿的发育情况,排除多胎妊娠、滋养细胞疾病等。

6. 如何减少妊娠剧吐的发生?

(1)心理方面:妊娠剧吐的发生可能与孕妈妈的心情和精神状态有关。妊娠剧吐大多发生在怀孕期间精神过度紧张,神色焦虑或者生活环境比较差的孕妇。这就要求孕妇在日常生活中一定要注意控制情绪,每天保持乐观的心态。

(2)饮食方面:应以清淡、高蛋白饮食为主;避免早晨空腹,少食多餐,细嚼慢咽,避免胃饱胀;注意补充营养,但不能摄入太多营养,避免辛辣等刺激性食物。建议孕妇在注意饮食卫生的基础上,每天吃一些梨、西瓜、苹果、西红柿、杨梅、石榴、樱桃、葡萄、橘子等新鲜的水果。它们不但香味浓郁,而且营养丰富。还可以再吃一些易消化的食物或蔬菜,少量多餐,以保持营养的摄入。

只要做到上述两个方面,基本上不会有孕吐方面的问题,胎儿可以健康成长。

(孙旖旎、刘瑾钰)

第四节 妊娠期高血压疾病

案例：李女士，25 岁，初产妇。孕 31 周时产检正常，孕 34 周出现头晕、眼花症状。检查血压 150/99 mmHg，尿蛋白（+）伴下肢水肿，眼底 A：V=1：2，视物模糊。入院诊断为：孕 34 周，单活胎，子痫前期。孕妇孕期血压高就会被确诊为子痫前期吗？子痫和癫痫一样吗？它对宝宝的危害有多大？

1. 妊娠期高血压疾病，您认识吗？

随着国家开放三孩政策，越来越多的高龄孕产妇出现，其中妊娠期高血压疾病患者屡见不鲜。妊娠期高血压疾病是导致孕产妇母体和胎儿不良结局的重要原因。因此，加强对妊娠期高血压疾病的认识，预防及合理诊治显得尤为重要。

妊娠期高血压疾病是妊娠期间特有的常见疾病，我国发病率为 9.4%～10.4%，国外报道为 7%～12%。其包含妊娠期高血压疾病、子痫前期、子痫、妊娠合并慢性高血压和慢性高血压并发子痫前期。其中妊娠期高血压、子痫前期和子痫曾统称为妊娠高血压综合征。多数病例在妊娠期会出现一过性高血压、蛋白尿症状，分娩后随之消失。该病会严重影响母婴健康，严重时可发生昏迷、抽搐，以及心、肾衰竭的情况，是孕产妇、围生儿病死率升高的主要原因。故孕妇在妊娠期间出现头晕、头痛、眼花、水肿等症状时千万不能小觑，应及时就医。

2. 哪些女性易患妊娠期高血压疾病？

妊娠期高血压疾病的发病原因至今尚未明确，但研究人员发现，具有一些易发因素的孕妇发病率较高，包括：①孕妇年龄≤20 岁或年龄≥35 岁者；②体形矮胖者，即体重指数[体重（kg）/身高（m）^{2}]>24 者；③有高血压家族史，特别是孕妇的母亲或姐妹有重度妊娠期高血压病史者；④有慢性高血压、糖尿病、慢性肾炎等病史者；⑤子宫张力过高（如羊水过多、双胎妊娠、多胎妊娠、糖尿病巨大儿等）者；⑥营养不良者，如贫血、低蛋白血症等；⑦孕期精神紧张、负面情绪者；⑧既往妊娠期高血压疾病病史，如既往有子痫前期、HELLP 综合征；⑨应用辅助生殖技术怀孕；⑩初次怀孕或再次妊娠与上次妊娠间期>10 年。该类孕妇妊娠期间须严密观察血压情况及相关自主感觉。

3. 妊娠期高血压疾病有哪些类型呢？

国际妊娠期高血压研究学会（International Society for the Study of Hypertesion in Pregnancy, ISSHP）在《妊娠期高血压疾病：ISSHP 分类、诊断和管理指南（2018）》指出，妊娠期高血压疾病可分为两大类。

第一类：妊娠前诊断或妊娠 20 周前（<20 周）新发现的高血压，包括慢性高血压（原发性和继发性）、隐匿性高血压和白大衣高血压。

第二类：妊娠 20 周后（≥20 周）发生的高血压，包括一过性妊娠高血压、妊娠高血压和子痫前期（新发或慢性高血压合并子痫前期）。具体又分以下 6 种亚型。

（1）慢性高血压：指妊娠前诊断或妊娠 20 周以前确诊的高血压，通常于孕早期首次建册就诊时诊断。其与母胎不良结局相关。研究表明，约 25% 患有慢性高血压的女性将发展为子痫前期；在肾病患者中，其子痫前期发生率更高。故建议妊娠期慢性高血压孕妇一经诊断，严格血压管理[BP（110～140）/≤85 mmHg]，胎儿生长监测，以及反复评估子痫前期和母体并发症的进展。

（2）白大衣高血压：指诊室血压监测升高（≥140/90 mmHg），但在家庭或工作时血压正常

（<135/85 mmHg）。诊室血压升高的孕妇中，约有 1/4 为白大衣高血压。因此，ISSHP 推荐采用 24 小时动态血压监测（ambula tory BP monitoring，ABPM）或家庭血压监测（home blood pressure monitoring，HBPM）以排除白大衣高血压。

（3）隐匿性高血压：是高血压的特殊类型，临床上难以识别。其特征是诊室血压正常，但其他时段血压升高。24 小时 ABPM 或 HBPM 可以明确诊断。ISSHP 建议：妊娠早期具有慢性肾病、视网膜病变或左心室肥厚等高血压靶器官受损征兆，但血压没有明显升高时，应积极寻求隐匿性高血压的诊断。

（4）一过性妊娠高血压：妊娠中晚期新发的高血压，无须任何治疗即可缓解。该病通常在诊室检查时发现，但随后重复测量血压正常，孕期须加强随访和监测。

（5）妊娠期高血压：指妊娠 20 周后血压升高，但不伴有蛋白尿、胎儿生长受限和脏器功能损害，一般预后良好。目前已有多个研究表明，妊娠高血压具有远期心血管代谢疾病风险。此类孕妇应加强产后随访和管理。

（6）子痫前期：严重威胁母婴安全。全球范围内每年因子痫前期导致孕产妇死亡超过 7 万例，胎儿和新生儿死亡超过 50 万例。子痫前期可在没有任何预兆的情况下病情急速恶化。

❂ 4. 妊娠期高血压疾病对孕妇和宝宝危害大吗？

妊娠期高血压疾病的基本病理生理变化：全身小动脉痉挛和血管内皮损伤，全身各脏器各系统灌注减少，引起多脏器和系统损害，从而对母儿造成危害，甚至危及生命。

（1）对孕妇身体主要脏器的危害。

①脑：脑血管痉挛，血管通透性增加，可致脑水肿、充血、局部缺血、血栓形成及出血等，表现为头晕、头痛、恶心、呕吐等症状；重者可出现感觉迟钝和思维混乱，个别可出现昏迷，甚至脑疝。

②肾脏：肾脏缺血可导致肾功能受损，引起少尿、蛋白尿；肾血流量及肾小球滤过率下降，可致血尿酸和肌酐水平升高；严重者可出现肾功能衰竭。

③肝脏：肝脏损害常表现为血清转氨酶水平升高，严重时可肝脏出血形成血肿，甚至肝破裂，危及母儿生命。

④心脏：血管痉挛，阻力增加，心脏负担加重，冠状动脉供血不足，以及心肌收缩力受损等导致心肌缺血、间质性水肿、心肌坏死、肺水肿，严重时可致心力衰竭。

（2）对胎儿的影响。

孕妇患有妊娠期高血压疾病时，胎盘供血不足、胎盘功能减退。可导致胎儿宫内窘迫、胎儿生长受限等，且发生胎盘早剥的风险较高，严重时可致母儿死亡。

❂ 5. 妊娠期高血压疾病会有哪些表现？

患有妊娠期高血压疾病的孕产妇，一般会有以下表现。

（1）高血压：对首次出现血压升高者，应间隔 4 小时或以上复测血压，方可正确反映血压情况。测量血压时，同一手臂至少测量 2 次。收缩压≥140 mmHg，舒张压≥90 mmHg，则判定为高血压。

（2）蛋白尿：一般须留做 24 小时尿蛋白检查。留取孕产妇 24 小时尿量，凡 24 小时尿蛋白定量≥0.3 g，尿蛋白定性≥（+），则为异常。蛋白尿的出现及量的多少，反映肾小动脉痉挛造成肾小管细胞缺氧及其功能受损的程度，应予以重视。

（3）水肿：妊娠后期水肿发生的原因，多由于下腔静脉受增大子宫压迫使静脉血液回流受阻、营养不良性低蛋白血症及贫血等引起。若出现体重异常增加或水肿由下肢蔓延至全身甚至腹腔、胸腔等，应及时就诊。但水肿的轻重与病情的严重程度并不一定呈正相关。

（4）自觉症状：孕妇一经诊断为妊娠期高血压疾病，应随时注意有无头晕、头痛、眼花、恶心及呕吐等症状。若出现这些自觉症状，表示病情已发展至先兆子痫阶段，应及时就诊。

6. 如何做到孕妇低盐饮食?

孕期制作食物时,有如下注意事项。①可选择低钠盐:低钠盐就是用一部分氯化钾、氯化镁等化合物替代一部分氯化钠,以减少同样重量食盐中钠的含量(一般减少 30% 左右)。因食盐(氯化钠)的升压作用主要是由钠所致,故使用低钠盐对合并有妊娠期高血压疾病的孕妇十分必要。②改变重口味:烹调食物时使用专门的量勺,可选择超市售卖的专门盐勺。③减少隐形食盐摄入:除了食盐外,含有大量的钠或盐的食物有酱油、蚝油、酱类、咸菜、虾皮和咸鸭蛋、腌菜、味精(谷氨酸钠)、面碱(碳酸钠)等。④改变不利于限盐摄入的习惯:不吃咸菜、榨菜等,尽量少吃罐头食品、腌菜等。⑤改变烹调方式:烹调时多采用蒸、煮等方式,可用葱、姜、蒜、柠檬汁等调味品来改善少盐烹调的口味。

7. 妊娠期高血压疾病患者如何进行产后管理?

子痫前期孕妇产后 3 天内仍有发生子痫可能,故产后每 4 小时测量血压和观察产妇自主症状。产后 6 天内继续降压治疗,随后逐渐减量至停药。子痫前期孕妇产后不推荐使用非甾体类抗炎药,该药可导致严重高血压。慢性高血压、妊娠高血压疾病和子痫前期女性均有远期心血管及代谢疾病发生的风险。有子痫前期病史女性再次妊娠发生妊娠高血压疾病风险、子痫前期风险均为 15%,故建议下次妊娠时须遵医嘱使用低剂量阿司匹林预防。患妊娠期高血压疾病的孕妇产后 3 个月均应进行血压、尿常规及其他检查;产后 1 年内应通过健康的生活方式进行体重管理,恢复到孕前体重。推荐所有妊娠期高血压疾病的产妇均终身随访,并每年 1 次健康体检。

8. 已经患有高血压的女性,如果想怀孕,应该怎么办?

已罹患高血压的女性,想怀孕时,一定要在孕前进行全面、慎重评估。如果妊娠风险过高,建议延缓妊娠。孕前评估主要包括:详细了解病史(如有无高血压病史、孕产史、妊娠期高血压疾病或子痫史、肾病史;是否曾经或正在服用降压药物等)。筛查继发原因、评估靶器官损害情况。对有高血压病史的女性,应了解靶器官损害情况和是否有继发性高血压(检查项目一般包括:24 小时动态血压监测、四肢血压测定、动脉硬化检查、心脏超声心动图、血常规、尿常规、凝血功能、肝肾功能、血糖、血尿酸、24 小时尿蛋白定量检测等)。在计划妊娠前 6 个月,应遵医嘱停用孕期禁用的降压药,换成妊娠期间相对安全的降压药。治疗血压达标后,观察 4~8 周再考虑备孕。

(王丽、刘瑾钰)

第五节 妊娠期肝内胆汁淤积症

案例:李女士,28 岁,经产妇,妊娠 33 周,皮肤瘙痒 1 周来院就诊,收治入院。现在一般状况好,无消化道症状,前次妊娠有同样病史。查体:BP120/85 mmHg,皮肤黏膜轻度黄染。辅助检查:ALT 56 U/L,血清总胆汁酸 46.9 μmol/L,HBsAg 阴性、HBsAb 阴性。本次入院诊断为:妊娠期肝内胆汁淤积症。李女士非常焦虑和担心,她想知道,该病是什么原因导致的?会对宫内胎儿有很大危害吗?后期在饮食方面需要注意哪些?

1. 妊娠期肝内胆汁淤积症到底是怎么回事?

妊娠期肝内胆汁淤积症(intrahepatic cholestasis of pregnancy,ICP)是妊娠期妇女特有的严重并发症之一,临床表现主要为皮肤瘙痒和生化检查血清胆汁酸升高,重症可伴有黄疸和肝酶升高;常发生于妊娠中晚期，分娩后自行消退。主要危及胎儿安全，使围生儿发病率和死亡率升高。其发病率为 0.8%～12.0%，有明显的地域和种族差异。据统计，中国的发病率为 1.2%，以四川、重庆等长江流域发病率最高。

2. 有哪些因素可导致孕妇出现 ICP?

目前孕妇妊娠期出现 ICP 的具体原因尚不清楚，可能与高雌激素水平、遗传、环境等因素有关。相关研究已证实，雌激素在 ICP 的发病机制中起重要作用。妊娠期体内雌激素水平大幅度增加，在妊娠晚期、多胎妊娠、口服高雌激素含量避孕药等情况下，体内雌激素水平较高时，易发生肝内胆汁淤积症。孕妇高水平的雌激素有损害肝脏硫酸盐化的作用，影响胆汁酸的正常转运而致病。

母亲或姐妹中有 ICP 病史的孕妇，ICP 发病率明显增高。其完全外显的特性及母婴垂直传播的特性，符合孟德尔显性遗传规律。流行病学研究发现，ICP 冬季发生率高于其他季节，这种季节性变化被认为与孕妇的低硒饮食有关。妇女妊娠期缺硒可能导致硒蛋白抗氧化作用受损，引起毒性胆盐在肝细胞内过度积累，最终进入母体和胎儿循环导致 ICP。世界各地 ICP 的发病率明显不同，表明遗传及环境因素在其中起一定作用。

3. 除了皮肤瘙痒外，还会有哪些别的不适吗?

皮肤瘙痒是最常见的首发症状，妊娠早期少见，约 80% 的孕妇在妊娠 30 周后出现，个别出现较早。瘙痒一般呈持续性，程度不一，昼轻夜重；常始于手掌和脚掌，逐渐向小腿、大腿、上肢、前胸及腹部延伸，可发展到面部，甚至全身严重瘙痒，无法入睡。ICP 引起的皮肤瘙痒多无皮疹或其他特异性皮损，仅少数可见搔抓所致的伤痕。此症状一般持续 3 周，也有达到数月者，多于分娩后数小时或数日内迅速消失。

除了皮肤瘙痒之外，20%～50% 的孕妇在瘙痒后数日或数周内会出现巩膜黄染，少数与瘙痒同时发生。发生黄疸时，孕妇常伴有尿色加深、粪色变浅等高胆红素血症的表现，一般不会随着孕周的增加而加重，分娩后数日内消失。少数孕妇四肢皮肤可见抓痕，可伴有厌油感、恶心、呕吐、食欲减退、疲劳等症状。

4. 妊娠期肝内胆汁淤积症会对胎儿有很大危害吗?

妊娠期肝内胆汁淤积症主要危害胎儿及新生儿。因血清胆汁酸升高，胆汁酸的毒性作用可导致胎膜早破、胎儿宫内窘迫、自发性早产或孕期羊水胎粪污染等发生。此外，也可引起胎死宫内、胎儿宫内生长受限、新生儿颅内出血、新生儿神经系统后遗症等。但孕妇自身的症状主要以皮肤瘙痒为特点，瘙痒程度不一，出现或不出现黄疸。孕妇及家属可能对此疾病认识不足，对胎儿的影响估计不足，从而对可能的妊娠结局没有充分的心理准备，易出现强烈的情绪反应。因此，医护人员应指导孕妇及家属加强对该病的认知，了解他们的情绪及心理状况。

5. 妊娠期间该如何关注胎儿在宫内的健康情况?

妊娠期间孕妇适度卧床休息取左侧卧位、间断吸氧，以增加胎盘血流量及胎盘血供给。增加产前检查的次数，定期测定血中转氨酶、胆汁酸及胆红素水平，了解病情变化。因妊娠期肝内胆汁淤积症的孕妇常并发突然胎死宫内，从妊娠 34 周后，需要每周行电子胎心监护；必要时行胎儿生物物理评分，及时发现隐性胎儿宫内缺氧。孕妇应在家中每日自行定时数胎动，若 12 小时内胎动少于 10 次或大于 30 次，应考虑胎儿宫内窘迫，及时医院就诊。定期 B 超检查，警惕羊水过少的发生。

对于在妊娠 32 周内发病的 ICP 孕妇，伴有黄疸、妊娠高血压疾病，或双胎妊娠、既往有不良孕产史者，须立即住院治疗，每日吸氧 3 次，每次 30 分钟。同时遵医嘱给予高渗葡萄糖、维生素及能量。这既起到护肝作用，又可提高胎儿对缺氧的耐受性，改善妊娠结局。

若孕妇出现黄疸，胎龄已达 36 周者；无黄疸、妊娠已足月或胎肺已成熟者；有胎盘功能减退或胎儿宫内窘迫者应及时终止妊娠。终止妊娠的方式以剖宫产为宜，阴道分娩会加重胎儿缺氧，甚至死亡。由于妊娠期肝内胆汁淤积症的产妇维生素 K 的吸收量较少，分娩前遵医嘱补充维生素 K，并注意缩短第二产程。胎儿娩出后立即给产妇注射止血药物，积极预防产后出血的发生。

6. 妊娠期肝内胆汁淤积症（ICP）相关治疗药物有何注意事项？

目前尚无能治愈妊娠期肝内胆汁淤积症的药物，以对症治疗为主，缓解瘙痒症状，改善肝功能，降低血清胆汁酸水平。适当延长孕周，改善妊娠结局。记录药物的不良反应，以便及时调整治疗方案。相关治疗药物主要如下。

（1）降胆酸药物：熊去氧胆酸为临床治疗一线用药，可缓解瘙痒症状及降低血胆汁酸水平。对于症状严重、单药难以治疗的可联合 S 腺苷蛋氨用药。这两种药物孕妇使用时相对安全，但 S 腺苷蛋氨酸可导致孕妇生物钟紊乱，一般建议睡前服用。

（2）维生素 K：一般在孕期使用，每日 5～10 mg，有利于降低发生大出血的风险。但该药可引起过敏反应，输注速度过快，可能出现心慌、出汗、面部潮红等症状，重者可致死亡。故用药时须严格控制输液速度，密切观察孕妇情况。

（3）护肝药物：一般对肝酶水平升高的孕妇使用。葡萄糖、维生素 C 和肌苷等药物对肝脏均具有保护作用，用药后须监测肝功能。

（4）止痒药物：缓解瘙痒可用如炉甘石洗剂、抗组胺药物等。其中，抗组胺药物如氯苯那敏可能导致嗜睡、乏力等。用药后避免驾车或进行其他精细活动，防止危险发生。

7. 皮肤瘙痒，该如何应对？

孕妇在日常生活中注意避免阳光直晒皮肤，确保居住室内环境干净、整洁，温度与湿度适宜。定期对房间消毒、清洁，减少皮肤刺激。定期清洗床上用品，勤换衣物，尽量穿宽松、舒适、透气性和吸水性良好的纯棉内衣裤袜。所穿的衣物材质不应过于粗糙，不应选用尼龙、化纤材质的衣物。孕妇日常洗浴禁用过热的水，减少刺激性肥皂的使用。避免抓挠导致皮肤损伤，引起皮肤感染，可局部压拍减轻痒感。注意手部清洁卫生，及时修剪指甲可戴上手套入睡，避免在熟睡时无意识地抓挠造成皮肤破损。若皮肤瘙痒难忍耐，切记不可抓挠，建议通过涂抹炉甘石洗剂来缓解皮肤瘙痒感。

8. 妊娠期间饮食方面需要注意哪些？

妊娠期间孕妇以高维生素、清淡饮食为宜，禁食辛辣刺激性食物及蛋白含量高的食物，多食蔬菜和水果。每天至少 30 g 膳食纤维，膳食纤维特别是可溶性膳食纤维，可以阻断胆汁酸的肝肠循环，阻止胆汁酸重吸收。常见食物如：大麦、豆类、胡萝卜、柑橘、亚麻、燕麦等。少吃高胆固醇食物，比如一些动物内脏、蛋黄之类的食物。在食物的源头减少体内胆固醇的产生，能有效抑制胆汁酸的合成。多饮水，可以增加胆汁酸排出，抑制胆固醇吸收。膳食指南提出：孕期每天饮用水至少达到 1700～1900 mL。

（袁芳、刘瑾钰）

第六节　早产

案例：张女士，27 岁，孕 34+1 周，因"下腹胀痛 1 天，阴道少许流血"入院。入院时生命体征平稳，专科检查为宫高 29 cm，腹围 90 cm；胎方位为头，未入盆，胎心率 140 次/分；有规律宫缩，阴道检查为宫颈管消 80%，宫口可容 2 指，胎膜未破，s-2。经过检查诊断为：先兆早产。什么是先兆早产？早产的发生与哪些因素有关？

1. 什么是早产？

国内将早产定义为妊娠达到 28 周而不足 37 周分娩者。此时娩出的新生儿称早产儿，体重为 1000~2499 g，身体各器官未成熟。我国早产发生率约为 7.1%。早产的危害严重，是导致围产儿以及 5 岁以下儿童死亡的主要原因，约 15% 的早产儿死于新生儿期。近年来，治疗和监护手段不断进步，早产儿生存率明显提高，伤残率下降。

早产分为自发性早产与治疗性早产，前者又可分为未足月胎膜早破和胎膜完整早产。胎膜完整早产为最常见类型，发生率约为 45%。治疗性早产（又称为医源性早产）指由于母体或胎儿的健康原因不允许继续妊娠，在未达到 37 周时采取引产或剖宫产终止妊娠。

2. 早产的发生与哪些因素有关？

早产发生的常见原因包括三种：孕妇、胎儿、胎盘方面的因素。

（1）孕妇方面：孕妇若合并急慢性疾病及妊娠合并症、营养不良、胎膜早破病史、子宫畸形（单角子宫、双角子宫、纵隔子宫等）、宫颈机能不全、宫内感染、辅助生殖技术受孕等易诱发早产的发生。若孕妇有酗酒、吸烟不良行为或承受巨大压力，以及精神受到刺激时也可导致早产发生。

（2）胎儿、胎盘方面：30%~40% 的早产与胎膜早破、绒毛膜羊膜炎有关，它们为最常见原因。此外，子宫过度膨胀（双胎、多胎、羊水过多等）、下生殖道及泌尿道感染、前置胎盘、胎盘早期剥离等均可引起早产。

3. 出现哪些症状时，提示早产发生？

早产发生时，孕产妇一般会有子宫收缩，起初为不规则宫缩，伴有血性分泌物或少许阴道流血，后续可发展为规律宫缩，并伴有宫颈管及宫口的扩展，与足月临产相似。

现在临床医学上，将早产可分为先兆早产和早产临产两个阶段。先兆早产是指妊娠满 28 周后至 37 足周前出现明显的规则或不规则宫缩，并伴有宫颈管进行性缩短。早产临产是指：①妊娠 28~（36+6）周之间，出现规律宫缩（20 分钟 ≥4 次，或 60 分钟 ≥8 次且每次持续时间 ≥30 秒），并伴有宫颈的进行改变；②宫口扩张 1 cm 以上；③宫颈容受 ≥80%。但需与晚期的假性宫缩（又称生理性子宫收缩）相鉴别，生理性子宫收缩一般是指宫缩不规则、无痛感，且不伴有宫颈的进行性改变。

4. 孕妇该如何预防早产发生？

孕妇应做好妊娠期保健工作，加强营养，保持良好的身心状况，突然的精神或身体创伤可诱发早产。避免诱发宫缩的活动，如手提重物、抬举重物、性生活等。高危孕妇必须多卧床休息，以左侧卧位为宜，增加子宫血液循环，改善胎儿宫内供氧。慎做肛门和阴道等检查，积极治疗合并症。宫颈内口松弛者应于妊娠 14~16 周或更早时间做宫颈环扎术，预防早产的发生。

5. 孕中期发现宫颈松弛，是否要做宫颈环扎术？

不是所有早产孕妇均可做此手术。宫颈环扎术有其相应的手术指征：①以病史为指征。典型病史为有一次或多次的妊娠中期早产史或自然流产史，一般于妊娠 12~14 周手术。②以超声检查为指征。单胎妊娠，妊娠 24 周前超声检查宫颈长度缩短 <25 mm，于 24 周前自发性流产，可行宫颈环扎术，又称应急性宫颈环扎术。③以体格检查为指征。排除临产及胎盘早剥等因素，中孕期无痛性宫颈扩张，体格检查发现宫口扩张、羊膜囊脱出宫颈外后，除感染、宫缩等禁忌证后进行的环扎术。

宫颈环扎术也有其禁忌证，包括：活动性子宫出血、绒毛膜羊膜炎、胎膜破裂、胎儿畸形、胎盘早剥、感染及胎死宫内等。对有前置胎盘、胎儿生长受限等宫颈环扎术相对禁忌证者慎重施术。

6. 宫颈环扎术会增加孕妇生殖道感染吗?

相关研究发现,妊娠期实施宫颈环扎术并不增加感染危险性。妊娠期宫颈进行性缩短的孕妇可有潜在上行感染的风险,感染是导致宫颈环扎术失败的主要原因。因此,产科医生术前会常规行阴道检查,了解阴道与宫颈情况,同时做阴道分泌物检查。对有炎症或有潜在感染风险者,积极治疗后再行宫颈环扎术,减少手术感染并发症,提高成功率。

7. 宫颈环扎术后需注意什么?

宫颈环扎术后一般要限制体力活动,适当卧床休息,密切观察是否有子宫收缩,体温升高等不适。关注术后可能出现的并发症,包括环扎线移位、胎膜早破、绒毛膜羊膜炎等。环扎术后多数孕妇的生育过程仍为高危妊娠,且有低出生体重儿的倾向。出院后应按时产前检查,密观超声检查宫颈长度及宫颈内口形态的变化。若有阴道分泌物增多、下腹部发硬、下坠感等疑似产兆的症状,应随时就诊。如未足月就有抑制不住的宫缩时,一旦早产临产,一定要拆除环扎线等待自然分娩或评估是否行剖宫产终止妊娠,预防梗阻性难产和子宫破裂的发生。

(彭莉、刘瑾钰)

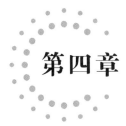

第四章

妊娠期常见合并症

| 第一节　糖尿病 |

案例：郑女士，31 岁，G2P0，妊娠 37 周，自然流产一次。其母亲患 2 型糖尿病。查体：BP 125/75 mmHg，P 88 次/分。专科检查：宫高 36 cm，腹围 112 cm；胎方位为头，胎心率 140 次/分；空腹血糖 7.4 mmol/L，近期有多饮、多尿、多食症状。经过检查诊断为：妊娠期糖尿病。郑女士听后非常着急，她想知道，得了妊娠期糖尿病，她以后就一直是糖尿病患者了吗？妊娠期糖尿病对胎儿影响大吗？她要注意些什么？

1. 什么是妊娠期糖尿病？

孕期约有 7％的人群发生高血糖，其中 10％是糖尿病合并妊娠，另外 90％为妊娠期糖尿病。妊娠期糖尿病(gestational diabetes mellitus，GDM)是指妊娠期间首次发生或发现的不同程度的葡萄糖耐受不良。其全球发病率高达 14.0％，已成为全球性的健康和公共卫生问题。近年来，我国 GDM 的发生率已达 17.5％～18.9％，成为妊娠期最常见的合并症之一。三孩政策放开后，高龄、孕前超重或肥胖、GDM 病史等都会增加 GDM 的发病率。

2. 为什么会得妊娠期糖尿病？

妊娠期糖尿病起因很多，最主要的包括以下三点：①与遗传相关。若孕妇父母患糖尿病，则孕妇怀孕期间更易患糖尿病。其有遗传好发性，也与长期生活饮食规律相关。②受生活方式影响。孕前肥胖、抽烟、不健康饮食、不良生活习惯等都是好发因素。③妊娠期易出现胰岛素抵抗，分泌了很多胰岛素却不能发挥正常功效，特别是既往胰岛功能受损或者患多囊卵巢综合征的孕妈。

3. 妊娠期糖尿病对胎儿有什么影响？

妊娠期间高血糖水平也会对胎儿产生极大影响，主要有如下几个方面。①巨大儿，发生率高达 25％～42％。由于胎儿长期处于母体高血糖所致的高胰岛素血症的环境中，促进蛋白、脂肪合成，抑制脂肪分解作用，致躯体过度发育。②胎儿生长受限，发生率约为 21％。孕早期高血糖可抑制胚胎发育，引起胚胎发育落后。合并微血管病变者，胎盘血管易出现异常，影响胎儿发育。③流产和早产。孕早期血糖高可使胚胎发育异常，终致胚胎停育而流产。羊水过多者易发生早产，并发妊娠期高血压疾病、胎儿窘迫等情况时，常需提前终止妊娠。④妊娠中晚期高血糖水平易诱发糖尿病酮症酸中毒，可致胎儿宫内窘迫，甚至胎死宫内。⑤孕前血糖控制不佳的孕妇，发生严重畸形的概率是正常妊娠的 7~10 倍，并与受孕后最初几周的血糖水平密切相关。

4. 妊娠期糖尿病会对"妈妈"造成生命危险吗？

妊娠期间血糖值的升高与母婴不良结局有明显相关性，且独立于其他已知因素。妊娠不良结局的持续风险遍及于不同血糖水平的孕产妇。关于高血糖对孕产妇的影响有以下几点。

（1）高血糖可致胚胎发育异常，甚至发生死胎，流产发生率达 15%~30%。

（2）发生妊娠期高血压疾病的可能性较正常孕妇高 2~4 倍，可能与严重胰岛素抵抗状态及高胰岛素血症有关；合并肾脏病变时，妊娠期高血压疾病和子痫前期发病率可高达 50% 以上，且孕妇与围产儿预后较差。

（3）控制血糖不好的孕妇，易发生感染，感染可加重糖尿病的代谢紊乱，甚至导致糖尿病酮症酸中毒等急性并发症的发生。

（4）羊水过多，较非糖尿病孕妇高 10 倍。这可能与胎儿高血糖、高渗性利尿致胎尿排出增多相关。孕妇血糖水平越高，羊水过多的现象越常见。

（5）巨大儿发生率明显增高，故难产、软产道损伤、剖宫产、肩难产的概率越高，产程延长易引起产后出血。

（6）1 型糖尿病孕妇易引起糖尿病酮症酸中毒。因妊娠期复杂的代谢变化，高血糖、胰岛素相对或绝对不足，代谢紊乱进一步发展至脂肪分解加速；血清酮体急剧升高，发展为代谢性酸中毒，是导致孕妇死亡的主要原因之一。

（7）妊娠期糖尿病影响妊娠的风险程度随妊娠期糖尿病孕产次数的增加而增加。妊娠期糖尿病孕妇再次妊娠时，复发率高达 33%~69%。远期患糖尿病概率也增加，17%~63% 的将发展为 2 型糖尿病。同时，远期心血管系统疾病的发生率也增高。

5. 孕期需控制血糖在什么水平？

妊娠期糖尿病患者的血糖控制目标：控制餐前及餐后 2 小时血糖值分别为 ≤5.3mmol/L 和 ≤6.7mmol/L；夜间血糖 ≥3.3mmol/L；妊娠期糖化血红蛋白 <5.5%。孕前糖尿病（pre-gestational diabetes mellitus，PGDM）患者妊娠期血糖控制目标：妊娠早期血糖控制切勿过于严格，预防低血糖发生；妊娠期餐前、夜间及空腹血糖，宜控制在 3.3~5.6 mmol/L，餐后血糖 5.6~7.1 mmol/L；糖化血红蛋白 <6.0%。无论妊娠期糖尿病或糖尿病合并妊娠孕妇，经饮食和运动管理，仍不能达到上述标准时，应及时加用口服降糖药物或胰岛素进一步控制血糖。

6. 口服葡萄糖耐量试验（OGTT）怎么做？

孕妇在妊娠 24~28 周或 28 周后首次就诊时，对所有尚未做糖耐量试验的孕妇，进行 75 g OGTT 试验。葡萄糖耐量试验的方法：试验前连续 3 天，正常饮食、正常体力活动。即每天进食碳水化合物不少于 150 g。行葡萄糖耐量试验前 1 日晚餐后开始禁食，禁食至少 8 小时，至次日早晨（最迟不超过上午 9 时）。空腹前往医院，先抽血空腹血糖血，随即 5 分钟内口服含 75 g 葡萄糖的液体 300 mL；再分别抽取服糖后 1 小时、服糖后 2 小时的静脉血（从饮用第一口葡萄糖水开始计算时间）。检查期间静坐、禁烟。诊断标准：空腹及服糖后 1~2 小时的血糖值分别为 5.1 mmol/L、10.0 mmol/L、3.5 mmol/L（即 92、180、153 mg/dL）。任何一点血糖值达到或超过上述标准即诊断为 GDM。

医疗资源缺乏地区或孕妇具有妊娠期糖尿病高危因素的，建议妊娠 24~28 周首先检查空腹血糖：空腹血糖 ≥5.1 mmol/L，可以直接诊断为妊娠期糖尿病，不必再做 75 g OGTT；4.4 mmol≤空腹血糖 <5.1 mmol/L 者，应尽早做 75 g 葡萄糖耐量试验；空腹血糖 <4.4 mmol/L，可暂不行 75 g 口服

葡萄糖耐量试验。

7. 妊娠期糖尿病的高危因素有哪些?

妊娠期糖尿病的高危因素主要有如下几种。①孕妇因素:若孕妇年龄≥35 岁、妊娠前超重或肥胖(孕前 BMI>30 kg/m²)、糖耐量异常史、种族(原住民、非洲、亚洲、西班牙裔、南亚)、糖皮质激素使用史、多囊卵巢综合征;②糖尿病家族史;③妊娠分娩史,如不明原因的流产史、死胎、死产,以及既往胎儿畸形、羊水过多史、巨大儿分娩史等;④本次妊娠因素,如妊娠期间发现羊水过多、胎儿大于孕周,反复外阴阴道假丝酵母菌感染。

8. 孕期可以使用胰岛素吗?

胰岛素是治疗妊娠期糖尿病的一线药物,是安全的。国内常用"三短一长"方案(3 次门冬胰岛素+1 次地特胰岛素)。很多孕妈担心胰岛素会影响胎儿发育,国内外研究发现,截至目前,没有发现因胰岛素使用致胎儿发育不良的事件。目前国内孕妇使用的胰岛素,经过国家食品药品监督管理局批准后的,可放心用于孕妇。大约27%的妊娠期糖尿病孕产妇需要胰岛素治疗。用药指征为:积极的非药物疗法和(或)二甲双胍治疗后,血糖仍超过目标值的孕妇。注射胰岛素也需注意:①正确注射,避免药物渗漏,引起皮疹及过敏反应的发生;②早孕期及产后,胰岛素用量须明显减少,避免剂量大导致低血糖发生危及生命;③晚孕期须根据血糖情况,逐渐调节胰岛素用量,控制好血糖可改变母儿不良结局。

9. 孕期可以运动吗?

运动可以帮助孕妇降低胰岛素抵抗,增加基础代谢,控糖非常有效。建议妊娠期糖尿病孕妇制定个体化运动锻炼计划,每周至少 5 天进行 30 分钟或每周最少 150 分钟的中等强度的有氧运动。可选择低至中等强度的有氧运动:散步、快走、游泳、瑜伽等全身锻炼。运动强度为:小于年龄预测的最大心率的 60%~80%。每次进餐后半小时步行 10~15 分钟,这样简单的运动可改善血糖控制,因此提倡妊娠期糖尿病孕妇坚持餐后步行。若空腹 3 小时以上,建议先进食再运动,避免低血糖发生。孕妇餐后配合做上臂锻炼,控糖效果更好。2020 年美国妇产科学会提出孕妇能进行的安全运动:步行、跳舞、伸展运动、水疗或水中有氧运动。若出现以下警告信号,应立即停止运动:阴道出血、腹痛、规律子宫收缩、羊水流出、运动前呼吸困难、头痛、头晕、胸痛、肌无力影响平衡、小腿疼痛或肿胀。

10. 产后能进行母乳喂养吗?

当然可以。鼓励产妇在分娩后立即进行母乳喂养,避免新生儿低血糖。产后至少持续哺乳 6 个月,以降低儿童肥胖和母体高血糖的风险。最新研究表明,妊娠前糖尿病或妊娠期糖尿病的妇女产后较高的泌乳强度和较长的泌乳时间与 2 型糖尿病 2 年发病率较低相关。所以,强烈推荐妊娠前糖尿病或妊娠期糖尿病的孕妇在分娩后进行频率更高和更长时间的母乳喂养,这对母婴的健康都是极有好处的。

11. 新生儿低血糖该怎么办?

新生儿低血糖是妊娠糖尿病常见的不良妊娠结局之一,其诊断标准国内外仍存在争议。国外认为健康新生儿出生 24 小时内空腹血糖低于 2~2.5 mmol/L 即为新生儿低血糖症。目前国内的标准是无论胎龄和日龄,以生后血糖低于 2.2 mmol/L 为低血糖症诊断标准,临床中血糖低于 2.6 mmol/L 为需要管理的界限值。若没有及时发现、干预、管理,可对新生儿神经系统造成不可逆性损伤,引起语言运动障碍甚至脑瘫、癫痫等严重后遗症,对新生儿生长发育及身体健康产生严重影响。对于低血糖高危儿生后的早期预防包括：

(1)生后尽早且不少于1小时母婴皮肤早接触、早吸吮、早开奶。母婴皮肤早接触是将裸露新生儿趴在母亲无遮挡的胸部上，通过皮肤-神经系统刺激，提高并稳定新生儿血糖水平，还具有保暖、镇静、促进心肺系统稳定的功能。

(2)鼓励母乳喂养，母乳不足时可补充配方奶，不推荐喂养糖水。母乳喂养可升高血糖，并可刺激酮体分泌，利于血糖稳定。不建议使用糖水喂养，因快速提升血糖可刺激自身胰岛素的分泌，引起反应性低血糖。

(3)出生后第1天喂养间隔时间≤3小时。出生后早期每天须进行不少于8~12次的母乳喂养，以促进泌乳，增加母乳喂养量，减少母婴分离，降低新生儿住院率和住院费用。

（余芳、刘瑾钰）

第二节 心脏病

案例：刘某，24岁，G1P0。孕22周时因上呼吸道感染出现胸闷、呼吸困难，不能平卧。去医院检查后诊断为妊娠合并风湿性心脏病。怀孕前刘某因为未出现过胸闷、气促等不适症状而未进行心脏方面的检查。住院治疗2周后，刘某生命体征平稳，卧床休息时无不适症状，日常活动后稍感心悸不适。胎心、胎动正常，胎儿尚未发现发育异常。刘某目前的情况是否可以继续妊娠？继续妊娠有何风险？心脏病孕妇孕期如何自我保健？

1. 患有心脏病的妇女可以怀孕吗？

心脏病妇女是否可以怀孕，需要根据心脏病的种类、病变程度、心功能状况等进行妊娠风险评估，综合判断妇女是否能够耐受妊娠后的心脏负荷。目前，临床上多采用纽约心脏病协会（NYHA）的心功能分级进行心功能评估，评估方法简便易行。

纽约心脏病协会（NYHA）依据患者生活能力状况，将心脏病病人心功能分为以下4级。

(1)Ⅰ级：一般体力活动不受限制。

(2)Ⅱ级：一般体力活动轻度受限制；活动后心悸、轻度气短；休息时无症状。

(3)Ⅲ级：一般体力活动明显受限制；休息时尚可；轻微日常工作即感不适，心悸、呼吸困难，或既往有心力衰竭史。

(4)Ⅳ级：一般体力活动严重受限制，不能进行任何体力活动；休息时有心悸、呼吸困难等心力衰竭表现。

因此，须经过产科医生和心血管科医生联合会诊，根据心脏病种类、病变程度、是否需手术矫治、心功能级别等，综合判断心脏是否能耐受妊娠。

以下情况可以妊娠：心脏病变较轻，心功能Ⅰ~Ⅱ级并且既往无心力衰竭史、无其他并发症，妊娠风险低级别的妇女可以妊娠。妊娠和分娩过程中也可能加重心脏病或出现严重心脏并发症，甚至危及生命。该类妇女应从妊娠早期开始定期进行孕期检查，同时动态进行妊娠期风险评估，在严密监护下妊娠。

这些情况不宜妊娠：心脏病变复杂或较重、心功能Ⅱ~Ⅳ级、有极高孕产妇死亡和严重母儿并发症风险者。年龄在35岁以上，心脏病病程较长，发生心力衰竭的可能性极大，也不宜妊娠。对于有可能需要行矫治手术的心脏病妇女，应遵从心血管科医师建议，在怀孕前进行心脏手术治疗，术后再由心血管科、产科医师共同评估妊娠风险。妇女在允分了解病情及妊娠风险的情况下再妊娠。

不宜怀孕的心脏病妇女必须严格避孕，若意外怀孕，应在妊娠12周前行人工流产术终止妊娠。

2. 心脏病会不会遗传?

首先,心脏病可以分为先天性心脏病和后天性心脏病。先天性心脏病并不完全是遗传病,但有一定的遗传因素存在。有遗传因素也不一定发病,它还与环境因素、妊娠早期的感染、用药、射线的辐射等因素有关。

其次,先天性心脏病有遗传倾向。有些家庭会出现多个子女患不同种类的心脏病,或多个堂兄弟姐妹患病。一般来讲,一级亲属中有一个患先天性心脏病,则其他人患病的概率增加 3 倍;2 个成员患病,则概率上升为 9%;如果 3 个成员患病,则其他成员患先天性心脏病的可能性上升至 50%。此外,先天性心脏病与怀孕期间宫内的环境密切相关。或者说,与母体密切相关。

研究发现,如果父母一方有心脏病史,则子女极有可能会出现心脏病,多发生于中年时期。有一项报道发现,父亲在 55 岁以前出现心脏病或是母亲在 65 岁以前出现心脏病,其子女在中年时期发生心脏病的概率将大大地高于双亲无心脏病史的人群。其中,男性的发生率是正常人的 2.6 倍,女性是正常人的 2.3 倍。

除了上述的情况之外,怀孕期间孕妈妈还有哪些情况可能导致新生儿发生先天性疾病?

(1)在怀孕期间,尤其是怀孕前 3 个月,如果母亲有病毒感染,如风疹、腮腺炎、流行性感冒,就很可能造成胎儿心脏畸形。因为心脏的发育成形是在怀孕后的前 3 个月。

(2)孕期服用过多的镇静药,或服用孕期慎用、禁用的抗生素等也是原因之一。

(3)母亲患有糖尿病、甲状腺功能亢进、系统性红斑狼疮等疾病时,也可能引起胎儿心脏发育异常。

(4)高龄孕产妇的多产儿患先天性心脏病及其他畸形的概率增加。

(5)怀孕期间接触放射线,饮食中缺乏叶酸,以及孕妇的心情不佳等,均与婴儿先天性心脏病有一定的关系。

因此,母亲在备孕和怀孕期间,如果能尽量避免上述不利因素,尤其是预防病毒感染,这对于预防胎儿心脏发育畸形是有好处的。心脏病具有一定的遗传性,由此可见,当父母一方或双方患有心脏病,了解他们的患病年龄、确诊时间很重要。将这些情况告诉医师,以采取一定的措施预防并及早发现胎儿先天性心脏病。

3. 怀孕后妇女的心血管系统会发生变化吗?

妇女怀孕后,心脏血管循环系统会发生一系列适应性变化,主要表现为总循环血容量、心排血量增加和心率加快。血容量约在妊娠第 6 周开始逐渐增加,妊娠 32~34 周达高峰,较之怀孕前增加 30%~45%,产后 2~6 周逐渐恢复正常。妊娠期心脏排血量也较怀孕前增加 30%~50%。至孕晚期,孕妇的心率平均每分钟增加 10~15 次。随着子宫增大、膈肌上抬,心脏可发生向上、向左前移位。因此,血容量的增加及血流动力学的改变使得心脏病孕妇心脏负荷十分沉重,发生心力衰竭的风险增大。

分娩期是孕妇血流动力学变化最为显著的时期,也是心脏负担最重的时期。在第一产程,每一次的子宫收缩就有 250~500 mL 血液被挤入体循环,回心血流量增加使得心排血量增加。在第二产程,除子宫收缩外,腹肌及骨骼肌的收缩使外周循环阻力增加,加之产妇屏气用力增加了肺循环压力,腹腔压力增高使内脏血液向心脏回流增加。在第三产程,胎儿、胎盘娩出后,子宫突然缩小,胎盘循环停止,回心血量骤然增加;同时腹压骤然减小,大量血液向内脏涌入,血流动力学发生急剧变化。此时心脏病的产妇极易发生心力衰竭,是心脏病孕妇最危险的时期。

4. 宝宝生出来后,心脏病产妇是否就已经度过危险期了呢?

很多孕产妇认为只要宝宝平安从肚子里生出来了,妊娠结束了,母亲就正式脱离危险期了。其实这种想法是错误的。产后 3 日内，除子宫收缩使部分血液进入体循环外，产妇体内组织间潴留的液体也开始回到体循环，加上产妇宫缩和伤口疼痛、分娩疲劳、新生儿哺乳等负担，妊娠期发生的一系列循环系统变化尚不能立即恢复至妊娠前状态。由此可见，产后 3 日内仍是心脏负担较重的时期，发生心力衰竭的风险仍然存在，不可掉以轻心。

5. 心脏病妇女怀孕后对胎儿有何危害?

不宜怀孕的心脏病妇女一旦怀孕，或者怀孕后病情恶化者，可导致流产、早产、死胎、胎儿生长受限、胎儿窘迫及新生儿窒息等，围生儿死亡率是正常妊娠的 2~3 倍。某些治疗心脏病的药物对胎儿也存在潜在毒性，比如地高辛可通过胎盘屏障到达胎儿体内。大部分先天性心脏病为多基因遗传，父母双亲有任何一方患先天性心脏病，则后代先天性心脏病及其他畸形的发生率增加 5 倍，比如室间隔缺损、马方综合征、肥厚性心肌病等都有较高的遗传性。

6. 心脏病妇女怀孕后，如何做好孕期保健?

需要定期产前检查。妊娠 20 周前每 2 周行产前检查 1 次。20 周以后每周 1 次，每次检查均应进行妊娠风险评估，须接受多学科共同诊治和监测，重点评估心脏功能情况和胎儿宫内情况，并根据病情需要增加产检次数。若发现早期心力衰竭的征象，应立即住院治疗。因此，心脏病孕妇及家属应学会自我监护的方法，能够及时识别早期心衰的征象。如果出现下述症状应及早来医院诊治：①轻微活动后即出现胸闷、心悸、气短；②休息时心率超过 110 次/分，呼吸超过 20 次/分；③夜间常因胸闷憋醒而需要坐起呼吸，或需到窗口呼吸新鲜空气。

孕期还应充分休息，根据心功能状况，减少或者限制体力劳动，避免劳累；保证充足睡眠，休息时宜取半卧位或左侧卧位；保持心情舒畅，避免因情绪激动或精神压力诱发心力衰竭；注意保暖；避免出入人多的公共场所；保持良好的饮食和生活卫生习惯；预防呼吸道、消化道、生殖道、泌尿系统等感染，尤其是上呼吸道感染。合理营养，可以食用高蛋白、高维生素、低盐、低脂及含铁、钙丰富的食物，少食多餐，多摄入新鲜蔬菜、水果防止便秘；及时补充铁剂预防贫血；适当限制摄盐量，每日食盐量不超过 4~5 g；适当控制体重增长，每周体重增长不超过 0.5 kg，整个孕期体重增长不超过 12 kg。

7. 心脏病孕妇能不能顺产?

心脏病孕妇怀孕后心功能分级Ⅰ~Ⅱ级者通常可耐受经阴道分娩。胎儿不大、胎位正常、宫颈条件良好者，可考虑在严密监护下经阴道分娩。分娩过程中需要心电监护，严密监测产妇的自觉症状、心肺情况；可以使用分娩镇痛，以减轻疼痛对于血流动力学的影响；尽量缩短心脏负荷较重的第二产程，必要时产程中持续胎心监护。此外，产妇选择分娩方式前应充分了解阴道分娩过程中的风险，做到知情同意。

8. 心脏病产妇能不能母乳喂养?

心脏病妊娠风险低且心功能Ⅰ级的产妇可以母乳喂养，对于疾病严重的心脏病产妇，即使心功能Ⅰ级，也不建议母乳喂养，宜配方奶喂养，以免加重心脏负担。此外，长期口服华法林的产妇也建议回乳（又称"回奶"），新生儿行配方奶喂养。回乳方法：①生麦芽 50 g 泡水服，每天 3 次。②芒硝 250 g 碾成粉末后装入薄纱布袋中敷于两侧乳房上，芒硝结块后及时更换。③减少对乳房的刺激，如新生儿吸吮乳房，挤奶、乳房热敷等操作。④回乳期间，饮食上少进食汤类。

9. 心脏病产妇如何科学坐月子?

心脏病产妇与正常产妇坐月子略有不同。心脏病产妇应注意休息，避免劳累；合理营养；注意预防感染，尤其是上呼吸道感染，因为感染可加重心脏负担，诱发心力衰竭；保持会阴部清洁，产褥期禁盆浴、性生活；保持心情舒畅，避免情绪波动或焦虑；可适当活动，预防深静脉血栓形成；采取正确的避孕方式有效避孕，不宜再妊娠的阴道分娩者，在产后 1 周行绝育术；定期产后复查。

（彭莉、刘瑾钰）

第三节　病毒性肝炎

案例： 张某，35 岁，宫内孕 28 周。最近 10 来天，自感乏力，食欲差，伴有呕吐、恶心、厌油感。以前爱吃煎荷包蛋，现在吃一口便恶心、呕吐。皮肤看似比之前更黄。张某为了治疗疾病来到医院，经过检查诊断为：乙型病毒性肝炎。张某为何会患乙型病毒性肝炎？疾病对母儿有何危害？张某在孕期应该如何自我保健呢？

1. 患有乙肝的妇女何时可以怀孕？

乙肝妇女建议计划怀孕。乙肝妇女在怀孕前应行肝功能、血清 HBV、DNA 检测，以及肝脏 B 型超声检查。最佳的受孕时机是肝功能正常、血清 HBV、DNA 低水平、肝脏 B 型超无特殊改变。如果肝功能有异常，则需要经过治疗后恢复正常，且停药后 6 个月以上复查正常才可怀孕。

2. 各类型肝炎病毒分别通过何种途径传播病毒？

病毒性肝炎是由肝炎病毒引起的以肝细胞变性坏死为主要病变的传染性疾病。根据致病病毒分为甲型（HAV）、乙型（HBV）、丙型（HCV）、丁型（HDV）、戊型（HEV）等多种类型，其中乙型病毒性肝炎最常见。

甲型肝炎病毒主要经粪-口途径传播，一般不通过胎盘感染胎儿，垂直传播的可能性非常小。但若分娩过程中接触母体血液、吸入羊水或胎粪污染，可导致新生儿感染。

乙型肝炎病毒通常通过胎盘垂直传播、产时和产后传播三种传播途径：①垂直传播。近年来虽有所降低，但仍是我国慢性乙型肝炎病毒感染的主要原因。目前采用乙肝疫苗、乙肝高效价免疫球蛋白联合免疫方案可以显著降低乙肝的母婴传播，但仍有 10%~15% 的婴儿发生免疫失败。婴幼儿感染 HBV 后约 80% 可能成为慢性 HBV 感染者。②产时传播。是母婴传播的主要途径。胎儿通过产道接触母体血液、羊水、阴道分泌物或母血进入胎儿血循环，均可导致新生儿感染。一般母体血清中 HBV 的 DNA 含量越高，产程越长，感染发生率愈高。目前并没有足够证据支持剖宫产可降低母婴传播率。③产后传播。产后母乳及接触母亲唾液传播。

丙型肝炎病毒的传播方式与 HBV 相似，但仅母体血清中检测到较高滴度的 HCV-RNA 时，才可能发生母婴传播。

丁型肝炎病毒是一种缺陷病毒，必须依赖 HBV 的存在。因此其感染大多见于 HBV 感染者，传播途径与 HBV 相同。若妊娠期同时感染 HBV 和 HDV，易发展为重型肝炎。

戊型肝炎病毒的传播途径和临床表现与 HAV 相似，一般呈急性发作，病情重，死亡率高。目前有母婴传播的病例报道。

3. 病毒性肝炎孕妇孕期如何自我保健？

病毒性肝炎孕妇孕期应定期产前检查，定期复查肝功能、肝炎病毒血清病原学标志物，并遵照医生建议实施母婴传播阻断。积极治疗各种妊娠并发症，预防各种感染以免加重肝损害。同时，还应注意避免体力劳动，充分休息，保证充足睡眠，每日睡眠时间不少于 9 小时。合理营养，增加优质蛋白、高维生素、足量碳水化合物、低脂肪食物的摄入，多食新鲜水果、蔬菜，保持大便通畅。

4. 肝脏的功能会受怀孕、分娩影响发生变化吗？

怀孕后母体基础代谢率增高，营养消耗增加，肝内糖原储备降低；孕早期的早孕反应，使母体摄入减少，体内营养物质相对不足，蛋白质缺乏，肝脏的抗病能力下降。

孕妇孕期体内产生的大量雌激素需在肝脏内灭活，同时胎儿的代谢产物也需经过母体的肝脏代谢解毒。这使得肝脏负担加重，妨碍了肝脏对脂肪的转运及胆汁的排泄。因此孕期孕妇的血脂会升高。

分娩期的产妇体力消耗、疲劳、缺氧、酸性代谢产物增加，以及手术、麻醉、出血等诸多因素均可加重肝脏负担。

因此，怀孕、分娩的这些变化可使肝脏负担加重或使原有肝脏疾病加重，严重者可发展为重型肝炎而危及母儿生命安全。

5. 乙型病毒性肝炎孕妇如何进行科学有效的抗病毒治疗？

有抗病毒治疗适应证的妇女，可在妊娠前应用聚乙二醇干扰素联合利巴韦林（Peg-IFN-α）治疗。若不适合应用 Peg-IFN-α 治疗或治疗失败，也可使用富马酸替诺福韦酯（TDF）抗病毒治疗。抗病毒治疗期间意外妊娠的妇女，若正在服用 TDF，建议继续妊娠；若正在服用恩替卡韦（ET），可更换为 TDF 继续妊娠；若正在接受聚乙二醇干扰素联合利巴韦林-α 治疗，应在充分告知风险和知情同意的基础上，由孕妇决定是否继续妊娠，继续妊娠者要及早更换为 TDF 服用。妊娠中后期如果 HBV DNA 定量>$2×10^6$ IU/mL，在充分沟通、权衡利弊和知情同意的基础上，可于妊娠第 24~28 周开始使用富马酸替诺福韦酯抗病毒治疗。注意，应用富马酸替诺福韦酯时，母乳喂养不是禁忌证，孕妈妈可以在医师指导下进行母乳喂养。

常用的护肝药物有葡醛内酯、多烯磷脂酰胆碱、腺苷蛋氨酸、还原型谷胱甘肽注射液、门冬氨酸钾镁等，主要用于减轻免疫反应损伤，协助转化有害代谢产物，改善肝脏循环，有助于肝功能恢复。

6. 患有病毒性肝炎夫妇何时备孕为宜？

夫妻一方患有肝炎者性生活时应使用避孕套以免交叉感染。患急性肝炎者应于痊愈后半年，最好 2 年后在医师评估和指导下妊娠。最佳受孕时机是肝功能正常、血清 HBV DNA 低水平、肝脏超声无特殊改变。

7. 病毒性肝炎孕妇如何做好孕期保健？

患有病毒性肝炎的孕妈妈在孕期应特别注意合理休息，避免劳累，避免重体力劳动，每日应有 8~10 小时的充足睡眠。同时注意增加优质蛋白、高维生素、富含碳水化合物、低脂肪食物的摄入；保持大便通畅，预防便秘。

8. 病毒性肝炎孕妇如何做好母婴传播阻断？

（1）甲型肝炎：接触甲型肝炎后，孕妇应于 7 天内肌注丙种球蛋白 2~3 mL。新生儿出生时及出生后 1 周各注射 1 次丙种球蛋白。在甲型肝炎急性期禁止母乳喂养。

（2）乙型肝炎：妊娠中晚期 HBV DNA 载量≥$2×10^6$ IU/mL，在充分沟通和知情同意后，可于妊娠 24~28 周开始抗病毒治疗。HBsAg 阳性母亲的新生儿，在出生后 12 小时内尽早注射 100IU 乙型肝炎免疫球蛋白（HBig），同时在不同部位接种 10 μg 重组酵母乙型肝炎疫苗；满 1 月龄和 6 月龄时分别接种第 2 和第 3 针乙型肝炎疫苗，即主动免疫+被动免疫。对于 HbsAg 不详母亲所生早产儿、低体重儿，在出生 12 小时内尽早接种第 1 针乙型肝炎疫苗和 HBig；满 1 月龄后，再按 0、1 个月和 6 个月程序完成 3 针乙型肝炎疫苗免疫接种。

（3）丙型肝炎：目前尚无特异性的免疫方法，减少医源性感染是预防丙肝的关键环节。对抗–HCV 抗体阳性母亲的婴儿，1 岁前注射免疫球蛋白可起保护作用。

（贺琳妍、刘瑾钰）

第四节　甲状腺疾病

案例： 孕妇王某，25 岁，官内孕 12+5 周。来医院进行产前检查，王某告诉医师，近半个月来食欲非常好，吃得多但体重没有增加；平时爱出汗，并且容易激动、发怒；睡眠不佳，常常入睡困难或早醒；有时双手会不自觉轻微颤抖。经过检查初步诊断为：妊娠合并甲亢。什么是甲亢？甲亢对孕妇和胎儿有什么影响？甲亢会遗传给胎儿吗？

1. 甲亢是什么?

甲亢全称为甲状腺功能亢进症，简称甲亢，是甲状腺腺体合成分泌过多甲状腺激素，导致体内甲状腺激素过高，引起机体神经、循环、消化系统兴奋性增高及代谢亢进的一种内分泌疾病。受体内激素水平影响，孕期妇女的甲状腺处于相对活跃状态，血清总甲状腺激素(T_4)和总三碘甲状腺原氨酸(T_3)增加。因此，甲亢妇女怀孕后在诊断及治疗上与非孕期会有所不同。

2. 甲亢妇女可以怀孕吗?

甲亢妇女是可以怀孕的。但是甲亢会增加胎儿流产、早产、生长发育迟缓的可能性，所以一般建议甲亢病情控制稳定后再怀孕。甲亢药物治疗的最大缺点是停药后甲亢易复发，复发率大约为50%，多数在停药后半年至 1 年复发。所以建议甲亢患者，如果甲状腺不大或轻度肿大，经过 1~2 年的规律治疗，用最小剂量药物治疗(甲巯咪唑 5 mg/d 或丙硫氧嘧啶 50 mg/d)维持半年以上，甲状腺功能一直维持在正常值范围，停药后半年至 1 年甲亢没有复发，即可以妊娠。同时注意避免一些诱发因素，如高热、腹泻、长期睡眠不足、精神压力太大等。如果甲亢控制不满意，最小维持剂量时病情有反复，或者甲状腺显著肿大，或者突眼严重，建议采用手术或放射性碘治疗。在手术或放射碘治疗后半年至 1 年甲状腺功能仍维持正常，再考虑妊娠。

放射碘治疗的甲亢妇女，其放射碘的作用在半年后就会消失。放射碘对卵巢功能没有影响，妊娠是相对安全的。

如果因为年龄或者其他原因，必须在治疗期间妊娠，建议怀孕前先到内分泌科进行咨询和评估，医生会根据情况调整药物的品种和剂量。在怀孕后，须遵照医嘱定期到内分泌科随诊。因为在妊娠的不同时期，受体内激素变化及代谢变化的影响，甲状腺功能可能出现一定的变化和波动，需要调整药物的剂量，以保证母亲和胎儿的正常需求。此外，医生还会根据抗甲状腺药物的不同特性，权衡利弊，在不同的孕周对用药的种类进行调整。

3. 妊娠会引起甲亢吗?

妊娠本身不会诱发甲亢，但多数妊娠合并甲亢患者在妊娠前就有甲亢症状，却没引起患者注意。流行病资料显示，甲亢发病率为 1%，妊娠合并甲亢的发病率仅为 0.2%~0.5%。

妊娠时，患者可能发生各种情况，如发热、感染、腹泻、应激、失眠、情绪激烈波动、精神压力过大，家庭或个人意外事故发生等也会诱发甲亢。单纯妊娠不会诱发甲亢，但是妊娠过程中会发生很多突发情况，都可能诱发甲亢。

4. 孕妇甲亢有什么特点?

甲亢临床表现为代谢亢进，而怀孕本身也是代谢增加的生理过程。怀孕时孕妇也表现怕热、多汗、心悸、心率增加，妊娠早期时呕吐可以表现为体重下降。故妊娠期甲亢常常容易被孕妇忽视，将甲亢误认为是妊娠反应。其实，患有甲亢的孕妇孕期会有心率增快(通常>100 次/分)，消化系统和新陈代谢会有改变，孕妇会怕热、消瘦、食欲很好、进食增多。同时肠蠕动增加，粪便稀软，排便次数增加。但孕妇体重不能随孕周增加，个别严重者体重不增甚至下降。妊娠早期孕妇频频恶心、呕吐，处在应激状态，甲亢病情会加重，也易出现妊娠剧吐。在妊娠中期，妊娠呕吐反应消失，病情常常缓解。在妊娠晚期，病情进一步缓解，有近 1/3 的患者可以停止药物治疗。总之，妊娠合并甲亢的自然病程是早期加重，晚期缓解，产后易复发。

5. 甲亢妇女意外怀孕应该终止还是继续妊娠?

甲亢患者发现意外怀孕，是继续妊娠还是终止妊娠是一个比较复杂的问题。首先需要了解孕妇甲亢的病情严重程度，包括甲状腺肿大程度和服用药物剂量大小程度。一般来说，甲状腺越肿大，药物剂量越大，对胎儿影响越大，治疗也越困难。

如果孕妇甲亢发病时间不长，年龄较小，在甲亢病情还没有得到控制时意外怀孕。在怀孕早期，受甲亢和早孕反应影响，孕妇会出现严重的恶心、呕吐，药物治疗甲亢非常困难；而甲亢病情得不到控制，又会加重恶心、呕吐症状，形成恶性循环，给孕妇心理和生理上造成严重伤害。遇到这种情况，建议先终止妊娠，积极治疗甲亢，等待病情稳定或治愈后再考虑妊娠。

如果患甲亢的时间比较长，病情严重，并且已经出现心血管方面的并发症，如严重心律不齐、心脏扩大、心功能不全等。若此时妊娠，随着妊娠周数的增加，孕妇的心脏负担会逐渐加重，严重时可能会出现心力衰竭，危及母儿生命。因此，为了尽早预防、避免严重并发症的出现，有心血管系统并发症的甲亢妇女，一旦发现妊娠，应尽早到内分泌科进行评估。如果不适宜继续妊娠，建议尽早考虑人工流产。

多数甲亢孕妇年龄偏大，高龄孕妇、甲亢、ATD 对胎儿有一定的影响，而甲亢和妊娠对孕妇也有影响。如果孕妇和家属对胎儿的期望值很高，医生会综合评估妊娠风险，并告知患者。如果患者能够理解，愿意承担风险，则可继续妊娠；同时积极控制甲亢，尽可能减少抗甲状腺药物的剂量，以保障胎儿的正常生长发育。

6. 新生儿甲亢有哪些表现?

新生儿甲亢表现为皮肤潮红、高血压、易激惹、心动过速、易饥饿、不断想要吃奶；有的喂养困难、呕吐、排便次数多，但体重不增加或很少增加；有的新生儿两眼眼球突出、甲状腺肿大、前额突出。持续的甲状腺功能亢进还可引起颅骨骨缝早闭，智力下降，生长发育迟缓(身材矮小)，以及在儿童期的多动症。

7. 新生儿甲亢如何诊断和治疗?

对于妊娠合并甲亢的产妇娩出的新生儿出生时及生后 1 个月都需要进行甲状腺功能检查，以免遗漏对晚发性新生儿甲亢的诊断和治疗。

一旦诊断为新生儿甲亢，应该尽早给予抗甲状腺药物治疗，使用甲巯咪唑 $0.5 \sim 1$ mg/$(kg \cdot d^{-1})$，或丙硫氧嘧啶 $5 \sim 10$ mg/$(kg \cdot d^{-1})$，新生儿的甲状腺功能可很快恢复正常。待 3 个月后新生儿体内由母亲被动转运的 TRAb 消失，则不再需要抗甲状腺药物治疗。

8. 什么是甲减和亚临床甲减?

甲状腺功能减退症,简称甲减,是由各种原因导致的低甲状腺激素血症或甲状腺激素抵抗而引起的全身低代谢综合征。其病理特征是黏多糖在组织和皮肤的堆积,表现为黏液性水肿。

亚临床甲状腺功能减退症介于甲状腺功能正常和甲减之间的一种亚临床甲状腺疾病状态,简称亚临床甲减。其定义为外周血甲状腺激素水平在正常范围,但 TSH 水平轻度升高。因为亚临床甲状腺疾病的患者血液中甲状腺激素正常,临床上并没有症状,所以亚临床甲减是一个实验室诊断,不是临床诊断,血清 TSH 是诊断亚临床甲减最敏感的指标。

亚临床甲减和临床甲减一样,可以发生于任何年龄,年龄越大其发病率越高;女性发病率明显高于男性。每年有 2%~5% 的亚临床甲减患者发展为临床甲减,甲状腺抗体阳性的患者发展为临床甲减的风险更大。

9. 甲减对孕妇和胎儿有什么影响?

甲减患者生育能力减低,不容易妊娠,妊娠后也容易流产。妊娠期甲减与妊娠高血压疾病、胎盘早剥、自发性流产、胎儿窘迫、早产及低出生体重儿的发生有关。

妊娠期甲减会造成胎儿流产、死胎、新生儿甲减、甲状腺肿、神经精神发育障碍和认知障碍。胎儿的神经系统分化和发育离不开甲状腺激素,母亲甲减会影响胎儿的神经系统分化和发育,对其智商发育有明显影响。孕妇甲减合并碘缺乏还会造成胎儿发育期大脑皮质主管语言、听觉、运动和智力的部分不能得到完全分化和发育,出生后婴儿生长发育缓慢、反应迟钝、面容愚笨,有的甚至听力障碍存在或精神失常等情况,即患呆小病。

10. 亚临床甲减对孕妇和胎儿有什么影响?

妊娠早期和妊娠中期是胎儿神经系统发育的关键时期,尤其是在妊娠早期,胎儿的甲状腺激素几乎全部来自母亲。妊娠 12 周后,胎儿自己逐渐合成甲状腺激素,对母亲甲状腺激素的依赖性逐渐减少。但直到分娩期,胎儿仍然需要母亲的甲状腺激素。妊娠早期母亲甲减会导致胎儿神经系统的不可逆损害。有美国学者发现,妊娠 17 周亚临床甲减的母亲,若未给予左旋甲状腺素治疗,其后代 7~9 岁时的智商(intelligence quotient, IQ)较正常儿童降低了 7%;给予左旋甲状腺素治疗的后代智商与正常对照组没有区别。

11. 为什么对所有的新生儿都需要进行甲状腺功能筛查?

新生儿甲减对婴儿的损害极大,临床上又很难及时发现,新生儿甲减的及时诊断和及早治疗对预后有十分重要的意义。治疗越早对婴幼儿健康的损害越小,新生儿甲减在出生后 3 个月内治疗,其 74% 智商能达 90 分以上;出生 4~6 个月治疗,只有 33% 患者智商可达 90 分以上。

根据流行病学研究发现,新生儿甲减的患病率为 1/5000~1/3000。而新生儿甲减不容易被及时发现,延误诊断和治疗能造成不可逆转的损伤。临床上甲减的检查很简便,诊断也较准确,治疗费用也较低。新生儿的甲减筛选试验敏感、特异,采血方便。甲减是筛选新生儿先天性疾病的首选项目。目前认为,测定足跟血 TSH(试纸法)是比较可靠的筛查方法:新生儿出生后满 48~72 小时,最好是 7 天之内;在充分哺乳的条件下,取足跟血,滴于专用滤纸片上;室温下自然干燥后测定 TSH 浓度作为初筛。

12. 甲减会遗传吗?

在门诊经常遇到患甲减的育龄期女性患者询问:"医生,我准备怀孕,但是我的孩子也会遗传我的疾病吗?"大量研究证明,甲减孕妇分娩的新生儿甲减概率极低,新生儿甲减和母亲甲减没有直接关系，除非母亲碘摄入不足或服用过量的抗甲状腺药物(甲巯咪唑和丙硫氧嘧啶)。

13. 甲减或亚临床甲减孕妇妊娠期间应注意什么?

甲减或亚临床甲减孕妇应在孕期补充了足够的甲状腺激素，保证体内甲状腺激素水平足够维持母体及胎儿的新陈代谢，满足胎儿生长发育需要，并在分娩时提供足够的能量供给。作为产科医生，我们更加关注甲减孕妇的妊娠合并症和并发症对母亲和胎儿造成的影响，比如胎膜早破、妊娠期高血压疾病、胎盘早剥、流产、早产、胎儿宫内窘迫、宫内生长发育迟缓等。

14. 妊娠合并甲亢的孕妇如何进行饮食安排?

(1)甲亢是一种高代谢性疾病，对能量和营养物质的需要量均高于正常人。因此，在饮食中应给予充足的营养。首先，必须提供足够的能量，以防体重下降。每日能量摄入应比正常孕妇高15%~50%，可达到 2500~3500 kcal。

(2)患甲亢的孕妇极易出现负氮平衡，因此必须增加蛋白质的摄入，每日约需摄入 100 g 甚至更多的蛋白质。碳水化合物和脂肪能够提供所需的能量并且节约蛋白质，使其发挥特有的生理功能。

(3)充足的维生素和矿物质也可以改善机体代谢，尤其是 B 族维生素和维生素 C，需要在饮食供给的基础上遵医嘱额外进行药物补充。甲亢还会增加钙、铁的流失，应在饮食中或遵医嘱药物补充。对于食物中碘的摄入量，目前尚无统一的标准。一般认为可摄入适量的碘，加碘盐是可以食用的，但含碘极高的海带、紫菜、海产品等食物则应限制食用。

(4)为了保证孕妇摄入足够的营养和能量，采用少量多餐的方式更有利于营养的摄入和吸收。每天可分 5~6 餐进食，每餐都给予一定比例的蛋白质、脂肪、碳水化合物，并配合新鲜的水果、蔬菜。对于一些刺激性强的浓茶、咖啡、烟、酒应当禁止食用。

15. 妊娠合并甲状腺功能减退症时如何安排饮食?

某些蔬菜及药物有促甲状腺肿大的作用，如卷心菜、白菜、油菜、木薯、核桃等食物应注意避免食用。营养治疗的目的是补充一定量碘，保证蛋白质供给，改善和纠正甲状腺功能。补充碘盐的同时应定期摄入含碘高的食物，如海带、紫菜、海产品等。甲低时因小肠黏膜更新速度减慢，消化液分泌腺体也受到影响而导致代谢酶的活性下降，引起白蛋白浓度降低。每天摄入蛋白质不低于100 g，以优质蛋白质为主，以维持人体正氮平衡。甲减患者还往往伴有高脂血症，应适当限制脂肪摄入，每天脂肪摄入量占食物总量比例在 25% 以下，并限制富含胆固醇的食物。有贫血者应多食富含铁质的饮食，同时补充维生素 B_2；必要时还应摄入富含叶酸的食物或药物，遵医嘱药物补充铁剂。分娩后仍应摄入充足的营养，以保证母婴健康。

(贺琳妍、刘瑾钰)

| 第五节 阑尾炎 |

案例：孕妇齐某，30 岁，G2P1，现妊娠 32+2 周。齐某于晚饭后 19：00 左右出现右侧腰部疼痛，伴有恶心、呕吐；23：30 体温升高达 38℃。齐某为了治疗来到医院，经过检查医生怀疑为妊娠合并急性阑尾炎。孕期发生急性阑尾炎为何疼痛部位为右侧腰部？妊娠合并急性阑尾炎有哪些表现？对母儿有哪些危害？

1. 孕期发生急性阑尾炎有何特点?

怀孕并不会诱发阑尾炎。由于怀孕后阑尾位置的改变，阑尾炎的发生有两个特点：一是诊断比较困难，二是炎症容易扩散。

首先，早孕反应中的呕吐、恶心与阑尾炎的症状相似；增大的子宫可导致阑尾移位，使腹痛不局限于右下腹；容易与其他孕期腹痛性疾病混淆，比如肾绞痛、胎盘早剥、子宫肌瘤变性、肾盂肾炎等；此外，孕中、晚期阑尾炎的临床症状也不典型。

增大的子宫将腹壁与阑尾分开使腹壁防卫能力减弱；加之孕期盆腔的血液及淋巴循环旺盛，组织蛋白溶解能力与毛细血管通透性增强；增大的子宫妨碍大网膜游走，致使大网膜不能抵达感染部位发挥防卫作用，炎症被大网膜局限包裹的可能性变小；炎症波及子宫可诱发宫缩，促使炎症扩散，易导致弥漫性腹膜炎。

2. 妊娠合并急性阑尾炎有哪些表现?

急性阑尾炎是妊娠期比较常见的外科急腹症，发病率为 0.05%～1%，妊娠各期均可发生，以妊娠早中期多见。受妊娠反应和增大子宫影响，孕期阑尾炎诊断较非孕期困难，误诊率较高。炎症不易被大网膜包裹局限，易发生扩散，常发展到阑尾穿孔和弥漫性腹膜炎阶段，导致孕产妇和围生儿病死率增高。怀孕不同时期，急性阑尾炎临床表现也有明显差异。

孕早期，子宫未明显增大，阑尾位置与非孕期大致相同，因此急性阑尾炎的症状和体征与非孕期基本相同。表现为：发热、腹痛、恶心、呕吐，急性阑尾炎早期体温正常或轻度升高（<38℃）；右下腹有压痛、反跳痛或肌紧张。

孕中、晚期，急性阑尾炎症状和体征与非孕期表现不同，增大的子宫致使阑尾的位置发生改变，临床表现常不典型，腹痛不典型或不明显。当阑尾位于子宫背面时，疼痛有可能位于右侧腰部。增大的子宫将壁腹膜向前撑起，因此腹部压痛、反跳痛和肌紧张常不明显。

3. 妊娠合并急性阑尾炎一定要手术治疗吗?

孕期发生急性阑尾炎时不主张保守治疗。当高度怀疑急性阑尾炎时，应积极抗感染治疗的同时立即行手术治疗，尤其是在孕中、晚期。若一时难以明确诊断，并高度怀疑急性阑尾炎时，应剖腹探查，以免延误治疗时机，危及母婴安全。

手术后应继续抗感染治疗，需要继续妊娠者，选择对胎儿影响小的广谱抗生素。继续妊娠者，术后医生会密切关注胎心、胎动，以及是否有宫缩等情况，并及时给予保胎药物。

4. 妊娠合并孕性阑尾炎手术治疗后应如何护理?

首先针对孕妇给予必要的关心和心理疏导非常必要。因为女性对疼痛的耐受性差，在妊娠合并身体疾患这个特殊时期，孕妇更需要得到医务人员的耐心、细心和关心。做好解释安抚工作，为病人提供安静舒适的就医环境，缓解因疾病带来的焦虑、紧张情绪。针对孕妇对胎儿健康状况的担忧，及时提供相关治疗信息，给予必要的解释和帮助。

病情监测：严密观察胎心、胎动、腹痛，以及有无宫缩及阴道流血情况。指导孕妇做好胎动的自我监测，出现异常应及时告知医师。医务人员也会严密观察生命体征，发现异常及时给予处理。

手术后，孕妇宜采取左侧卧位或右侧卧位，臀部垫高30°，以减轻术中对子宫的刺激。术后孕妇一般平卧6小时后改为半卧位，可以减少腹壁张力，减轻切口疼痛。若胎心正常，没有产科异常症状，鼓励孕妇尽早下床活动，避免肠粘连、深静脉血栓等并发症的发生。有引流管的孕妇，活动时要注意保持引流管的通畅，避免牵拉到引流管，防止引流管脱落或引流液逆流。

孕中、晚期的孕妇，腹壁张力较大，肠蠕动恢复后需要按照清淡流质、半流质、普食的顺序循序渐进地给予各种营养素。可多食高蛋白、高热量、高维生素食物。术后医生根据病情给予抗感染治疗。对继续妊娠者，手术后3～4日内给予抑制宫缩药保胎治疗。密切观察胎心及胎动，定时进行胎心监护。

5. 妊娠合并急性阑尾炎可以预防吗?

阑尾炎是妊娠期最常见的外科合并症之一,妊娠的各个期均可能发生急性阑尾炎,以妊娠前6个月居多。国内孕妇急性阑尾炎的发病率为 0.05% ~ 1%。做好以下几点,可以在一定程度上减少急性阑尾炎的发生率。

(1)饮食规律,忌暴饮暴食:多食清淡、高蛋白、富含维生素及增强免疫力的食物,保证充足的营养,比如新鲜的蔬菜、水果、鱼、瘦肉、鸡蛋、牛奶等。少吃生冷、油腻、辛辣刺激性食物,比如辣椒、五香粉、麻辣烫、烟熏、腌制、煎炸食物等;减少刺激胃肠,保持大便通畅,少吃导致胃肠结石的食物,比如柿子。

(2)适度的体育锻炼和轻体力劳动既可增强体质,又能提高胃肠道功能,提高机体抵抗力,对于急性阑尾炎的预防十分重要。比如饭后散步、孕妇体操、孕妇瑜伽等。但是,孕期运动前一定要首先评估孕期情况,有无孕期运动的禁忌证,运动量和运动时间须循序渐进。

(3)保持乐观的心情:不良情绪的刺激,容易导致神经失调,尤其是自主神经紊乱,从而使胃肠道容易发生痉挛、弛缓等变化,最终导致消化不良、便秘、腹泻等,这些都可能诱发阑尾炎。

(杨璐琦、刘瑾钰)

第五章

胎儿及附属物异常

第一节　胎儿生长受限

案例：李女士怀孕 30 周，食欲不振，产检发现胎儿比实际孕周偏小 2 周。检查诊断为：胎儿生长受限。什么是胎儿生长受限？它的发生与哪些因素有关？

1. 什么是胎儿生长受限？

根据国内外最新指南和专家共识，将超声医学上的胎儿超声估测体重或腹围低于同胎龄应有体重，或者腹围第 10 百分位数以下的胎儿定义为小于胎龄胎儿(small for gestational age，SGA)；而胎儿生长受限(fetal growth restriction，FGR)是指受病理因素影响(如母体、胎儿、胎盘疾病等)，胎儿的生长未达到其应有的遗传潜能。胎儿生长受限在分娩前大多数都表现为小于胎龄胎儿，也有少部分表现为高于相应胎龄应有体重或腹围第 10 百分位，但其生长未达到其遗传潜能。

2. 胎儿生长受限与哪些因素有关？

影响胎儿生长的因素包括母亲营养供应、胎盘转运和胎儿遗传潜能等，其病因复杂，约 40% 患者病因尚不明确。其主要危险因素有如下。

1) 孕妇因素

(1) 营养因素：①妊娠剧吐、偏食，以及摄入蛋白质、维生素及微量元素不足。②胎儿出生体重与母体血糖水平呈正相关。

(2) 妊娠并发症与合并症：并发症如多胎妊娠、妊娠期高血压疾病、前置胎盘、胎盘早剥、妊娠期肝内胆汁淤积症、过期妊娠等，合并症如肾炎、心脏病、贫血、抗磷脂抗体综合征等，均可使胎盘血流量减少，血流灌注下降。

(3) 其他因素：孕妇家庭经济状况、年龄、体重、地区、身高、子宫发育畸形、宫内感染、吸烟、吸毒、酗酒、母体接触放射线或有毒物质等。

2) 胎儿因素

现研究证实，胰岛素样生长因子、生长激素、瘦素等调节胎儿生长的物质在脐血中降低，可能影响胎儿内分泌和代谢。胎儿基因或染色体异常、先天发育异常时，也常伴有胎儿生长受限。

3) 胎盘因素

胎盘各种病变(绒毛膜血管瘤/胎盘血管瘤、轮状胎盘、胎盘早剥、胎盘梗死)和脐带插入点异常(帆状胎盘、球拍状胎盘)均有可能导致子宫胎盘血流量减少，胎儿血供不足。但单脐动脉与胎儿生长受限风险尚未得到确认。

4)脐带因素

脐带过长、脐带过细(尤其近脐带根部过细)、脐带扭转、脐带打结等。

3. 出现宫内胎儿生长受限怎么办？

胎儿生长受限可增加新生儿疾病、新生儿死亡、胎死宫内的风险；增加儿童时期认知发育障碍及成年后肥胖、冠心病、脑卒中、2型糖尿病的发生风险。

对于胎儿生长受限的孕妇，应建议其行详细的胎儿结构畸形超声筛查。胎儿生长受限合并结构异常或中孕期超声指标异常时，建议行介入性产前诊断，进行染色体微阵列及核型分析。对于孕周<24周或估计胎儿体重<500 g的胎儿生长受限的孕妇，无论是否合并胎儿结构异常，均建议进行遗传咨询和产前诊断。

4. 胎儿生长受限有哪些治疗方式？

胎儿生长受限的治疗原则：寻找病因，改善胎盘循环，加强胎儿监测，选择合适的时机终止妊娠。

(1)配合医生确定病因，按病因治疗。

(2)及时排查胎儿畸形。

(3)一般治疗：①左侧卧位休息可使肾血流量和肾功能恢复正常，改善子宫胎盘的血流，促进胎儿生长发育。②消除致胎儿生长受限的主导因素，如停止饮酒、吸烟，改变偏食等不良饮食习惯。③孕妇营养治疗包括高蛋白、高能量的饮食营养配餐，以及静脉滴注营养治疗。

(4)治疗后监测胎儿增长及宫内安危情况：①每天1次无应激试验，必要时行催产素激惹试验。②定期B超监测胎儿生长情况、羊水状态及胎盘成熟度。

(5)适时终止妊娠：胎儿生长受限不是剖宫产的指征，但生长受限的胎儿对缺氧的耐受力差，难以耐受分娩过程中子宫收缩时的缺氧状态。因此，可适当放宽剖宫产指征。医生会根据胎儿情况、宫颈成熟度、脐血流及羊水量，决定是否阴道试产。如胎儿病情危重、产道条件差，或有其他剖宫产指征，应考虑剖宫产术结束分娩。

5. 胎儿生长受限是可以预防的吗？

(1)戒烟、戒酒：妊娠期应停止吸烟、饮酒。

(2)增加饮食、补充孕激素或静脉补充营养无法治疗或预防胎儿生长受限。

(3)药物。①阿司匹林：对于有胎盘血流灌注不足疾病史(如胎儿生长受限、子痫前期、抗磷脂综合征)的孕妇，可以从妊娠12~16周开始服用小剂量阿司匹林至妊娠36周。存在一项高危因素的孕妇，也建议于妊娠早期开始服用小剂量阿司匹林进行预防。其高危因素包括：肥胖、年龄>40岁、孕前高血压、孕前糖尿病(1型或2型)、辅助生殖技术受孕病史、胎盘早剥病史、胎盘梗死病史等。②低分子肝素：抗凝治疗能改善胎盘功能障碍疾病(如子痫前期、胎儿生长受限、死产史等)的预后，对于高危孕妇预防胎儿生长受限具有一定疗效。

(4)吸氧：有研究发现吸氧可以增加胎儿体重，改善胎盘循环，降低围产期病死率。

(5)对母体基础病变的对因对症处理。

6. 宝宝宫内生长受限，可以选择阴道分娩吗？

分娩方式主要根据产科指征而定。单纯的FGR并不是剖宫产的绝对指征。若胎儿生长受限，并伴有脐动脉舒张末期血流消失或反向，须尽快剖宫产终止妊娠。胎儿生长受限的孕妇脐动脉多普勒正常，无急慢性胎儿窘迫，搏动指数异常但脐动脉舒张末期血流存在，可经阴道试产。有条件的医院可持续电子胎心监护，注意产程中严密监测胎儿宫内状况。

（王赛、赵文）

第二节　前置胎盘

案例：刘女士怀孕 7 个月，于昨天突然出现褐色分泌物。到医院检查后医生考虑为前置胎盘，甚至有大出血、切除子官等风险。第一次听说前置胎盘的张女士既紧张又疑惑，什么是前置胎盘？前置胎盘为什么这么危险？

1. 什么是前置胎盘？

脐带是联结宝宝和妈妈的纽带，胎盘是宝宝和妈妈进行物质交换的中枢机构。脐带的血管进入胎盘后，如同树根一般不断分叉，在胎盘与子宫接触的那一面形成密密麻麻的血管网，与妈妈子宫内膜的血管进行血液交流。胎盘不仅负责传入营养物质、传出代谢废物，还能作为屏障保护宝宝不受妈妈免疫系统的攻击。胎盘分泌的各种激素和生物活性物质，对于妈妈在孕期的生理变化和宝宝的生长发育都有非常重要的作用。正常情况下，胎盘会随着胚胎的发育而同步发育、成熟、老化，以适配胚胎和胎儿的生长发育需求。由于胎儿在妈妈肚子里时没有建立自主呼吸，所需要的氧气与养分的供给都依赖于胎盘。为了保证胎儿在母亲体内的安全，必须是胎儿先平安分娩出来，胎盘才能离开子宫。如果胎盘长得太靠近宫颈口，甚至覆盖住了宫颈上，则会在分娩时挡在胎儿前面。医学上将这种胎盘位置异常的情况称作"前置胎盘"。正常妊娠时胎盘附着于子宫体部前壁、后壁或侧壁。妊娠 28 周后，胎盘附着于子宫下段，其下缘达到或覆盖子宫颈内口，位置低于胎先露部，称为前置胎盘（placenta previa）。前置胎盘是妊娠期的严重并发症，处理不当可危及母儿生命安全，是引起孕产妇死亡和围产儿死亡的重要原因之一。

2. 前置胎盘有哪些分类？

目前，所有前置胎盘都是依据超声图像来分类。人民卫生出版社出版的《妇产科学》第 9 版教材依据胎盘下缘和宫颈内口的关系，将前置胎盘分为 3 类。

（1）完全性前置胎盘（complete placenta previa，CPP）：又称中央性前置胎盘（central placenta previa，CPP），是指胎盘组织完全覆盖宫颈内口。

（2）部分性前置胎盘（partial placenta previa）：指胎盘组织部分覆盖宫颈内口。

（3）边缘性前置胎盘（marginal placenta previa）：指胎盘附着于子宫下段，胎盘边缘到达宫颈内口，未覆盖宫颈内口。

3. 什么是胎盘低置，与前置胎盘有什么区别？

很多孕妈妈在孕 12 周左右第一次做 B 超时，看到 B 超报告单显示胎盘边缘达到或覆盖宫颈内口等字眼，心里便非常担心。这到底怎么回事？会不会容易引起流产？这是指前置胎盘吗？其实这是在妊娠中期比较常见的现象，是一种暂时的胎盘前置状态或低置状态，属于胎盘位置异常的表现。

什么是胎盘低置？与前置胎盘有什么区别？临床上将胎盘位于子宫下段，胎盘边缘距离宫颈内口 2 cm 以内但没有覆盖宫颈内口的情况诊断为低置胎盘。在孕早期做超声时，胎盘边缘达到或覆盖宫颈内口的比例为 45% 左右。2 cm 的标准在妊娠晚期的意义更大，因为很多人会在妊娠中期存在暂时的胎盘前置状态或低置状态。只要覆盖范围不大(胎盘边缘越过宫颈内口不超过 2.5 cm),大多数人的胎盘都能在分娩前慢慢长上去。因为胎盘就像植物根系一样,会趋于向更适合的地方生长。子宫中上段的血流比下段充足很多,能吸引胎盘主动回归正轨。

4. 哪些原因会导致出现前置胎盘?

子宫是胎儿生长发育的"宫殿",一般胎盘在子宫的底部、前壁或后壁,那里营养好、位置好,比较安全。若孕妇存在子宫内膜病变或损伤,胎盘就有可能选择在子宫下段其他位置"安家",导致胎盘位置低,甚至前置胎盘。如多次流产或刮宫、产褥感染、剖宫产、子宫手术史、盆腔炎等可引起子宫内膜炎或者萎缩性病变,再次受孕时子宫内膜血管形成不良,胎盘血供不足。为了摄取足够的营养,胎盘增大面积,进而延伸至子宫下段。前次剖宫产的手术瘢痕可妨碍胎盘在妊娠晚期向上迁移,增加了前置胎盘的可能性。部分使用辅助生殖技术的孕妇,由于使用了促排卵药物改变了体内性激素水平,使得子宫内膜和胚胎发育不同步,导致前置胎盘的发生。除此之外,胎盘的大小或者形态异常、受精卵滋养层发育缓慢,也是前置胎盘发生的原因之一。育龄人群中,经产妇、多产妇、高龄初产妇、吸烟吸毒妇女等均是高危人群。

这些病因有的可以预防,有的不能。安全避孕、减少意外怀孕导致的人工流产,努力控制不必要的剖宫产,在合适的年龄怀孕,不吸烟和二手烟等,都可预防前置胎盘的发生。

对于已经发生了前置胎盘的孕妈,日常生活中需要努力减少可能导致出血的行为。比如高强度运动、提举重物、久站,以及其他可能诱发宫缩的行为,如用力排便等。孕期产检时需要持续关注胎盘位置的变化,一旦宫缩频繁或者有阴道流血需要随时就医。

5. 前置胎盘危险吗?

分娩时子宫口要从原来闭合的状态慢慢扩张到 10 cm 左右(俗称宫口开全),这样胎儿才能经阴道逐渐下降直至完全娩出。胎盘和子宫内壁间有无数血管紧密相连。如果胎盘长在宫颈口处,子宫口扩张时难免让胎盘发生剥离。由于胎盘负责整个胎儿的血液供应,哪怕只是开放一小部分,都会迅速形成大出血,危及妈妈和宝宝的生命安全。此外,咳嗽、提举重物等,或者频繁的子宫收缩均增加了宫腔内压力。这些都可能导致前置胎盘孕妇发生阴道流血,但对健康孕妇影响不大。至于健康孕妇在孕期能谨慎尝试的性生活,对于前置胎盘的孕妇而言则是明确的禁忌。

前置胎盘如果处理不及时,会导致孕妇严重失血,发生失血性休克,甚至孕妇死亡。出血量多可致胎儿窘迫,甚至缺氧死亡。治疗性早产率增加,低出生体重儿发生率和新生儿死亡率高。

其中凶险性前置胎盘可以在短时间内导致严重出血,手术难度大;剖宫产子宫切除概率,以及其他手术并发症包括膀胱、输尿管损伤、输尿管瘘或肠管损伤等明显升高。同时,大量反复输血造成的急性肾损伤、凝血功能异常等并发症显著增加了孕产妇死亡率。目前,在医疗条件完善的国家,凶险性前置胎盘导致的孕产妇死亡率也高达 7%,其平均失血量在 2000 mL 以上,超过 90% 的患者需要输血治疗,40% 的患者输血量可达 10 单位以上。

6. 前置胎盘对宝宝有什么影响?

前置胎盘有反复阴道流血,若出血不多,对胎儿影响不大。但若突发性大量出血,母体发生出血性休克,则子宫血液供应明显减少,胎儿可因严重缺氧死亡。另外,完全性前置胎盘常因大量活动性出血而终止妊娠,因此,早产率较高。对于新生儿来说,新生儿呼吸窘迫综合征与低出生体重发生率增加,贫血发生率也增加。

7. 发现前置胎盘后,孕期需要注意哪些问题?

对于有阴道流血或子宫收缩的孕妇,推荐住院治疗。

（1）一般处理：适当休息，高纤维素饮食，避免便秘。密切监测孕妇的阴道流血情况及生命体征。常规进行血常规、凝血功能检测并备血。监护胎儿宫内的情况，包括胎动计数、胎心率、胎儿电子监护及胎儿生长发育情况等。避免刺激，禁止在孕期做肛门检查和灌肠。少做腹部检查，必要时应操作轻柔。禁止性生活，以防刺激引起再次大出血。

（2）纠正贫血：进食含铁丰富的食物和补充铁剂，维持血红蛋白水平≥110 g/L、血细胞比容≥30%。

（3）药物的使用。①宫缩抑制剂的使用：目前存在风险和益处的争议。对于有先兆早产症状者，可考虑使用宫缩抑制剂48小时以利于完成糖皮质激素治疗。当母亲或胎儿情况须立即终止妊娠时，不应再使用宫缩抑制剂延长孕周。②糖皮质激素的使用：对于妊娠<37周、有阴道流血的前置胎盘孕妇，给予糖皮质激素促进胎肺成熟；有早产高危因素的孕妇，可在妊娠34周前做好促胎肺成熟的准备。

（4）预防血栓：长期卧床保胎治疗增加血栓栓塞的风险，要注意防范。

8. 发现前置胎盘，还能继续妊娠吗？

实际上，每一个前置胎盘孕妇的分娩时机都不能一概而论，须结合其具体病情如阴道流血量、孕周、前置胎盘的临床类型等综合分析。

如果阴道流血量不多，孕妇、胎儿情况良好，孕周小于36周者，首选期待保胎治疗，尽量延长宝宝在宫内妊娠时间。如果阴道出血量大，甚至出现头晕、乏力、晕厥等休克表现，为挽救孕妈妈生命，会考虑立即终止妊娠。如果出现胎儿窘迫等产科指征，对胎儿出生后可存活者，医生会建议急诊手术终止妊娠。

对于没有阴道流血临床症状的前置胎盘孕妇，则根据前置胎盘类型决定分娩时机。合并胎盘植入者可在妊娠36周及以上择期终止妊娠。既往有过剖宫产史或子宫肌瘤剥除史，胎盘附着于原手术瘢痕部位的凶险性前置胎盘，发生胎盘粘连、植入和致命性大出血的风险高。医生也会根据彩超"胎盘植入评分"来评估胎盘植入的严重程度，并决定终止妊娠时机。

完全性前置胎盘可在妊娠37周及以上终止妊娠；边缘性前置胎盘可在妊娠38周及以上择期终止妊娠。部分性前置胎盘者医生会根据B型超声检查或MRI检查提示的胎盘覆盖宫颈内口情况选择合适的分娩时机。

（王赛、赵文）

第三节　胎盘早剥

案例：怀孕37周的张女士因"下腹部疼痛伴阴道流血2小时"来医院就诊。急诊医生检查后考虑"胎盘早剥"。李女士和家人一听吓坏了。什么是胎盘早剥？为什么会发生胎盘早剥？发生胎盘早剥对大人和胎儿危险吗？

1. 什么是胎盘早剥？

胎盘是孕育新生命的摇篮，是胎儿生长发育的补给站。不当的胎盘位置或者胎盘提前剥离会威胁胎儿的生命。胎盘问题一旦发生，孕妇及胎儿的救治刻不容缓。胎盘早剥（placental abruption）是指妊娠20周后或分娩期，正常位置的胎盘在胎儿娩出前，部分或全部从子宫壁剥离，引起局部出血或形成血肿（图5-1）。其发病率在国外为1%~2%，国内为0.46%~2.1%。属于妊娠晚期严重并发症，起病急、发展快，若处理不及时可危及母儿生命。

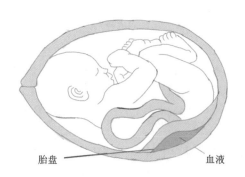

胎盘 血液

图 5-1 胎盘早剥

2. 胎盘早剥有哪些症状？

胎盘早剥最有可能发生在怀孕的最后三个月，尤其是出生前的最后几周。胎盘早剥的症状和体征包括：阴道出血、腹痛、背痛、子宫压痛、持续宫缩。腹痛和背痛往往开始突然。胎盘早剥的症状根据胎盘早剥程度的不同而有所差异，随着剥离面增大，病情逐级加重，严重者可危及胎儿及孕妇生命。

（1）轻度：胎盘剥离面积小，无腹痛或轻微腹痛；腹部子宫软，大小与孕周相符；胎心正常，胎盘剥离面通常不超过胎盘的 1/3，多见于分娩期。产后见胎盘母体面有凝血块压迹。

（2）中度：胎盘剥离面 1/3 左右，主要症状为突然发生的持续性腹痛、腰酸或腰背痛；子宫大于妊娠周数，胎盘附着处压痛明显；宫缩有间歇，胎儿可存活。

（3）重度：胎盘剥离面超过 1/2，孕妇可能出现休克症状；腹部检查见子宫硬如板状，宫缩间歇时不能松弛；胎位摸不清，胎心消失。

3. 经阴道没有看到出血，为什么也会被诊断为胎盘早剥？

胎盘早剥一般分为两类：显性的胎盘早剥和隐性的胎盘早剥（图 5-2）。

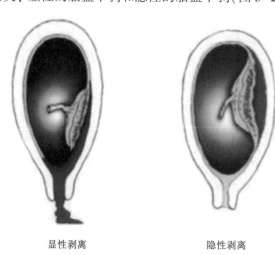

显性剥离 隐性剥离

图 5-2 胎盘早剥的类型

（注：本图来源于《妇产科学》第 9 版，谢幸、孔北华、段涛主编，人民卫生出版社，第 151 页）

显性的胎盘早剥主要症状为阴道流血，出血量一般较多，颜色呈暗红，可能会伴有轻度腹痛，也有些孕妇腹痛不明显。显性胎盘早剥以外出血为主，阴道有出血，所以一般孕妇会及时就诊。

隐性的胎盘早剥，会导致内出血急剧增多，但血液都积聚在胎盘后，阴道反而很少出血甚至没有出血。血液长期在子宫里会穿透子宫肌层浸入浆膜层，造成子宫胎盘卒中，整个子宫都会变成青紫色。

　　这些情况孕妇要特别注意，突然发生的持续性腹痛、腰酸、腰痛；程度因剥离面大小及胎盘积血多少而不同，一般积血越多疼痛越剧烈。

　　温馨提示：孕妇在孕7个月左右会有假性宫缩出现，假性宫缩发生时孕妇也会感觉肚子突然变硬，一般不会腹痛，持续时间也比较短，一般走一会儿或休息片刻甚至更换体位后都会恢复，孕妇要注意与胎盘早剥进行区分哦。

4. 孕妇发生胎盘早剥，应如何治疗？

　　（1）纠正休克：情况危重、处于休克状态者，应积极补充血容量，纠正休克，尽快改善孕妇全身状况。

　　（2）及时终止妊娠：胎儿未娩出前，胎盘可能继续剥离，难以控制出血，持续时间越长，病情越严重，并发凝血功能障碍等合并症的可能性也越大。因此，一旦确诊，必须立即终止妊娠。

　　（3）防止产后出血：胎盘早剥产妇容易发生产后出血，故分娩后医生会应用子宫收缩剂如缩宫素、麦角新碱等，并按摩子宫。严密观察子宫收缩及阴道流血情况。

　　（4）预防肾功能衰竭：在处理过程中，随时注意尿量。若每小时尿量少于30 mL，应及时补充血容量；少于17 mL或无尿时，在补充血容量的同时，给予药物治疗，如呋塞米20~40 mg静脉推注。

（王赛、赵文）

第四节　胎膜早破

　　案例：孕33周的张女士，晚上睡梦中突然感觉一股热流涌出。开灯一看，阴道流出的液体打湿了一片床单。张女士和老公连夜赶来医院，医生告知她发生了胎膜早破，需要住院治疗。张女士既紧张又疑惑，她不知道该怎么办了……

1. 什么是胎膜早破？

　　胎膜早破（prelabor rupture of membranes，PROM）是指正常情况下，孕妇的胎膜破裂、羊水从阴道流出，这在孕妇临产后、宫口快开全的时候自然发生。在临产前胎膜自然破裂称为胎膜早破（图5-3）。孕龄<37孕周的胎膜早破称为未足月胎膜早破。胎膜早破是围生期最常见的并发症，可导致早产率升高，围生儿病死率增加，宫内感染率及产褥感染率均升高。胎膜早破发生的孕周越小，围产儿预后越差。

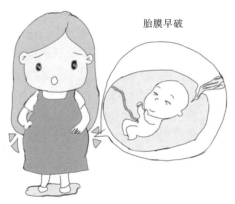

图5-3　胎膜早破

2. 为什么会发生胎膜早破?

足月胎膜早破发生率为8%,单胎妊娠未足月胎膜早破发生率为2%~4%,双胎妊娠未足月胎膜早破发生率为7%~20%。导致胎膜早破的原因很多,往往是多因素相互作用的结果。

(1)感染:感染和胎膜早破互为因果关系,并且感染是胎膜早破的最重要原因。常见病原体如衣原体、B族链球菌、厌氧菌、淋病奈瑟菌等。病原体可上行侵袭宫颈内口的胎膜,使胎膜局部张力下降,导致胎膜早破。羊膜腔穿刺不当、人工剥膜、妊娠晚期性生活频繁刺激、撞击腹部等,均有可能引起胎膜早破。

(2)胎膜发育不良:除胎膜本身因素外,孕早期孕妇维生素C缺乏、铜缺乏以及孕妇吸烟等因素与胎膜发育不良有关,使得胎膜抗张力能力下降。

(3)胎膜受力不均:子宫颈功能不全主要表现在宫颈(内口松弛),前羊水囊容易嵌入宫颈内,使得该处羊水囊受压不均,且接近阴道易于感染,造成胎膜破裂。宫腔内压力不均常见于头盆不称和胎位异常(臀位、横位),头盆不称等可使胎儿先露部不能与骨盆入口衔接,盆腔空虚使前羊膜囊所受力不均,引起胎膜早破。

(4)宫腔内压力升高:宫腔内压力过大常见于双胎妊娠、羊水过多、剧烈咳嗽和排便困难等。

(5)创伤和机械性刺激:主要分为医源性和非医源性两类。非医源性常见的是妊娠晚期的性交活动;医源性的包括羊膜腔穿刺、反复阴道检查和剥膜引产等。

足月胎膜早破多与妊娠晚期生理性宫缩所致的胎膜薄弱有关。未足月胎膜早破更多是由于亚临床绒毛膜羊膜炎所致(反复发生未足月胎膜早破与胎膜本身的发育异常有关)。

3. 在家发生胎膜早破了,该如何应对?

一旦确认孕妇发生胎膜早破,产妇及家人都不要过于慌张。为了防止胎儿的脐带脱垂,正确的做法是立即让孕妇保持平躺,并且用枕头或者衣服把臀部抬高。同时保持外阴干净卫生,孕妇可以在外阴垫上一片干净的卫生巾,吸收羊水,及时更换,可降低感染的风险。孕妇要避免直立站位,更不能下床洗澡。注意胎动情况,立即拨打120电话或由家人尽快护送就医。

4. 胎膜早破对孕妇和胎儿有什么影响?

(1)感染与胎膜早破互为因果关系,羊膜腔、子宫颈和胎盘胎膜的感染可以导致胎膜早破,胎膜早破还可以引起感染。胎膜早破引起的感染指胎膜破裂后,寄生于子宫颈管和阴道的致病菌上行通过胎膜破裂部位,引起胎儿、妊娠组织(脐带、胎膜和胎盘)、子宫乃至盆腹腔和全身感染。胎儿感染包括新生儿吸入性肺炎、败血症和颅内感染。孕妇感染主要包括分娩前的羊膜腔感染综合征和产后的产褥感染。胎膜早破引起的孕妇和胎儿的感染随潜伏期的延长而增加。胎膜早破所引起的感染可能是新发感染,也可能是原有感染加重或合并新的感染。

(2)胎膜早破引起的脐带异常主要为脐带脱垂和脐带受压。脐带脱垂常见于胎膜早破合并头盆不称的胎位异常、羊水过多等。脐带受压主要是随着羊水不断流出,导致羊水过少;在胎儿静止、胎儿运动和子宫收缩等各种条件下均可导致脐带受压,严重者造成胎儿窘迫。

(3)胎盘早剥:发生胎膜早破后,宫腔压力改变,孕妇容易发生胎盘早剥。

(4)剖宫产率增加:胎膜破裂后羊水减少,致使脐带受压或胎儿窘迫,剖宫率增加。

(5)40%胎膜早破的早产儿的病死率增高,新生儿肺透明膜病是死亡的主要原因。

5. 胎膜早破可以阴道分娩吗?

一般来说,孕妇孕周>35周时胎肺基本成熟;如果出现明显临床感染征象,医生会建议在抗感染同时终止妊娠。如果孕妇自然分娩发动,或经医生评估宫颈成熟,可以经阴道试产分娩。但是对于胎头高浮、胎位异常、宫颈不成熟、有明显羊膜腔感染，且发生胎儿宫内窘迫的，医生会在抗感染的同时建议行剖宫产终止妊娠。

6. 预防胎膜早破有哪些措施？

(1)定期产检：在孕 37 周以前，孕妈应该每个月进行一次产检。进入 37 周后应每周产检 1 次；有高危因素者遵医嘱产检；遇见特殊情况时，随时去医院就诊。

(2)拒绝剧烈活动：孕中期开始，孕妇就要避免剧烈活动，不宜走远路或跑步；生活和工作都不宜过于劳累，每天保持愉快的心情。适当的运动如散步、日常家务一般不会引起胎膜早破。积极预防和治疗生殖道感染。保持大便通畅，避免突然腹压增加。遵医嘱补充足量的微量元素。

(3)减少性生活：孕期性生活应该视孕妇身体情况减少。特别是怀孕最后 2 个月，应禁止性生活，以免刺激子宫造成胎膜早破。

（王赛、赵文）

第五节 羊水量异常

案例： 张女士，32 岁，自然怀孕。近一周发现腹部增长过快，睡觉时感到呼吸困难，不能平躺。来到医院就诊，自诉平常没有规律产前检查，口服葡萄糖耐量试验没有做。B 超检查、唐氏筛查正常，未见报告单。门诊就诊常规 B 超检查，发现羊水量增多。口服葡萄糖耐量试验报告：空腹血糖及服糖后 1 小时、2 小时的血糖值分别为 6.0 mmol/L、12.0 mmol/L、9.5 mmol/L。经过检查诊断为：宫内孕 24 周，单活胎，羊水量增多，妊娠合并糖尿病。羊水是怎么产生的？为什么需要羊水？什么是羊水量异常？羊水量异常与哪些因素有关？

1. 羊水量异常有哪些？B 型超声诊断标准有哪些？

正常妊娠时，羊水的产生与吸收处于动态平衡。若羊水产生和吸收失衡，将导致羊水量异常。羊水量异常不但可以预示潜在的母胎并发症及合并症，也可直接危害围产儿安全。羊水量的异常包括羊水过多和羊水过少。

(1)羊水过多：妊娠期间羊水量超过 2000 mL，称为羊水过多(polyhydramnios)，发生率为 0.5%~1%。羊水量在数日内急剧增多，称为急性羊水过多；在数周内缓慢增多，称为慢性羊水过多。超声诊断羊水过多的标准有：①羊水最大暗区垂直深度(amniotic fluid volume，AFV)≥8 cm 诊断为羊水过多，其中 AFV 8~11 cm 为轻度羊水过多，AFV12~15 cm 为中度羊水过多，AFV>15 cm 为重度羊水过多；②羊水指数(amniotic fluid index，AFI)：AFV≥25 cm 诊断为羊水过多，其中 AFI 25~35 cm 为轻度羊水过多，AFV36~45 cm 为中度羊水过多，AFV>45 cm 为重度羊水过多。有人认为以 AFI 大于该孕周的 3 个标准差或大于第 97.5 百分位为诊断标准较为恰当。

(2)羊水过少：妊娠晚期羊水量少于 300 mL 者，称为羊水过少(oligohy dramnios)，发生率为 0.4%~4%。羊水过少严重影响围产儿预后，羊水量少于 50 mL，围产儿病死率高达 88%。妊娠晚期羊水最大暗区垂直深度(AFV)≤2 cm 为羊水过少，AFV≤1 cm 为严重羊水过少。羊水指数(AFI)≤5 cm 诊断为羊水过少。

2. 羊水量异常对母儿的影响有哪些？

羊水的成分中 98% 是水，另外有少量的有机荷尔蒙、无机盐和脱落的胎儿细胞。在整个妊娠阶段，羊水是维持胎儿生命不可缺少的重要成分。当羊水交换失去平衡，就会出现相应的羊水过多或过少。羊水量的异常会给孕妇和胎儿造成影响，具体如下。

1）羊水过多对孕妇和胎儿的影响。

（1）对孕妇的影响：羊水过多时子宫张力就会增高，会影响孕妇休息使得血压升高，加上宫腔和腹腔压力增加，孕妇可出现类似腹腔间室综合征的表现，严重时可引起孕妇心力衰竭。子宫张力过高时，除了容易发生早产、胎膜早破外，也可发生胎盘早剥。子宫肌纤维过度的伸展还可导致产后子宫收缩乏力，引起产后出血。

（2）对胎儿的影响：胎儿窘迫、胎位异常、早产发生率增加；破膜的时候羊水流出速度过快可导致脐带脱垂；羊水过多的程度越重，围产儿的病死率越高，妊娠中期重度羊水过多的围产儿死亡率超过50%。

2）羊水过少对孕妇和胎儿的影响。

（1）对孕妇的影响：孕妇和胎儿之间的缓冲感较差，胎动时，孕妇反应十分明显；或子宫敏感性增加，容易出现宫缩甚至宫缩时痛感增加导致手术分娩率和引产率均有增加。

（2）对胎儿的影响：当轻度羊水过少时，围产儿病死率增高13倍；重度羊水过少时，围产儿病死率增高47倍。羊水越少围产儿的病死率越高，其死亡原因主要是胎儿缺氧和胎儿结构异常。羊水过少如发生在妊娠早期，胎体与胎膜粘连就会造成的胎儿结构异常，甚至是肢体短缺；如发生在妊娠中、晚期，子宫外压力直接作用在胎儿，引起宫内胎儿肌肉骨骼畸形，如手足畸形、斜颈、曲背等；先天性无肾所致的羊水过少可引起Potter综合征（长内眦赘皮襞、扁平鼻、肺发育不全、耳大位置低、铲形手及弓形腿等），预后极差，多数患儿娩出后即死亡。羊水过少往往伴有胎儿生长受限，甚至出现胎死宫内。羊水过少时，围产儿病死率明显增高。

3. 出现羊水量异常应该如何干预？

（1）羊水偏多时，要关注孕妇在孕期的血糖变化，因为血糖高会出现高糖代谢、渗透性利尿，引起胎儿排尿增多，胎膜渗透性增高，羊水增多。也可排查胎儿结构畸形和胎儿智力的检查是否完善，结果是否正常，等等。羊水偏多时，应积极配合看诊医生，完善相关检查。提示羊水偏多但又没有达到诊断标准时，大多数情况下对孕妇和胎儿没有影响。当羊水量过多，孕妇出现气短、胸闷、无法平卧等症状时，临床上可经腹羊膜腔穿刺术放出适量的羊水，以缓解压迫症状。必要时可利用放出来的羊水测定胎肺成熟度。放羊水时应密切观察孕妇的心率、呼吸、血压变化和监测胎心音，根据情况给予镇静剂和抑制子宫收缩药物，预防早产。必要时3~4周后可再次放出羊水，降低宫腔内压力，缓解压迫症状。进行羊水穿刺前一定要告知孕妇胎膜破裂的风险，羊水量多，羊膜腔张力过高，穿刺可能导致胎膜破裂而引起难免流产。

孕妇自觉症状轻者，平常注意休息，采取侧卧位以改善子宫胎盘循环，必要时给予镇静剂。孕妇加强产检次数，每周复查B超了解羊水指数及胎儿宫内生长情况。自觉症状严重，妊娠≥34周，胎肺已成熟者，可终止妊娠；胎肺未成熟者，可给予地塞米松促进胎肺成熟治疗后再考虑终止妊娠。自然分娩时应警惕胎盘早剥和脐带脱垂的发生。若破膜后子宫收缩乏力，可静脉滴注缩宫素加强宫缩，密切观察产程进展。胎儿娩出后及时应用宫缩剂，预防产后出血的发生。

（2）面对羊水过少时，可以让孕妇多饮水，短时间大量饮水能增加羊水量，补水效果优于静脉补液，孕妇通过饮水还可以降低母体血浆渗透液压，同时也有利于液体进入胎儿和羊膜腔。对于持续性单纯羊水过少，建议在妊娠36周至37+6周终止妊娠，在36周之前根据孕周和母胎情况进行个体化处理。

4. "羊水不够，喝水来凑"能靠谱吗？

胎儿在母体子宫内，在子宫的羊膜腔里，类似360°豪华海景房，房内有适量的羊水。通常羊水量在300~2000 mL之间，当羊水低于正常值时，孕妇一般不会有明显的不适感，一般孕妇在产检B

超时发现，有的可能会随着孕周的增加，但腹围没有增加时才发现。有时候胎动感觉比以前明显，一次胎动会引起明显的疼痛，这是由于失去羊水的缓冲作用。那当羊水过少时，多喝水有作用吗？其实快速饮水能促进孕妇体内血液循环，间接的子宫胎盘循环也会增加，这样能达到增加羊水量的目的。

（李丽慧、赵文）

第六节　脐带异常

案例：张女士，32 岁，自然怀孕，妊娠期间定期产检。在孕 36 周时 B 超提示脐带绕颈一周，余未发现异常。现宫内孕 40 周，LOA，单活胎，已经临产，宫口开大 5 cm，胎心音出现早期减速。张女士及家属情绪紧张，担心胎儿的安危，要求剖宫产。脐带是什么？它具有什么样的作用？脐带异常时怎么处理？

1. 脐带的自述

脐带是连接胎儿与胎盘的桥梁，是由胚胎发育过程中的体蒂发展而来；形状呈条索状，常呈弯曲状态；正常的包含 2 根脐动脉和 1 根脐静脉，脐血管的周围被含水量丰富的胚外中胚层的胶样组织包裹，称为华通氏胶，具有保护脐血管的作用。脐带的一端附着在胎盘的子面，另一端连接在胎儿腹壁脐轮。在胎儿娩出后，常用气门芯、脐带夹、血管钳在距脐带根部 0.5 cm 处剪断脐带。足月妊娠的胎儿脐带正常长 30~100 cm，平均约为 55 cm，直径为 0.8~2.0 cm。

2. 脐带的作用是什么？

胎儿通过脐带与母体相连，通过脐带血液循环与母体进行气体交换、营养代谢和代谢产物交换如果脐带受压，血流就会受阻，导致胎儿宫内缺氧，甚至危及胎儿的生命。故脐带对维持胎儿的生命及生长发育起着重要作用。

3. 如何发现脐带异常？

产前检查的 B 型超声检查能诊断脐带异常中的大部分。因为脐带常呈弯曲状态，B 型超声检查无法常规测量脐带长度，而且脐带长度的异常在孕期没有特殊表现，当脐带过短影响胎头下降或产后测量脐带长度时才能发现脐带长度的异常。

4. 脐带异常对胎儿的影响有哪些？

若发生缠绕、脐带先露或脱垂、长度异常或打结等脐带异常，可对胎儿造成急性或慢性宫内缺氧，甚至是胎死宫内的危害。一旦发生脐带脱垂，应立即改变孕妇体位，尽快终止妊娠。

5. 解锁胎儿在宫内技能——玩转脐带

在妊娠 12 周末，胎儿四肢开始活动。怀孕前 7 个月中，胎儿身体受到外部刺激时，能做出伸展四肢的小动作。这只是大脑无意识的活动，是大脑自然的条件反射。其实胎儿在宫内除了睡觉，还能在孕妇子宫内活动。胎儿是很喜欢玩的，脐带作为连接母儿的桥梁和纽带，也是胎儿在宫内唯一的"玩具"。调皮时抓着脐带把玩，围着脐带转圈圈，有些胎儿可能发生脐带缠绕引起胎儿宫内窘迫。胎儿在孕妇子宫内并不是一张"白纸"，事实上胎儿能做打哈欠、打嗝、皱眉头、吸吮手指、做梦、嘟起小嘴等动作，他还会撒尿、会排便、拥有记忆、感到疼痛等。

6. 被胎儿"玩坏"的脐带——脐带缠绕，发生临床特点有哪些？

脐带异常中最常见的就是脐带缠绕（cord entanglement），即脐带围绕胎儿的四肢、颈部或躯干。其中，以脐带绕颈者居多，占分娩总数的 20% 左右。发生原因与脐带过长、羊水过多、胎儿小及胎动频繁等有关。脐带绕颈对胎儿的影响与脐带缠绕周数、缠绕松紧及脐带长短有关。其临床特点如下。

（1）胎先露部下降受阻：脐带缠绕致使脐带相对变短，影响胎先露部入盆，使产程延长或停滞。

（2）胎儿宫内窘迫：脐带缠绕过紧、脐带周数多会使脐带受到牵拉，或因宫缩使脐带受压，导致胎儿血液循环受阻，致使胎儿宫内缺氧。

（3）胎心率变异：胎儿宫内缺氧时，可出现频繁的变异减速。

（4）彩色多普勒超声检查时，可在胎儿颈部发现脐带血流信号。

（5）超声检查见脐带缠绕处皮肤有明显压迹，脐带缠绕 1 周呈 U 形压迹，内含一小圆形衰减包块，并可见其中小短光条；脐带缠绕 2 周呈 W 形；脐带缠绕 3 周或 3 周以上呈锯齿形，其上为一条衰减带状的回声。

7. 被胎儿"玩坏"的脐带——脐带先露与脐带脱垂，发生的病因有哪些？对母儿的影响有哪些？怎么处理？预防措施有哪些？

脐带先露是指胎膜未破时脐带位于胎先露部前方或一侧（图 5-4）。脐带脱垂是指胎膜破裂时脐带脱出于宫颈口外，降至阴道内甚至露于外阴部。脐带脱垂是脐带异常中最危险的，一旦发生脐带脱垂，应迅速改变孕妇体位，尽快终止妊娠。出现上述情况应高度警惕脐带缠绕，特别是胎心监护出现频繁的变异减速，经吸氧、改变体位不能缓解时，应及时终止妊娠。产前超声诊断为脐带缠绕，在分娩过程中应加强监护，一旦出现胎儿窘迫，及时处理。

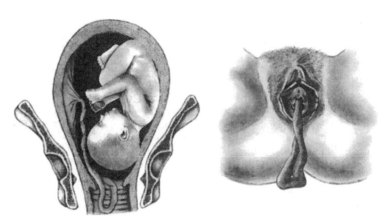

图 5-4 胎儿附属物异常

（注：本图来源于《妇产科学》第 9 版，谢幸、孔北华、段涛主编，人民卫生出版社）

（1）病因：①胎位异常，如臀先露、肩先露、枕后位；②胎头未衔接时，如头盆不称、胎头入盆困难；③脐带过长；④胎儿过小或羊水过多；⑤脐带附着异常及低置胎盘等。

（2）对母儿的影响。

1）对母体影响：增加剖宫产率及手术助产率。

2）对胎儿影响：如果发生在胎膜未破、胎先露部尚未衔接时的脐带先露，宫缩时胎先露部会下降，可能会一过性压迫脐带导致胎心率异常。如果胎先露部已衔接、胎膜已破的产妇，脐带受压于胎先露部与骨盆之间，可能引起胎儿宫内缺氧，甚至胎心音完全消失。临床中以头先露最严重，肩先露最轻。若脐带血液循环阻断超过7~8分钟，可引起胎死宫内。

（3）处理。

1）脐带先露：胎膜未破、经产妇，给予抬高臀部，密切观察胎心率变化，等待胎头衔接，宫口逐渐扩张；胎心监护持续良好者，可以经阴道分娩。初产妇、足先露或肩先露者，应行剖宫产术。

2）脐带脱垂：发现脐带脱垂，胎心尚好，胎儿存活者，应争取尽快娩出胎儿。若宫口开全：胎头已入盆，行产钳术；臀先露行臀牵引术。若宫颈未开全：产妇立即取头低臀高位，将胎先露部上推，应用抑制子宫收缩的药物，以缓解或减轻脐带受压；严密监测胎心，同时尽快行剖宫产术。

（4）预防：定期产检，妊娠晚期及临产后，超声检查有助于尽早发现脐带先露。对临产后胎先露部迟迟不入盆者，尽量不做或少做肛查或阴道检查。

8. 被胎儿"玩坏"的脐带——脐带打结

脐带打结有假结（false knot）和真结（true knot）两种。脐带假结指因脐血管较脐带长，血管卷曲似结，或因脐静脉较脐动脉长形成迂曲似结，通常对胎儿无大危害。脐带真结多先为脐带缠绕胎体，后因胎儿穿过脐带套环而成真结。脐带真结较少见，发生率为1.1%。若脐带真结没有拉紧就无症状，拉紧后胎儿血液循环受阻可致胎死宫内。多数在分娩后确诊。假结的脐带血管绕了一个弯又返回，看似打结，其实血液循环没有完全阻断。而真结不同，结在比较松的时候，血液循环没有完全阻断；但因为胎动或分娩时胎头下降牵拉脐带等情况，结会逐渐拉紧甚至血液循环会完全中断。

9. 被胎儿"玩坏"的脐带——脐带扭转

胎儿在母体子宫内活动时可以使脐带顺其纵轴扭转呈螺旋状，生理性扭转可达6~11周。脐带过分扭转在近胎儿脐轮部变细呈索状坏死，引起血管闭塞或伴血栓形成，胎儿可因血运中断而致死亡。

10. 脐带异常——脐带长度异常

脐带短于30 cm者，称为脐带过短（excessive short cord）。脐带过短在整个妊娠阶段并没有特殊表现，有时候因临产后胎先露部下降，脐带被牵拉过紧，致使胎儿血液循环受阻，从而缺氧出现胎心率异常，严重者发生胎盘早剥。如果胎先露部下降受到阻碍，就会引起产程延长，以第二产程延长居多。经过吸氧等胎儿宫内复苏后胎心率仍无改善者，应立即行剖宫产结束分娩。脐带超过100 cm者，称为脐带过长（excessive long cord）。脐带过长容易造成脐带的绕体、绕颈、打结、脐带受压或脱垂。

11. 脐带绕颈还能顺产吗？

脐带绕颈也是脐带异常的一种，指脐带缠绕在胎儿颈部，是产检中较常见的一种现象。在超声下可见胎儿颈部呈"U"形、"W"形压迹，波浪形，分别代表1周、2周、多周。多数脐带绕颈1~2周，少数3周以上。当胎儿在宫内出现脐带绕颈，有孕妇就开始紧张担心能不能够自然分娩。并非所有的脐带绕颈都必须剖宫产，脐带绕颈有时也是能顺产的，只有部分的孕妇确实因为脐带绕颈不得不选择剖宫产结束妊娠。脐带本身有一定的长度，富有弹性，如果缠在胎儿颈部的脐带不紧且长度足够，可以选择阴道试产。脐带本漂浮在羊水中，胎儿每天都在宫内活动，有时很容易把自己绕进去，但也可以把自己绕出来脐带绕颈有没有危险，与缠绕紧不紧有关。如果缠绕太紧，胎儿在宫内就会出现胎动减少或躁动不安。所以产妇不必太过紧张，但是要自我监测胎动。另外，孕晚期发现脐带绕颈，还同时伴有胎位不正、胎头也没有入盆，则不能通过改变体位的方法纠正胎位，避免胎儿在宫内过分运动，将脐带缠得更紧。

（李丽慧、赵文）

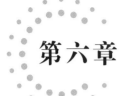

正常分娩

| 第一节　分娩前准备 |

案例：孕妇黄某，31岁。因停经9月余，不规则腹胀腹痛1天，前往医院住院待产。该孕妇及家属应该做好哪些分娩前的准备工作呢？

1. 如何正确识别临产前的信号？

临产前的征兆是宝宝向孕妈妈发出的信号，所以，孕妈妈一定要清楚哪些征兆可能预示着不久将临产。

（1）胎儿的下降感：大多数孕妈妈在临产前会感觉上腹部的压迫感减轻，进食量增加，呼吸也变得顺畅很多；同时，孕妈妈还会出现尿频的感觉。这都是因为胎儿的先露部位下降进入了骨盆入口，使宫底下降。

（2）见红：由于宫颈内口的胎膜与该处的子宫壁分离，毛细血管破裂后会产生有黏性的血性分泌物，呈粉红或暗红色。如果出血量少，无须入院，在家中观察即可，一般见红后24~48小时内开始阵痛。如果阴道流血量超过平时月经量最多的时候，就应立即就医入院，配合医生做其他相关检查。

（3）阵痛："痛"是因为子宫强力的收缩造成暂时性的缺氧而引发疼痛因子的释放，通常孕妈妈的自我感受主要是腰酸、腹痛或背痛。假临产的阵痛，其间歇时间长且不规律，阵痛强度也不会增加。假临产的阵痛常出现在夜间，清晨就消失了，此时的阵痛不适感主要是出现在下腹部。

（4）破水：孕妈妈如果感觉有大量液体从阴道流出，液体无色无味，而且会持续不自主地从阴道流出。此时，即使没有任何宫缩，也应该马上去医院。因为破水后有感染的风险。建议卧躺，抬高臀部，入院待产。

2. 分娩前孕妈妈应保持怎样的心理状态？

分娩是女性生命中特殊的生理过程，孕妈妈对分娩会不同程度地出现一些恐惧心理。这种不良的心理状态不仅会影响孕妈妈临产前的睡眠和饮食，而且也很容易产生心理上的应激反应。这些恐惧或紧张的情绪很容易导致子宫收缩乏力，胎头下降受阻，甚至出现胎儿窘迫等不良现象。大量临床数据证实：妊娠及分娩时期的精神状态是影响分娩发动时间、产程进展及分娩方式的重要因素。那么，如何让身体很快地进入待产的"最佳状态"呢？

（1）学习孕期相关知识：在孕期应尽可能多了解怀孕给身体带来的变化，了解胎儿的发育过程。可以参加医院组织的孕妇学习，如果产检医院有"模拟产房"这样的孕妇学校课程，建议孕妈妈参与模拟；也可以与朋友、家人共同探讨有关怀孕的话题；还可以读有关书籍，看相关的视频。

（2）享受孕期：享受生命中这一特殊时期，相信自己可以平安渡过这一特殊时期。孕期可以练习呼吸、冥想，可以学习孕妇瑜伽。这一系列的练习都可以帮助孕妈妈保持良好的心理状态，以一种更加积极向上的心态去面对孕期遇到的各类问题。

（3）保证良好的睡眠：对于孕妈妈而言，睡眠的时间和质量相当重要。如果睡眠质量差，会让孕妈妈出现烦躁、易怒等不适。每天保证充足的睡眠，使其保持充沛的精神状态，才能完成产时艰巨的任务。香蕉、牛奶、蜂蜜等食物都能促进睡眠。

3. 分娩前孕妈妈还能活动吗?

分娩前应根据产妇具体情况及产程进展阶段，动、静结合。在保证充足休息的同时也要适当的活动，利用宫缩间歇期休息、节省体力，切忌烦躁不安消耗精力。适当的活动有利于胎头的下降，促进子宫收缩，对自然分娩有所帮助。

孕妈妈有以下情况时，应根据医生意见卧床休息：出现胎头未入盆早破水，为了防止站立时脐带脱垂；分娩前出现多于月经量的阴道流血；有严重的妊娠合并心脏病；有头晕、眼花、胸闷气短等不适症状。

4. 胎儿入盆后多久会生?

胎儿入盆是分娩的前奏，入盆后意味着即将分娩。那么胎儿入盆后多久会生呢？其实这个时间因人而异。正常情况下，胎儿会在孕 36 周后到分娩前这段时间入盆，部分初产妇在预产期前 1～2 周胎头入盆，经产妇会在临产后胎头入盆。如果孕妈妈已临产，胎头仍未入盆，医生则应充分评估头盆关系。

5. 分娩需要多长时间?

有数据表明，初产妇平均花费大约 12 小时，经产妇平均时长为 8.5 小时。但存在个体差异，故分娩时间也因人而异。不过在一个相对熟悉的环境中，在信赖的家属的全程陪伴下分娩，一定会加速产程的进展。

6. 分娩前该吃什么才有力气分娩?

分娩前补充能量是必不可少的一部分，那该准备些什么吃的才能有力气地自然分娩呢？生产是一项耗体力的过程，孕妈妈的身体和精神都需要经历巨大的能量消耗。分娩前的饮食尤为重要，饮食安排妥当，分娩就会轻松多了。一定不能因为宫缩而不愿进食，只有身体有了足够的能量，才有充足的力气分娩，以最佳的状态与宝宝见面。

（1）第一产程饮食要点：这个阶段耗时长，是补充体能的最佳时期。产妇应选择宫缩间歇期尽量正常饮食。家人们应采取多样化饮食，保证饮食均衡，可以摄入一些清淡且营养丰富的半流质饮食，如粥、鸡蛋羹、面食等。对于呕吐严重无法正常进食的产妇而言，医护人员应给予静脉输液为其补充能量。

（2）第二产程饮食要点：进入第二产程时，由于剧烈疼痛的频繁来袭，增加了产妇的身体消耗量。此时，大多数产妇不愿进食。这时可以补充一些功能性饮料来提神，进食一些高能量、易消化的食物来补充体力，如士力架、巧克力等。

（3）第三产程饮食要点：此阶段应禁食生冷辛辣的食物。可以进食一些高热量、易消化的食物，如巧克力、蛋糕、米汤、粥等食物。这样可更快速度地提供能量。

7. 分娩时家属全程陪伴，谁才是最佳选择？

选择一个孕妈妈觉得最信赖的人。有些人认为应该是丈夫，因为丈夫的全程陪伴可以增进夫妻之间的感情，也可以共同见证爱情结晶诞生的全过程。但是，如果有一些准爸爸无法承受这些画面，那就让他在产房外面耐心等待吧。还有些人会选择有过生育经验的女性陪伴在身边，如妈妈、婆婆或者闺蜜。因为有了她们的陪伴，孕妈妈不会过分紧张。当然，孕妈妈也可以选择医院提供的专业的导乐师进行导乐服务。这些导乐师一般都是有生育经验和助产经验的助产士，她们会给产妇带来安全感，也可根据自己的工作经验，使孕妈妈们更加配合，缩短分娩过程。

（王琴、赵文）

第二节　分娩镇痛

案例： 孕妇余某，31 岁。因"孕 40 周，单活胎，临产"，于凌晨 1 点入院。入院后床旁可扪及间歇 3~4 分钟，持续 25~30 秒的中等宫缩。助产士消毒行阴道检查：宫颈消失，宫口开大 2 cm，胎膜未破，S-1。产妇疼痛难忍，要求行分娩镇痛。那么，什么是分娩镇痛？其注意事项有哪些呢？

1. 什么是分娩镇痛？

分娩镇痛的方法具有多样性，包括药物镇痛和非药物镇痛(本节主要讲解药物镇痛相关知识)。目前，硬膜外分娩镇痛是最有效的一种分娩镇痛方法，在世界范围内得到了广泛开展。该镇痛方式通常经硬膜外腔穿刺置入导管，可根据需要经导管补充注射药物。其效果确切、对母婴影响小、不影响产妇自由体位待产。

2. 什么时候可以要求行分娩镇痛？

以往是宫口开大 3 cm 后可行分娩镇痛，后来研究发现，只要确定产程开始，有规律的子宫收缩，宫口开大 1 cm 以上，产妇感觉到一定程度的疼痛感时，便可向助产士提出行分娩镇痛的要求。

3. 分娩镇痛对新生儿是否有影响？

分娩镇痛使用的局部麻醉药和阿片类药物到达胎儿体内的剂量是有限的，几乎不会影响胎盘灌注及胎儿氧供。尤其我国硬膜外分娩镇痛的药物用量和浓度都更为保守，因此，分娩镇痛并不会影响新生儿的 Apgar 评分。

4. 分娩镇痛会导致产后腰痛吗？

有人认为，分娩镇痛会导致产后腰痛，但持续时间不长。疼痛性质多为酸痛、胀痛，休息后症状可减轻，大多数 1~2 周内疼痛感可消失。产后持续数月或数年的腰痛，往往不是分娩镇痛造成的。应考虑与妊娠期身体重心前突，背伸肌处于持续性紧张状态，或肌肉或韧带慢性劳损所致，产后哺乳也容易导致腰痛。因此，产妇在产后应充分休息，如仍觉不适，应及时就医诊治。

5. 分娩镇痛期间是否需要禁食禁饮？

不需要。分娩镇痛期间限制饮食可能减少胃食管反流和误吸的可能，但分娩镇痛药物剂量小，对胃肠道反应不大，产妇可以进食一些易消化吸收的食物种类。

6. 分娩镇痛真的完全不痛吗?

生产是女性一生中所遇到最剧烈的疼痛,而分娩镇痛是通过注射一定剂量的麻醉药,来减轻产妇在第一产程的痛苦。分娩镇痛不是不痛,只是降低了疼痛感,并不是感受不到疼痛。分娩镇痛的作用是为了尽可能让产妇在第一产程中得到充分休息,为宫口开全积攒体力,让其有足够的力量完成分娩。

7. 剖宫产术后的产妇经阴道分娩时,能否行分娩镇痛?

随着国家"三孩"政策的实施,很多剖宫产术后的产妇试行阴道分娩。有人认为行分娩镇痛可能会掩盖子宫破裂的疼痛症状,医生无法及早判断病情变化。但临床上发现,子宫下段破裂可能不会引起明显疼痛,因此密切观察子宫收缩的协调性、母胎的生命体征才是早期发现子宫破裂的敏感指标。如果是有剖宫产史的产妇要求行分娩镇痛时,应该由产科医师和麻醉医师共同充分评估后在严密观察下实施分娩镇痛。

8. 分娩镇痛有哪些好处?

行分娩镇痛可降低产妇的应激反应;让产妇不再经历疼痛的折磨,减少对分娩时的恐惧和产后的疲倦感;避免胎盘血流减少,改善胎儿氧合状态;减少不必要的耗氧量,防止母婴代谢性酸中毒的发生。

9. 分娩镇痛后可不可以母乳喂养?

由于分娩镇痛药物剂量小,通过胎盘供给很少,而且药物代谢很快,所以对哺乳没有任何影响。剖宫产术中所用麻醉药物是分娩镇痛的几倍,也均可进行哺乳。

(王琴、赵文)

第三节　导乐镇痛

案例:凌晨三点,一位名叫李林的产妇被送到了分娩室。当时产妇宫口开大 3 cm,对疼痛极为敏感,无论医生如何安慰都无济于事。看到产妇痛苦的模样,家属也没有信心,甚至多次提出想剖宫产,免得产妇遭罪。看到产妇和家属期待的目光,助产士凭借多年的经验,认为这种对疼痛耐受力低的产妇,可以选择导乐镇痛分娩。助产士向产妇和家属详细介绍了导乐镇痛分娩:导乐镇痛分娩最大的优势在于它是无创伤的,非药物的无痛分娩,减轻疼痛,全程都有专人陪同⋯⋯听了助产士的介绍,产妇的老公虽然不理解但还是决定试一试导乐镇痛分娩。在助产士的全程陪伴与指导下,李林变得平静了。在短短的 3 小时后顺利生产一名女婴,体重为 3500 克,母女平安。全家人在分娩室门口开心地欢呼着,整个分娩的过程中李林没有撕心裂肺地吼叫,家属没有局促不安。产后李林和家人对助产人员的专业技术与服务态度更是给予了极大地肯定。那么什么是导乐?导乐的优点又有哪些?

1. 什么是导乐?

导乐分娩(Doula)亦称舒适分娩。导乐分娩始于 1996 年的美国,最初是让孕听着音乐生孩子。让产妇放松心情,减轻生产的疼痛。现在的导乐分娩指医护人员和有过生育经历、富有奉献精神和接生经验的女性为产妇提供人性化的服务。整个分娩过程中,"导乐"自始至终在产妇身旁。根据自己的知识和经验，在不同的产程阶段，为产妇提供有效的方法和建议，给予她们积极的鼓励和帮助。配合使用非药物、无创伤的低频神经和肌肉刺激仪（又称分娩镇痛仪），阻断来自子宫底、子宫体和产道的痛感神经传导通路，达到持续、显著的分娩镇痛效果，缓解产妇分娩的痛苦。让她们充满信心，充分发挥自己的能力。没有撕心裂肺般生孩子的场景，产妇可以在舒适、无痛苦、母婴安全的状态下顺利完成分娩过程。

2. "导乐"的优点？

（1）有研究表明，通过对分娩产妇使用导乐分娩护理模式能有效改善其心态，缓解分娩疼痛，大大减少产妇焦虑；缩短产程时长；促进产妇因为恐惧分娩疼痛而造成的剖宫产，对母婴健康具有积极作用，具有良好的临床应用效果。

（2）整个分娩过程中，"导乐"提供生理、心理、信息及适宜技术支持，帮助产妇及家属了解分娩进展，解释和分析利弊信息。

（3）根据产妇个体差异化需求，提供一对一个性化全程陪伴服务，树立自然分娩信心，让产妇安心舒适地度过产程。

（4）减少因产妇的疼痛造成痉挛，发生胎心异常。

（5）有利于及时有效的实施三早（早接触、早吸吮、早开奶）等优质护理，及时观察新生儿皮肤接触情况，及时接受母乳喂养。

（6）促进自然分娩，通过宫缩的刺激，对新生儿的大脑神经等发育有一定好处。

（王琴、赵文）

| 第四节　分娩过程 |

案例：随着预产期的临近，即将分娩的准妈妈李林在激动之余不免夹杂着一些害怕与担心。听很多同事都说自己在试产的过程中并不顺利，经历了十几个小时的痛，又经历了剖宫产的痛，受了两重罪。可是医生又对李林说她有自然阴道分娩的条件，鼓励她进行试产。她疑惑着，为什么有些人可以顺产，有些人则不能顺产呢？分娩究竟要经历哪些过程？自己又可以做些什么，让分娩过程更加顺利？

1. 什么是分娩？

妊娠满28周（196日）及以上，胎儿及其附属物自临产开始到由母体娩出的全过程，称为分娩。妊娠满28周至不满37足周（196~258日）期间分娩，称为早产。妊娠满37周至不满42足周（259~293日）期间分娩，称为足月产。妊娠满42周（294日）及以上分娩，称为过期产。

2. 生产前的信号？

在孕晚期以后孕妇的身体会出现一些变化，让孕妇接收到胎儿将降生的信号。这种在医学上称为先兆临产。此时准妈妈会开始有些不规则宫缩，宫缩间歇时间比较短，常在晚上出现早上又结束了。紧接着出现胎儿下降感，表明胎头开始入盆。所以孕妇的上腹部会舒服一点，而下腹部因为被挤压到膀胱会出现尿频的情况，并且会见红。有的孕妇可能看到见红会慌，这时请淡定！如果只是少量淡红色的血性黏液那是正常的，见红后一般会在24~48小时内临产；如果出血量太大，甚至比生理期的出血量还大就需要赶紧送往医院。

3. 怎样才是正式临产?

一般临产前产妇会出现规律且逐渐增强的宫缩。开始时宫缩持续时间较短(约30秒)且弱,间歇时间长(5~6分钟)。同时伴随有进行性宫颈管消失、宫口扩张和胎先露下降。出现规律宫缩说明即将分娩,叫上家属带上待产包就可以去医院待产了。

4. 分娩要经历哪些过程?

总产程即分娩全过程。从临产开始至胎儿胎盘完全娩出为止,临床上分为3个产程。

(1)第一产程又称宫颈扩张期,即从临产开始至宫口开全。初产妇宫颈口扩张较慢,需要11~12小时;经产妇宫颈口扩张较快,需要6~8小时。此时产妇要做的就是保持镇静乐观的心态;在宫缩间歇少量多次补充高热量、易消化的食物(例如牛奶、巧克力、鸡蛋、挂面等),并摄入足够的水分;注意休息,保证充沛的精力与体力。如果胎膜未破,可以在待产室外适度行走活动。宫缩疼痛时做一些辅助的减痛动作,并配合拉玛泽呼吸法。胎膜一般会在第一产程破裂,羊水流出。破膜后须立刻卧床,医生也要做记录、听胎心。发现产妇有羊水流出要立刻告知医生!产妇应该2~4小时排尿一次,避免膀胱充盈影响宫缩和胎先露的下降。出现排尿困难应及时告诉医生。

(2)第二产程又称胎儿娩出期,即从宫口开全至胎儿娩出。初产妇需1~2小时;经产妇一般数分钟即可完成,也有长达1小时者。此时子宫颈口已全开,上产床后助产士会指导产妇采取半坐卧位,双手握紧产床两边扶手,大腿尽量张开,双脚在脚踏板上踩实。产房医护人员会调整床头的高度,帮产妇调整到最方便发力的姿势。产妇配合医护人员学会正确的呼吸和用力方法,正确的用力方式是顺利分娩的关键。

①找对用力时机:子宫收缩出现排便感时为应该用力的时候,宫缩间歇时无须用力,需要好好休息,保留体力。

②找对发力部位:主要集中在腹部、骨盆底部、臀部、大腿根部。

③找对用力方向:就像便秘时用力向下排大便一样,使劲朝阴道或肛门方向推挤胎儿。

④将力量用够:产妇双手抓住床边的拉手,先吸一口气,屏气,像排大便那样向下用力,时间越长越好,直到不能再坚持的时候马上吸足第二口气,继续用力。每一次宫缩中有2~3次这样的发力过程,才是有效的。等宫缩过后,立即休息保存体力,可适当补充水分及能量。宫缩消失时,胎头又会稍向后滑进少许。

当胎头的顶部可以看见时,助产士常会告诉产妇不要用力过猛。因为如果胎头娩出太快,产妇阴处的皮肤可能会撕裂,所以产妇要放松,用几秒钟的时间喘口气。如有严重撕裂的危险,或者胎儿处于危急时,产妇将接受会阴切开术。当胎头扩张至阴道口时,产妇会有刺痛感,随之而来的是麻木感。这是阴道组织扩张得很薄时,阻滞了神经的传导所造成的。头部娩出时,婴儿的面部朝下。助产士可能还需要检查脐带,以确保婴儿的颈部没有被脐带缠住。当婴儿头部转向一侧,应将头与两肩保持在一条线上。助产士清洁婴儿的鼻及口腔,需要时应把婴儿呼吸道中的液体吸出。在随后的两次宫缩期间,婴儿的身体会滑出母体。这时婴儿还连着脐带,助产士会处理剪断脐带。此外,助产士会再次清理婴儿的呼吸道,必要时进行新生儿复苏(图6-1)。

(2)第三产程又称胎盘娩出期。从胎儿娩出后至胎盘胎膜娩出,需5~15分钟,不应超过30分钟。历经艰辛痛苦,胎儿已经娩出了,终于与新生儿见面了。最后只需要静静等待胎盘娩出即可。一般情况下胎盘会自行剥离,助产士会协助产妇娩出胎盘(图6-2)。如果胎盘30分钟仍未娩出须行人工剥离胎盘。护士会协助皮肤早接触,早开奶。如有会阴撕裂伤或会阴侧切,在胎盘娩出后须做缝合。产妇应该坚强配合医生,尽快完成。

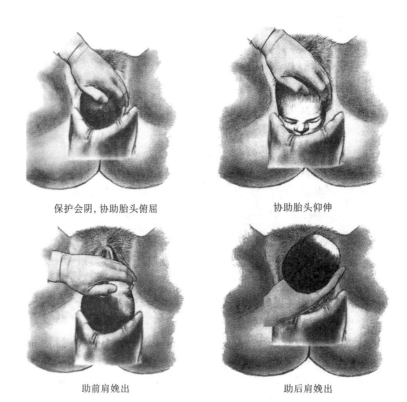

保护会阴，协助胎头俯屈　　　　　　　协助胎头仰伸

助前肩娩出　　　　　　　　　　　助后肩娩出

图6-1　接产步骤

(注：本图来源于《妇产科学》第9版，谢幸、孔北华、段涛主编，人民卫生出版社，第181页)

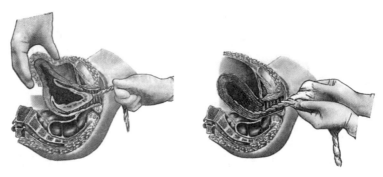

图6-2　协助胎盘胎膜娩出

(注：本图来源于《妇产科学》第9版，谢幸、孔北华、段涛主编，人民卫生出版社，第176页)

在分娩过程中对产妇来说，最重要的就是消除紧张、保持放松。与其担心这个、担心那个，不如多安抚自己，相信自己一定能应对自如。

5. 为什么有的产妇产程进展快，有的则很慢？

分娩能否顺利完成，取决于产力、产道、胎儿、产妇精神及心理这四个基本要素。如果其中一个因素发生异常，其结果往往以剖宫产作为最终解决办法。国际上的研究认为：产妇的精神心理因素对分娩过程影响很大，被认为是第四要素。四个要素中任何一个不正常，都会影响产程顺利进行。只有四个要素相互协调配合，才能顺利完成分娩过程。

（余芳、赵文）

第五节　陪伴分娩

案例：李萍今年36岁，妊娠39周。眼看就要到预产期了，想起自己是高龄初产妇，平时又比较怕痛，对自然分娩没有信心，最近总有些焦虑。当天早晨五点，李萍出现阵痛，于是家人赶紧带她来到医院产科办理了住院。得知准爸妈的焦虑，助产士向她介绍了医院正在开展陪伴分娩项目，李萍的丈夫张先生决定陪她一起进产房。两个小时后，李萍宫缩规律，被送入产房待产室，已经经过简单培训的张先生赶紧更换衣服陪同妻子进了待产室。整个陪伴过程从产妇入待产室开始，到产后观察两小时后结束。在助产士的指导下和张先生的贴心鼓励下，上午八点二十分李萍顺利生下一名男婴。两个小时的观察期过后，张先生和妻儿一起返回了病房。产房助产士说，陪伴分娩的产妇由于整个产程中有丈夫陪伴心态十分放松，自信倍增，产程会格外顺利。同时，陪伴分娩可以让家属不用在产房门口忐忑不安、苦苦等待。用张先生的话说："陪产太好了，太太的辛苦，孩子出生的不易，让我作为一名爸爸更懂得妻子付出的艰辛。以后努力做一个好丈夫、好爸爸。"在没有提前做准备的张先生，一开始觉得自己胜任不了陪产的工作，后来经过培训和助产士的指导，母婴安全健康出生。那么什么是陪伴分娩？准备陪伴分娩前，准爸爸要提前做些什么准备呢？进行陪伴分娩时，准爸爸该做些什么？

1. 什么是陪伴分娩？

陪伴分娩是一种回归自然的分娩方式，指丈夫或家人在医护人员的指导下，陪伴产妇一起生产，并在此过程中鼓励和安慰产妇，使产妇的心情更加放松，增加对分娩的信心和勇气。陪伴分娩主要是对产妇心理上的安慰、精神上的鼓励、体力上的支持，消除产妇恐惧、焦虑的心理。这样可使精力充沛、精神状态良好，主动配合医护人员，产程进展顺利。大量研究表明，陪伴分娩可以降低剖宫产率，减少产程中产科干预率，缩短产程，大大提高顺产率，减少围产儿患病率和产科病率等。因而，陪伴分娩有着深远的临床意义。

2. 准爸爸陪伴时要做些什么？

(1)搀扶准妈妈运动：在阵痛不强烈，羊水未破的时候，准爸爸可以搀扶准妈妈下床走动。这样不仅可以缓解准妈妈的紧张情绪，还有助于子宫口的打开。

(2)为准妈妈提供食物：这个阶段需要耗费很长的时间，在阵痛的间隙，准爸爸(丈夫)把准备好的食物给准妈妈(产妇)补充能量，让她有足够的体力迎接漫长的分娩。

(3)安抚准妈妈的情绪：很多准妈妈在分娩时脾气会变得很暴躁、精神失控、精神消极，这样很不利于分娩。准爸爸要以宽容的心态，在准妈妈耳边耐心地鼓励。随时告诉她生产状况，稳定她的情绪，帮助准妈妈分娩顺利进行；在整个过程中提醒调整呼吸，利用分娩呼吸法帮助准妈妈更顺利地分娩；准爸爸应在分娩前学习分娩呼吸法，在生产时配合助产士指导准妈妈正确呼吸，帮助准妈妈更轻松、快速地娩出宝宝。

(4)帮准妈妈按摩减轻阵痛。

①阵痛初期。每一个准妈妈对疼痛的感知是不一样的，如为臀部后方的疼痛：准妈妈用手抵住墙壁站立，准爸爸用掌缘或将手掌握成拳头状，从准妈妈的裤线按摩至耻骨末端。按摩时准妈妈最好采用腹式呼吸呼气。耻骨上方疼痛：准妈妈屈膝坐下，双手轻轻握住脚腕。准爸爸蹲在准妈妈身后，握住其大腿内侧(靠近膝盖部位)并向后牵引。在牵引过程中，准爸爸不得分开准妈妈的腿，身体不得一同向后移动，而应挺起胸膛，向前用力推准妈妈的背部。

②阵痛中期。松弛按摩，对准妈妈的身体进行按摩，使其身体逐渐放松。轻揉或长时间的抚摸都可以。如果得不到改善，可进行揉捏按摩。

③阵痛后期。骨盆疼痛：准妈妈侧卧，准爸爸在其腰部附近用力抚摸准妈妈臀部后方，按摩时间越长越好。手臂按摩：准妈妈以舒适的姿势躺下，准爸爸握住准妈妈的手臂用力拉伸，轮流按摩双臂，用手指按压准妈妈的胳膊肘回弯处。脚部按摩：准爸爸用力按压准妈妈踝骨上方 5 cm 处，采取与按摩手臂相同的方法按摩此处肌肉。脚掌按摩：对准妈妈的整个脚掌进行按摩。

④引导准妈妈用力：分娩时准爸爸尽量应用非语言的交流技巧，比如准爸爸一个眼神、按摩、擦汗、握手等，耐心陪伴，让准妈妈更有信心用力；同时不断地表扬和鼓励准妈妈，给予她精神上的鼓舞和支持，舒缓准妈妈紧张、痛苦的情绪。分娩时，准妈妈需要耗费非常大的体力，需要及时补充水分。为了不打断生产过程，准爸爸可以用棉花棒蘸上温开水，擦拭准妈妈的双唇；在宫缩间歇时予以进食。

🔲 3.陪伴分娩的作用有哪些?

(1)可以增进家人和夫妻之间的感情：在孕妇最需要鼓励安慰的时候，有自己最亲的家人在场会安心不少。尤其是丈夫的陪伴。如果丈夫目睹妻子分娩的痛苦，会更理解妻子的不容易，让他更加爱惜心疼自己的妻子。

(2)可以增加孕产妇的安全感：产妇在艰难的分娩过程中，除了医务人员提供专业的诊疗护理及服务外，如果有家人在旁边鼓励安慰，会增加安全感。

(3)可以减轻焦虑和恐惧的心理：丈夫陪伴分娩源于20世纪50年代初苏联开创的"精神预防性无痛分娩"。临床观察显示，准妈妈对分娩疼痛的反应强弱与其精神状态密切相关，恐惧、焦虑、疲惫和对自然分娩缺乏信心等都会增强准妈妈对疼痛的反应。分娩时的阵痛为非条件反射的反应，程度不重。然而准妈妈主观对分娩疼痛的担忧及环境中的不良刺激，如身体处于陌生的分娩环境，其他准妈妈的叫喊声，都会使准妈妈对轻微的刺激产生强烈的反应，增强宫缩的疼痛感。许多动物实验和临床观察发现，剧烈疼痛感和紧张情绪能导致血管收缩、胎儿窘迫、宫缩异常，影响产程的正常进行。由丈夫参与陪伴分娩，创造了一种新的家庭式分娩，是更人性化的生产方式。分娩时丈夫陪伴在妻子身边，能带给妻子精神安慰。对准妈妈来说，丈夫在场就是在困难时刻对她的最大帮助，增加了安全感；还可以转移对分娩阵痛的注意力，驱散恐惧心理，使等待的时间容易度过，有助于实现自然分娩。所以，现在越来越多的医院提供了温馨的家庭式分娩环境，鼓励丈夫陪伴分娩。很多孕妇在整个孕期都有不同程度的恐惧和紧张，尤其是分娩前。不良的情绪会导致宫缩乏力，产程延长。若有家人的陪伴，听到熟悉的声音，感受到关爱的抚摸，会减少产妇紧张的情绪，增加自信心和耐力。

(4)可以促进护患沟通：陪伴分娩为产妇提供了全方位和个性化服务。因为产妇和家属都能现场目睹医护人员无微不至的照顾，加强彼此的信任和理解。

🔲 4.谁更适合进行陪伴分娩?

一般鼓励最好由准爸爸陪伴分娩。进入产房后，准妈妈独自面对陌生的环境和宫缩痛，不免产生恐惧与焦虑。此时，如果有个人陪在身边给予安慰，多少会获得一些安全感，让产程进展更顺利。准爸爸在产程中的作用是任何人都无法替代的，有了准爸爸爱的陪伴，会让准妈妈体内的催产素更加"肆无忌惮"地释放，作为产程进展的推动力，起到很大的加快产程的作用，让分娩更加顺利。

🔲 5.哪些准爸爸不宜进行陪伴分娩?

虽然鼓励准爸爸进行陪伴分娩，但是参与陪伴分娩具有一定的前提条件。符合以下任意一条，不可陪伴分娩：

（1）脾气暴躁、容易紧张或者只知埋头玩手机的准爸爸。

（2）有晕血症、心脏病、高血压、近期感冒的准爸爸不宜进行陪产。

（3）因为太过心疼媳妇，要求剖宫产，不配合医护人员工作的准爸爸。

（4）只关心宝宝的准爸爸。

（5）因受到分娩时不可描述的场面的影响，有了心理压力，影响以后的性生活的准爸爸们。

（王琴、赵文）

第六节 袋鼠式护理

案例：李平在当地医院分娩一男婴，本来是一家人的喜事，可是李平却高兴不起来。因为宝宝在胎龄只有29周、体重1530 g的时候便早早地来到了这个多姿多彩的世界，今后很长一段时间都要在暖箱里度过。虽然暖箱很温暖，但宝宝却感受不到爸爸妈妈怀抱的温暖，亲人之间爱的甜蜜。一想到宝宝出生以后就要和她分开，又无法确定宝宝是否安好，李平和家人就非常地焦虑。新生儿科给家人带来了一个好消息：为了能让早产宝宝更好地恢复，同时缓解父母的焦虑心情，让住在暖箱里的早产儿宝宝，有了和父母零距离接触的机会。医生建议李平进行"袋鼠式护理"。虽然不懂什么是袋鼠式护理，但是只要是对宝宝好，可以不用一直和宝宝分开，李平毫不犹豫地答应了。当宝宝在妈妈怀抱里接受"袋鼠式护理"，享受着温暖母爱的那一刻，妈妈如同欣赏一件稀世珍宝一样，内心的喜悦难以形容。在李平的脸上，有难以掩饰的激动、兴奋和幸福。在新生儿科全体医生、护士的全力救治和悉心照顾下，宝宝的病情逐渐稳定。究竟什么是袋鼠式护理？袋鼠式护理是如何进行的？袋鼠式护理真的有那么好吗？

1. 什么是袋鼠式护理?

袋鼠式护理是指早产儿的母（父）亲，以类似袋鼠、无尾熊等有袋动物照顾幼儿的方式，将早产儿直立式地贴在母（父）亲的胸口，提供他（她）所需的温暖及安全感。

这个概念是由哥伦比亚的雷及马丁尼医师于1983年首度提出。当时的哥伦比亚医疗资源极度缺乏，因此有人希望借由母亲的体温来维持早产儿的体温稳定。此举让早产儿不仅体温得以维持，许多的临床问题，如：生命征象稳定、体重增加、睡眠时间延长等，都有显著的改善。这吸引了许多学者的注意，陆陆续续做了相当多的研究，证实它的临床益处。在国内，近年来也有许多学者从事相关研究，并积极推广"袋鼠式护理"于各大医院的新生儿监护病房。

2. 袋鼠式护理的好处有哪些?

（1）可以稳定早产儿的呼吸和心率：早产儿由于脑干神经元功能不成熟，对二氧化碳敏感性降低，以及呼吸肌张力低等因素，容易发生呼吸暂停，并发心动过缓、血氧饱和度下降。袋鼠式护理时，母亲的心跳声、有节奏的呼吸音、温暖的俯卧位，这些在听觉、触觉、前庭觉和热觉系统中提供的温和刺激可对早产儿产生镇静作用，产生和保温箱类似的维持早产儿生命体征平稳的效果。

（2）可维持早产儿体温：早产儿体温调节中枢发育不全，皮下脂肪薄，用于维持体温的棕色脂肪较少，体温调节功能差；相较足月新生儿，早产儿更加依赖于环境温度。实施袋鼠式护理时，婴儿裸露在母亲怀抱中，母婴皮肤接触时，可使母亲体内催产素在短时间内升高。而催产素可使母亲体温上升1~2℃，通过接触不断传递热量给婴儿，减少宝宝体热及水分散失，有效维持婴儿体温。

（3）促进早产儿神经发育：早期通过与母亲的皮肤接触，有益刺激经过皮肤感受器及传入神经到达大脑皮层，降低神经紧张性，以促进神经递质分泌，改善新生儿脑血流量，促进早产儿神经系统突触的形成，以及大脑发育。袋鼠式护理对脑神经突触的积极影响能持续到青春期。

（4）减少早产儿对疼痛的感知：早产儿由于机体代谢及组织器官发育不成熟，疼痛刺激可以导致新生儿出现心血管机能不稳定、代谢耗氧量增加、代谢加快等；远期影响则会造成发育迟缓。实施袋鼠式护理，新生儿可以感受母亲的心跳及呼吸节律的起伏；温柔刺激婴儿本体感受器，如听觉、触觉、温度感受器，从而影响以改变痛觉的传导。

（5）增加早产儿食欲，增长体重，促进睡眠和心理发育：早产儿出生后的一个月内是其生长发育的高峰期。袋鼠式护理通过母婴皮肤接触，刺激新生儿皮肤感受器，经传入神经传入大脑皮层，有利于增加营养性吸收。袋鼠式护理有效缓解新生儿的不安情绪，减少啼哭时间，促进睡眠。早产儿自主活动减少，氧气、热量消耗降到最低，有利于体重增加。

（6）有利于产后母乳喂养建立及维持：提高首次直接哺乳成功率，促进早产儿体格的发育。频繁吸吮乳头可对产妇垂体腺与神经垂体产生持续刺激作用，促进泌乳素释放，保证乳腺管通畅。

3. 袋鼠式护理怎么做？

家长们在无皮肤病的前提下须洗手、清洁身体，保持轻松愉快心情；须穿前开式宽松棉质上衣并移除项链；母亲须脱下胸罩，若有乳汁溢出时，可以用小毛巾擦拭。宝宝的衣物须脱去，穿尿不湿即可。家长们先半躺(约60)在床上或沙发上，父亲或母亲用手臂支托宝宝的臀背部，将孩子抱在怀中。

4. 进行袋鼠式护理时家长需要注意什么？

（1）保持轻松愉快的心情：家长的情绪会影响早产儿。

（2）穿着轻松：穿着前开式、宽松、透气、吸汗的衣物。

（3）保持最佳状态：进行护理前必须洗净身体、上厕所、喝水，避免自己的需求打断宝宝的睡眠时间。

（4）生病时暂停进行：家长若感冒、发烧，或者有肠胃不适等感染症状，必须停暂停袋鼠式护理，以免传染给宝宝。

5. 袋鼠式护理开始的时间？

袋鼠式护理开始的时间见表6-1。

表6-1　袋鼠式护理开始的时间

出生体重/g	孕周/周	开始时间
大于1800	30~34	如无特殊情况出生后即可开始
1200~1799	28~32	一般需要一周或者更多的时间才可开始
小于1200	小于30	需要数周直至病情稳定才可开始

早产儿的孕周和体重越小，其出生后所存在的问题就越多。如早产儿的病情不稳定，应当考虑延后袋鼠式护理的开始时间。

6. 袋鼠式护理的姿势？

皮肤接触是袋鼠式护理的核心内容。在进行袋鼠式护理时，环境温度为24~26℃，湿度为55%~65%。母亲应当去除胸衣，暴露胸腹部的皮肤，可穿开衫的舒适衣物保暖。宝宝除包裹尿片外，应保持其他部位皮肤暴露，可戴帽子进行保暖。宝宝应放置在母亲两乳头中间位置，取"蛙形"

姿势，与母亲胸贴胸的直立俯卧位，头偏向一侧。宝宝放置好后使用包被或大毛巾沿宝宝耳垂将宝宝包裹在母亲身上。指导母亲注意观察并调整宝宝颈部姿势，防止颈部过仰或屈曲，以免影响宝宝呼吸。

在进行袋鼠式护理时，要密切注意包裹覆盖，不要忽冷忽热，温差太大。尤其是爸爸进行袋鼠式护理时，动作要轻柔。

7. 袋鼠式护理的时长和期限？

频繁改变环境会增加新生儿的压力，首次袋鼠式护理的持续时间应至少60分钟，其后可逐渐增加袋鼠式护理的持续时间，直到全天20小时以上的袋鼠式护理。如条件有限，仅能进行间歇性的袋鼠式护理，则每次的持续时间应在60分钟以上。袋鼠式护理可一直做到宝宝纠正胎龄40周或新生儿体重达到2500 g时。这时的宝宝基本已经没有了袋鼠式护理的需要。进行袋鼠式护理时宝宝可能会表现烦躁、哭闹，或把四肢伸出包裹外等反应。

（尹丽红、赵文）

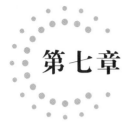

第七章

分娩期并发症

| 第一节 产后出血 |

案例：张女士，32 岁，因宫内妊娠 39 周，阴道流液 1 小时入院；入院后 24 小时因未出现宫缩，予缩宫素催产；在会阴侧切术下顺利娩出一男活婴，体重约 4000 g，身长 53 cm，Apgar 评分 1 分钟和 5 分钟评分均为 10 分。5 分钟后胎盘自然剥离，检查胎盘胎膜完整；随后阴道出现大量出血，色鲜红，伴血块，持续性，共计 800 mL；立刻给予宫缩剂促进子宫收缩，子宫收缩欠佳，宫底平脐，阴道鲜血仍呈喷流状。阴道检查：宫颈 4 点处有长约 3 cm 的裂伤、有活动性出血，阴道侧切伤口未见明显延伸。该产妇发生了产后出血，请问发生产后出血的原因有哪些？怎样预防产后出血？

1. 产后子宫是怎么通过收缩止血的？

子宫肌层是由大量的平滑肌、少量的弹性纤维和胶原纤维组成，分为三层。内层肌纤维环形排列；外层肌纤维纵行排列；中层肌纤维交叉排列，在血管周围呈 "8" 字形围绕着血管，收缩时可机械性地压迫血管，从而有效地制止子宫出血。

2. 什么是产后出血？

胎儿娩出后 24 小时内经阴道分娩者出血量超过 500 mL，或剖宫产者出血量超过 1000 mL 的称产后出血。产后出血是分娩的严重并发症，是产妇死亡的首位原因。少数严重病例，虽抢救成功，但可出现垂体功能减退即席汉氏综合征。产后出血发生在 2 小时内者占 80% 以上，发生率为 5%～10%；分娩 24 小时以后至产后 6 周内生殖道大出血者为晚期产后出血。发生率为 0.5%～2%。

3. 什么原因会导致产后出血？

产后出血的原因以子宫收缩乏力、胎盘因素、软产道损伤及凝血功能障碍四类常见，可由单一因素导致，也可多种因素并存。

（1）子宫收缩乏力。

子宫收缩乏力占产后出血的 70%～80%。正常情况下，胎盘娩出后，子宫肌纤维收缩与缩复使宫壁上的胎盘剥离面迅速缩小；子宫平滑肌肌束间的血管受压闭合，血窦关闭，血栓形成，出血迅速减少。所以，任何影响子宫肌收缩、缩复功能的因素，都可以导致出现子宫收缩乏力性出血。

影响子宫收缩、缩复功能的因素有：

1）全身性因素。产妇对分娩过分恐惧，精神过度紧张；产程过长造成产妇极度疲劳。此外，产妇体质虚弱、高龄、肥胖、患有全身性疾病，或过多地使用麻醉剂、镇静剂、子宫收缩抑制剂均可引起。

2）局部性因素。巨大胎儿、双胎或多胎妊娠、羊水过多等引起子宫肌纤维过度伸展；剖宫产术后、子宫肌瘤剔除术后、多次妊娠分娩致子宫肌肌壁损伤；妊娠期高血压疾病或重度贫血、宫腔感染致子宫肌层水肿渗血；子宫肌瘤、子宫发育异常等致子宫肌纤维发育不良；前置胎盘附着的子宫下段收缩不良；胎盘早剥而使子宫肌层有渗血；以上均可影响子宫的收缩、缩复。

（2）胎盘因素。

胎儿娩出后15分钟内胎盘大多能排出，如果超过30分钟仍然不能排出，则会导致胎盘剥离面的血窦不能正常关闭，导致出血。胎盘滞留、胎盘粘连或植入及部分胎盘、胎膜残留均可影响宫缩，造成产后出血。

影响胎盘正常剥离与娩出的因素有：

①胎儿娩出后过早或过重按摩子宫，促使胎盘娩出，干扰了子宫的正常收缩和缩复，致使胎盘部分剥离，剥离面血窦开放而出血不止。

②宫缩乏力或因膀胱充盈压迫子宫下段，胎盘虽已剥离却滞留于宫腔，影响子宫收缩止血。

③宫缩剂使用不当或粗暴按摩子宫，刺激子宫产生痉挛性宫缩；宫颈内口肌纤维形成收缩环，将剥离的胎盘嵌顿于宫腔内，妨碍正常宫缩引起出血；血块多聚于子宫腔内，呈隐性出血。

④子宫内膜慢性炎症或人流、剖宫产等手术损伤导致蜕膜发育不全，或因胎盘附着面广，均可造成胎盘与宫壁粘连。甚至胎盘绒毛侵入子宫肌层，形成植入性胎盘。部分性粘连或植入者其余部分可剥离，剥离的胎盘影响宫缩导致出血。

⑤挤压子宫、牵拉脐带，或胎盘发育异常，使胎盘胎膜残留，影响宫缩导致出血。

（3）软产道损伤。

包括会阴、阴道、宫颈，严重裂伤者可达阴道穹窿、子宫下段甚至盆壁，导致腹膜后或阔韧带血肿甚至子宫破裂出血。软产道撕裂是导致阴道分娩出血的重要因素。

分娩过程中的软产道裂伤，尤其是未及时发现者，可导致产后出血。软产道裂伤常见的原因有：

①外阴水肿，外阴组织弹性差。

②产程进展过快，软产道未经充分扩张。

③软产道静脉曲张。

④巨大儿分娩。

⑤阴道手术助产。

⑥会阴切口缝合时止血不彻底，宫颈、阴道穹窿部裂伤未及时发现。

（4）凝血功能障碍。

任何原发或继发的凝血功能障碍都可导致产后出血。产科情况如胎盘早剥、羊水栓塞、死胎、重度子痫前期等引起的继发性凝血功能障碍。原发性血液疾病如血小板减少症、白血病、再生障碍性贫血或肝脏疾病等引起。

4. 怎么预防产后出血？

（1）加强妇女保健。

凡有血液或其他疾病不宜妊娠者，劝其避孕或实行人工流产。

（2）加强产前保健。

产前积极治疗基础疾病，纠正凝血功能障碍。孕中期开始服用小剂量铁剂，预防孕期贫血发生，分娩前积极纠正贫血。严格控制血压、血糖，对营养及体重的管理应更加精准，体重过轻者应加强营养，适度增重，增加产妇血容量。充分认识产后出血的高危因素，高危孕妇建议提前入院，尤其是凶险性前置胎盘、胎盘植入者应于分娩前转诊到有输血和抢救条件的医院分娩。

（3）提供积极的心理支持。

为孕产妇提供积极的心理和情感支持，健康宣教。孕妇学校等为孕妇提供分娩相关知识，使产妇感到舒适、安全，树立分娩信心。

（4）加强产前检查。

了解产妇的孕产史。对妊娠合并高血压疾病、妊娠合并血液系统疾病及肝脏疾病、贫血、巨大儿、双胎、羊水过多、有产后出血史、难产史、产程过长、产前出血或产程进展缓慢已有宫缩乏力者，均应积极做好防治产后出血的准备工作。

（5）加强产程观察。

①第一产程：密切观察产程，预防产程延长。注意产妇的休息、进食与排尿，必要时适当应用镇静剂、输液及导尿。

②第二产程：对于有高危因素的产妇，提前建立静脉通道。在胎头娩出和胎儿肩膀娩出时注意保护会阴，勿让胎儿娩出过速。手术助产时切忌操作粗暴，以免损伤软产道，必要时行会阴切开。

③第三产程：预防性使用宫缩剂，胎肩娩出后立即使用缩宫素。胎盘未剥离前不要过分揉挤子宫或用力牵拉脐带。胎盘娩出后应仔细检查胎盘、胎膜是否完整，以及有无副胎盘、有无产道裂伤及血肿，及时发现问题，认真测量出血量。

④产后2小时：注意阴道流血、会阴伤口、子宫收缩情况，测量生命体征。可间断按摩子宫，及时排空膀胱，以免膀胱膨胀影响宫缩。准确收集、测量产后出血量。鼓励产妇与新生儿进行早接触、早吸吮（早吸吮能反射性地诱发子宫收缩）。这些措施能从一定程度上预防产后出血发生。

（彭媛、柴小山）

| 第二节　羊水栓塞 |

案例：杨女士，36岁，经B超检查为双胎妊娠；孕期规律产前检查，各项指标均在正常范围；现孕36+5周，1小时前感觉阴道有液体流出，无见红，偶尔感觉腹胀。经过检查诊断为：宫内孕36+5周，双胎妊娠，胎膜早破。入院后杨女士突然出现无明显诱因的胸闷气促、烦躁，继而抽搐、昏迷。医生初步怀疑羊水栓塞，立即启动羊水栓塞的抢救，做了急诊剖宫产术。经过医生的一系列处理，最终，杨女士转危为安，母子平安。

1. 什么是羊水栓塞?

羊水及其中的有形成分（角化上皮、胎儿毳毛、胎粪、胎脂）进入母体血液循环，引起急性肺栓塞、肺动脉高压、过敏性休克、弥散性血管内凝血（DIC）及多器官功能衰竭等一系列症状的综合征，称为羊水栓塞。70%发生在阴道分娩时，19%发生在剖宫产时。大多发生在分娩前2小时至产后30分钟之间，极少发生在妊娠早、中期引产或羊膜腔穿刺术中。当生娃遇上羊水栓塞，无论是对产妇，还是对医生，都是一场惊心动魄的考验。

2. 什么原因容易导致羊水栓塞?

高龄初产（35岁以上）、经产妇、胎膜早破、前置胎盘、剖宫产、羊水过多、多胎妊娠、宫颈裂伤、子宫破裂、子宫收缩过强、急产等可能是羊水栓塞的诱发因素。

（1）分娩过程中血窦的开放，宫颈口扩张引起宫颈黏膜损伤处有开放的静脉或血窦；各种原因引起的子宫、宫颈静脉或胎盘附着部位的血窦有裂口存在(如宫颈裂伤、子宫破裂、剖宫产术、前置胎盘、胎盘早剥等)，羊水可通过破损的血管或胎盘后血窦进入母体血液循环。

(2)临产后羊膜腔内压增高，特别是第二产程子宫收缩时羊膜腔内压力可达 100~175 mmHg。当羊膜腔内压力明显超过静脉压时，羊水有可能被挤入破损的微血管进入母体血液循环。

(3)大部分羊水栓塞发生在胎膜破裂后，羊水可从子宫蜕膜或宫颈管破损处小血管进入母体血液循环；羊膜腔穿刺或钳刮术时子宫壁损伤处静脉窦也可成为羊水进入母体的通道。

3. 出现什么情况时要警惕羊水栓塞的发生？

羊水栓塞既罕见又恐怖，它像一只迅猛的恶兽，可以瞬间内导致产妇死亡。所以早识别、早诊断，早治疗，是挽救产妇的关键。但羊水栓塞不易做到早诊断，故根据临床表现作出初步诊断后，就应立即进行抢救，在抢救的同时进一步检查。

(1)30%~40%的产妇会出现非特异性的前驱症状，如突然的惊叫，有的伴寒战、呛咳，出现胸闷、气促、心慌、烦躁不安、头晕、乏力、恶心、呕吐、麻木、针刺样感觉和濒死感；胎心减速、胎心基线变异消失等；这些前驱症状有助于及时识别羊水栓塞。

(2)心肺功能衰竭和休克，如出现呼吸困难、发绀、抽搐、昏迷、脉搏细数、血氧饱和度下降；血压急剧下降，短时间内进入休克状态；肺底部听诊有湿啰音，严重时，产妇于数分钟内猝死。

(3)凝血功能障碍出现以子宫出血为主的全身出血倾向。产后有大量持续不断的阴道流血，血不凝，即使宫缩良好，流血也不会停止。同时全身有广泛出血倾向，皮肤、黏膜、呼吸道、消化道、泌尿道、切口创面，以及穿刺部位等处广泛出血和出现瘀斑、瘀点。产妇可死于出血性休克。

(4)急性肾衰竭等脏器受损，全身脏器均可受损。除心肺功能衰竭和凝血功能障碍外，中枢神经系统和肾脏是最常见的受损器官。产妇出现少尿、无尿及尿毒症症状。部分产妇在休克和出血控制后，也可因肾功能衰竭而死。

4. 疑似发生羊水栓塞需要做哪些检查？

在作出初步诊断后，临床医生在抢救的同时还会做进一步检查。做血气分析来判断产妇是否存在缺氧、酸碱中毒等及其严重程度；血液检查来判断产妇的凝血功能有无出现异常，是否符合 DIC 的表现，晚期也可有肾功能改变；血型和交叉配血目的是检测产妇血型，以便后续的输血需要；心电图或超声心动图目的是判断产妇心脏功能是否受损及严重程度；床旁胸部 X 线摄片或肺部 CT 目的是判断产妇有无肺栓塞等肺部病变；腔静脉插管取血检查在镜检下发现羊水成分来支持羊水栓塞的诊断。

(柴小山、王琴)

第三节　子宫破裂

案例：张女士，28 岁。头胎剖宫产的二胎妈妈，现妊娠 34+2 周，双胎妊娠，因出现下腹部疼痛入院检查。进行阴道检查提示宫口未开，胎心监护提示有 30 s/2~3 分钟的宫缩，在做胎心监护过程中张女士出现呕吐，烦躁不安，面色苍白，自诉下腹部剧痛难忍。医生按压瘢痕处，压痛明显，测量血压偏低，为 70/50 mmHg。考虑子宫破裂，予以宫缩抑制剂，在全身麻醉下行急诊剖宫产。术中见腹腔内大量积血块及暗红色血液，量约 1500 mL；子宫体全层裂开，破裂口约长 12 cm。术后两个宝宝转入新生儿科，张女士生命体征平稳。

1. 什么是子宫破裂?

子宫是孕育生命的摇篮,它就像"胎儿宫殿",是我们在这个世界上第一个温暖的家。随着剖宫产率的增加及我国人口政策的调整,不少妈妈头胎为剖宫产。所以医生和妈妈们都面临着一个巨大风险因素——瘢痕子宫再次妊娠,严重并发症为子宫破裂。

子宫破裂(rupture of uterus)指在妊娠晚期或分娩期子宫体部或子宫下段发生破裂,是一种直接危及产妇及胎儿生命的严重并发症。子宫破裂的发生率为1:1850~1:3000。妊娠晚期或临产后,由于子宫腔内压力增大,可使肌纤维拉长。正常怀孕情况下,健康的子宫肌纤维伸展性极好,可以让子宫膨大甚至允许双胎居留。当肌纤维的伸展超过极限,纤维发生断裂,就会造成子宫破裂。初产妇子宫破裂一般发生在子宫发育不良、胎儿和骨盆不相称的难产。对于头胎是剖宫产的二胎妈妈来说,子宫破裂多数发生在子宫瘢痕。一旦发生子宫破裂,很可能会导致一尸两命的悲剧发生。

2. 什么原因会导致子宫破裂?

根据子宫破裂原因可以分为自然破裂和损伤性破裂。自然破裂可发生在梗阻性难产导致子宫下段过度延伸而破裂,也可发生在子宫手术后的切口瘢痕处;损伤性破裂是由难产手术操作不规范所致。

(1)子宫手术史(瘢痕子宫)是近年来导致子宫破裂的常见原因,如剖宫产术、子宫肌瘤剔除术、宫角切除术、子宫成形术、子宫穿孔后等在子宫肌壁形成瘢痕,在妊娠晚期或分娩期,宫腔内压力增高及子宫收缩的牵拉可使瘢痕破裂。前次手术后伴感染、切口愈合不良、剖宫产后间隔时间过短而再次妊娠者,妊娠晚期或临产后发生子宫破裂的风险更高。宫体部的瘢痕常在妊娠晚期自发破裂,多为完全性破裂;子宫下段的瘢痕多于临产后发生破裂,多为不完全性破裂。

(2)胎先露部下降受阻常见于骨盆狭窄、头盆不称、软产道梗阻(如宫颈瘢痕、肿瘤或阴道横隔等)、胎位异常、巨大胎儿或胎儿畸形(如连体婴儿等)等。由于胎先露下降受阻,子宫为克服阻力而发生强烈收缩,子宫下段过分伸展变薄发生子宫破裂。

(3)胎儿娩出前缩宫素或其他宫缩剂的剂量、使用方法或应用指征不当,或孕妇对药物敏感性个体差异,导致子宫收缩过强,最终造成子宫破裂。

(4)多发生于不恰当或粗暴的阴道助产手术。宫颈口未开全时行产钳助产、中高位产钳牵引或臀牵引术等可造成宫颈撕裂伤,严重时延及子宫破裂。

(5)其他子宫发育异常或多次宫腔操作等,局部肌层菲薄导致子宫自发破裂。

3. 出现哪些症状时要警惕子宫破裂的发生?

子宫破裂多发生于分娩期,部分发生于妊娠晚期。按其破裂程度,分为完全性破裂和不完全性破裂。子宫破裂的发生通常是渐进的,多数由先兆子宫破裂进展为子宫破裂。胎儿窘迫是最常见的临床表现,大多数子宫破裂有胎心异常。子宫破裂常见的临床表现包括:电子胎心监护(EFM)异常、宫缩间歇仍有严重腹痛、阴道异常出血、血尿、宫缩消失、孕妇心动过速、低血压、晕厥或休克、胎先露异常、腹部轮廓改变等。

(1)先兆子宫破裂常见于产程过长、有梗阻性难产因素的产妇。出现以下情况时,要警惕先兆子宫破裂。

①子宫呈强直性或痉挛性过强收缩,产妇烦躁不安,呼吸急促,心率加快,下腹剧痛难忍。

②因胎先露部下降受阻,子宫收缩过强,子宫体部肌肉增厚变短,子宫下段肌肉拉长变薄,在两者间形成环状凹陷,称为病理性缩复环(pathologic retraction ring)。随着产程进展,可见此环状凹陷逐渐上升平脐或脐部以上,压痛明显。

③由于胎先露部使膀胱受压充血,出现排尿困难及血尿。

④因宫缩过强、过频，胎儿供血受阻，胎心率加快或减慢，或者听不清。

（2）子宫破裂。

①不完全性子宫破裂：子宫肌层部分或全层破裂，子宫浆膜层完整，宫腔与腹腔不相通，胎儿及其附属物仍位于宫腔内，称为不完全性子宫破裂。多见于子宫下段剖宫产切口瘢痕破裂，常缺乏先兆破裂症状，仅在不全破裂处有压痛，体征不明显。若破裂口累及两侧子宫血管可导致急性大出血。若破裂发生在子宫侧壁阔韧带两叶之间，形成阔韧带内血肿，多有胎心率异常。可在子宫一侧扪及逐渐增大的包块，有压痛。

②完全性子宫破裂：子宫肌壁全层破裂，宫腔与腹腔相通，称为完全性子宫破裂。常发生于瞬间，产妇突感下腹一阵撕裂样剧痛，子宫收缩骤然停止。腹痛稍缓和后，待羊水、血液进入腹腔刺激腹膜，又出现全腹持续性疼痛，并伴面色苍白、出冷汗、脉搏细数、呼吸急促、血压下降等低血容量休克的表现。全腹压痛明显、有反跳痛，腹壁下可清楚扪及胎体，子宫缩小位于侧方，胎心、胎动消失。阴道检查可见鲜血流出，下降的胎先露部升高甚至消失（胎儿进入腹腔内）。开大的宫颈口缩小，若破口位置较低，部分产妇可扪及子宫下段裂口。上述表现可能继发于先兆子宫破裂的症状之后，但子宫体部瘢痕破裂多为完全性子宫破裂，常无先兆破裂的典型症状。穿透性胎盘植入者发生子宫破裂时，可表现为持续性腹痛，多伴有胎心率异常，易误诊为其他急腹症或先兆临产。

4. 可以根据哪些检查来诊断子宫破裂？

典型的子宫破裂根据病史、症状、体征，容易诊断。由于子宫破裂需要临床进行紧急手术，很少有时间进行术前超声评估。若子宫切口瘢痕破裂，症状体征不明显，应结合前次剖宫产史、子宫下段压痛、胎心异常、胎先露部上升，以及宫颈口缩小等综合判断。超声检查能协助确定破口位置及胎儿与子宫的关系。不完全性子宫破裂的超声征象是子宫肌层缺损呈低回声，但浆膜层完整。当出现周围血肿等间接征象时也要怀疑是否有子宫破裂。由于通常须紧急手术，子宫破裂极少经磁共振成像（MRI）发现。但在评估不完全性子宫破裂（特别是产妇近期有剖宫产史）时，MRI发挥越来越大的作用，不仅可直接发现子宫肌层断裂，还可同时观察浆膜层是否完整，有助于与完全性破裂相区别。

5. 怎么预防子宫破裂？

（1）建立健全三级保健网，宣传孕妇保健知识。对既往有子宫手术史、子宫发育不良等高危孕妇进行重点宣教，宣传定期高危门诊检查的必要性。不做没有医学理由的剖宫产，提倡自然阴道分娩；避免多次人工流产，以免子宫内膜多次损伤，致使再次妊娠时由于胎盘种植于子宫的下段而发生子宫破裂；剖宫产手术后孕妈妈，不要在术后很短的时间内再次妊娠，最好要间隔2年以上。

（2）加强产前检查，及早发现头盆不称、胎位异常等影响胎先露下降的因素。如果发现胎位异常，及时配合医生进行纠正，听从医生的建议，提早安排恰当的分娩方式。

（3）有瘢痕子宫、产道异常等子宫破裂高危因素者，应提前住院待产。可在预产期前1~2周提前入院待产，以免突然发生意外。对有剖宫产史的孕妇，应详细了解上次手术情况，如手术指征、手术方式及术中、术后、新生儿情况等。

（4）严格掌握缩宫素、前列腺素等子宫收缩剂的使用指征和方法，避免滥用。应用缩宫素引产时，应严密观察，须有专人守护或监护；按规定稀释为小剂量静脉缓慢滴注，严防发生过强宫缩。

（5）严密观察产程进展，观察宫缩频率及强度，及时发现难产诱因；注意胎心率变化，警惕并尽早发现先兆子宫破裂征象，及时处理。

（6）正确掌握产科手术助产的指征及操作常规，避免手术操作不当造成的损伤。阴道助产术后应仔细检查宫颈及宫腔，及时发现损伤给予修补。

（柴小山、王琴）

第八章

产褥期

| 第一节　母乳喂养 |

案例：李女士，产后7天。因左侧乳房胀痛，母乳量少且宝宝在吸吮过程中左乳房疼痛难忍，来医院哺乳门诊咨询。护士给李女士检查时发现：双侧乳房增大；左乳房外上象限胀痛，有触痛感；右侧乳房无胀痛感；左侧乳头内陷、皲裂，乳汁分泌量较少；右侧乳头正常，乳汁分泌正常。经医生评估后考虑：左侧乳房腺管阻塞、乳头皲裂。

什么是乳房腺管阻塞、乳头皲裂？什么原因引起的腺管阻塞？皲裂？怎么掌握正确的母乳喂养方式？在喂养过程中常见的问题有哪些？怎么解决这些问题？

1. 人乳的特点及意义有哪些？

人类乳汁根据不同时期分为初乳、过渡乳和成熟乳。产后3天内每次哺乳可吸出2~20 mL淡黄色，质稠的初乳；10天之后会逐渐转化为成熟乳，在此期间的为过渡乳，过渡乳和成熟乳呈白色。母乳能给婴儿提供营养，含有蛋白质、糖类、脂类、维生素、水、矿物质与微量元素等；同时还能提供特殊物质：α-乳蛋白、乳铁蛋白、分泌型免疫球蛋白是人乳中三种独有的蛋白质，是特有的免疫因子，分娩后5小时内乳汁中抗体含量最多。溶菌酶和记忆T细胞在出生后1~2岁才形成。

2. 怎么掌握母乳喂养的技巧？

(1)学会识别婴儿的饥饿信号。婴儿早期的饥饿信号：醒来—张嘴—舔嘴巴—伸出舌头。这时若未发现婴儿发出的饥饿信号，婴儿将发出中期饥饿信号：流口水—找奶头—试图吃手。如果妈妈仍未发现婴儿饿了，婴儿就会开始全身运动—踢腿—点头，以此告诉妈妈他饿了。当婴儿已经哭出来的时候，妈妈就应该先安抚情绪激动的婴儿，等到婴儿情绪稳定再进行哺乳。如果妈妈有充足的母乳时，也要让婴儿进行吸吮乳汁。早期识别饥饿信号，可以避免婴儿长时间哭闹，影响吸吮乳汁。

(2)学会正确掌握母乳喂养技巧。婴儿主要吸吮过程使用舌头、上颚和下巴，以及有效的衔乳来进行有效吸吮。①舌头：衔接乳头时，婴儿的舌头前端压在下牙龈线上，舌头蠕动挤压乳房，舌头中段和后段呈波浪状起伏，这样舌头就能控制出奶和吞咽的节奏。②上颚：当婴儿衔乳足够深时，乳晕被硬腭压住，乳头伸向软腭。乳晕被挤压时，乳头被动地向喉咙内喷射乳汁，以便婴儿吞咽。只有当乳头留在硬腭和软腭的交界处时，才不会有痛感或让乳头受伤。③下巴：衔乳时，婴儿的下巴张开，有节奏地和舌头一起运动，刺激乳汁喷出，调整出奶的速度。

（3）正确衔乳。①可以用不对称衔乳，即婴儿的下唇衔接比上唇多。②用乳头逗引婴儿鼻头，让婴儿嘴巴尽量长大。③如果婴儿没有开始吸吮，或妈妈在婴儿衔接乳头后的 15~20 秒内感觉不舒服，则必须撤出乳头重新进行衔接。

（4）C 字形托起乳房。妈妈示指支撑着自己的乳房基底部，手靠在乳房下的胸壁上，大拇指放在乳房的上方；两个手指可以轻轻压住乳房，以改善乳房形态，使婴儿容易含接。妈妈用 C 字形方法托起乳房，用乳头刺激婴儿的口周围，建立觅食反射。当婴儿的嘴巴张得足够大时，再将乳头及大部分乳晕送到婴儿嘴里。妈妈托乳房的手不要太靠近乳头。如果妈妈的乳房大且下垂，用手托住乳房可帮助乳汁流出；如果乳房偏小且高，喂哺时就不需要总托住乳房。C 字形托起乳房示意如图 8-1 所示。

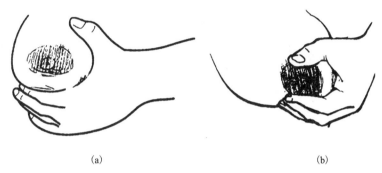

(a)　　　　　　　　　　　　　　　(b)

图 8-1　C 字形托起乳房

（注：本图来源于《母乳喂养培训教程》，王惠珊、曹彬主译，北京大学医学出版社）

（5）抱婴儿的要点。①婴儿的头与身体呈一条直线。②婴儿的脸贴近乳房，鼻子对着乳头。③婴儿身体贴近妈妈，如果是新生儿，妈妈不仅要托住头部和肩部，还要托住臀部(图 8-2)。

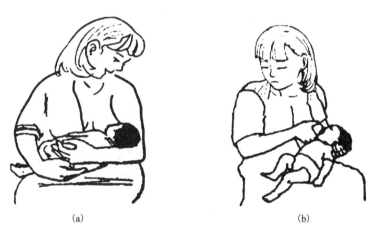

(a)　　　　　　　　　　　　　　　(b)

图 8-2　抱婴儿

（注：本图来源于《母乳喂养培训教程》，王惠珊、曹彬主译，北京大学医学出版社）

（6）哺乳体位。通常采用坐位或卧位。坐位哺乳时椅子高度要合适，把一个软垫或枕头放在妈妈背后增加舒适度。如果椅子太高，可放一个小凳子在妈妈脚下，不要使她的膝盖抬得太高，这样会导致婴儿的鼻子不能对着妈妈的乳头。如果妈妈坐在床上，可将婴儿放在膝上，用枕头托住婴儿的身体。这样不必向前倾着身体喂奶，减少身体不适感。坐位哺乳常用摇篮式、橄榄球式和交叉式。剖宫产术、正常分娩的第一天可采用卧位哺乳，也有妈妈会喜欢常用卧位哺乳。不论妈妈采用何种体位，四个要点都适用。

①摇篮式(图8-3)。妈妈将婴儿抱在怀里,婴儿的头和身体呈一直线。让婴儿的脖子靠近妈妈手肘的弯曲部位,背部贴着妈妈前臂,肚子贴着妈妈的肚子。为了让妈妈的胳膊得到支撑,可以在妈妈胳膊下垫枕头。

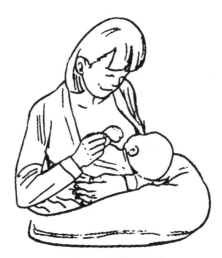

图8-3 摇篮式哺乳

(注:本图来源于《母乳喂养培训教程》,王惠珊、曹彬主译,北京大学医学出版社)

②橄榄球式(图8-4)。妈妈将婴儿放在胳膊下,用枕头托住婴儿的身体和头部,妈妈的手托住婴儿的枕部、颈部和肩部。

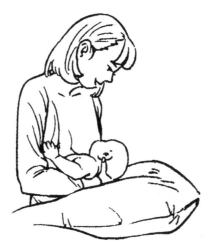

图8-4 交叉式哺乳

(注:本图来源于《母乳喂养培训教程》,王惠珊、曹彬主译,北京大学医学出版社)

③交叉式。妈妈用乳房对侧的胳膊抱住婴儿,用前臂托住婴儿的身体。婴儿的头枕在妈妈的手上,手在婴儿的耳朵或更低一点的水平托住婴儿的头部、颈部和肩部,用枕头帮助托着婴儿的身体。可用乳房同侧的手托起乳房,不要将婴儿的头推向乳房。

④卧位式(图8-5)。妈妈侧卧位躺着,使身体舒适放松。妈妈的头枕在枕头的边缘,一只手臂放在枕头旁。婴儿也要侧卧,头不要枕在妈妈的手臂上。妈妈也不要用手按住婴儿的头部,让婴儿的头能自由活动,避免乳房堵住婴儿的鼻部,引起呼吸不畅。妈妈的另一只手搂住婴儿的臀部。

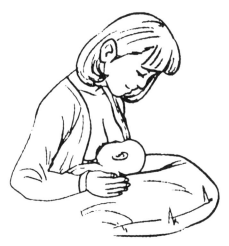

图 8-5　橄榄球式哺乳

（注：本图来源于《母乳喂养培训教程》，王惠珊、曹彬主译，北京大学医学出版社）

3. 母乳喂养中的"雷区"如何避免?

误区（1）：宝宝睡得越香吃得越饱。

睡得好并不是宝宝是吃饱的标志。有文献证实，有时宝宝越是缺乏卡路里，越容易睡觉。尤其会在一些早产儿或低出生体重儿中出现。因宝宝本身睡眠系统发育不完善，很可能会出现没有吃饱但睡得很久的表现。因此，妈妈需要通过观察宝宝的硬性指标。如大小便的次数、体重增长情况等判断宝宝是否吃饱。

误区（2）：新生儿要定时喂养。

频繁的母乳喂养（每隔 1~2 小时）能够帮助妈妈在早期产后尽快建立奶量。据调查发现，纯母乳喂养的宝宝，产后头几天每天的吸吮次数多达 12~15 次。要"注意看宝宝，而不是盯着时钟看"。开始时宝宝吃奶并不是那么规律，不是几点几分定时喂养，妈妈可以根据宝宝发出的吃奶信号，如舔手、咂嘴、嘴巴寻找食物等动作，进行有效哺乳。产后前几周是妈妈与宝宝建立供求关系的重要阶段。根据宝宝的需求进行哺乳，能够帮助建立协调的哺乳关系。

误区（3）：要等到下奶了再开始母乳喂养。

乳汁在孕 16 周左右开始产生。产后随着宝宝不断吸吮刺激乳房，脑垂体会分泌更加多的催乳素和催产素，在这两大激素的帮助下生产和排出乳汁。推迟哺乳时间，将导致乳汁分泌减少、乳房肿胀，干扰妈妈及婴儿的一些本能的行为。妈妈应该在分娩后尽早开始母乳喂养，不要限制哺乳次数、时间，这样可以让乳汁来得更早、更多。

误区（4）：每个妈妈都会出现乳头疼痛。

乳头疼痛的主要原因是宝宝不正确的含接姿势导致。刚开始喂奶时，妈妈可能会感到轻微的疼痛或不适感。这种疼痛一般不会超过 30 秒，不会干扰母乳喂养，也不会持续疼痛，一般不会在两次哺乳间隔时疼痛。所以，乳头疼痛时要寻求专业医生的帮助，寻找原因，对症处理。

误区（5）：吃得越多奶水越好，要多喝汤。

有报道证实，饮食对母乳成分影响较小（除了某些脂肪的种类及一些水溶性维生素）。中国居民膳食指南建议哺乳妈妈每天的摄入量应比孕前增加约一块三明治的热量（500 kcal）。因此哺乳期的妈妈饮食摄入过多不仅不能让乳汁变得更好，还会造成妈妈自身脂肪堆积。同时，并没有证据表明喝汤会增加奶水量。相反，汤中的脂肪可能会增加乳汁中脂肪的含量，从而引起乳腺炎、奶结等哺乳问题。如要喝汤，尽量喝一些脂肪含量较低的鱼汤、蔬菜汤等。

误区（6）：感冒就不能喂奶了。

无论是普通感冒还是流感都是呼吸道的急性疾病，大部分由病毒感染引起。等到妈妈开始出现如：流鼻涕、咳嗽、发烧、腹泻或呕吐等症状时，病毒可能已经通过飞沫或接触等途径传染给宝宝。这时突然停止哺乳并不是正确的选择，因为妈妈的乳汁中可能已经产生抵抗此次病毒的抗体，可以对宝宝起到一定的保护作用。

误区(7)：发烧了就不能喂奶了。

发烧只是一个疾病表现出来的症状，并不是疾病，是机体抵抗感染的机制之一。它甚至有可能会缩短疾病时间，使感染不具备传染性等作用。发烧不会导致乳汁成分变质，因为人体是个不断循环代谢的复杂整体。乳腺中的乳汁在不断经历分泌、排出、重吸收等过程，即使人体体温升高也不会出现乳汁变质的现象。一般由感冒、乳腺炎、肠胃炎引起的发烧都可以继续哺乳，若由水痘传染期、肺结核、艾滋病、肿瘤等引起，则须暂停哺乳。

误区(8)：妈妈服药时就不能喂奶了。

妈妈服用药物并不是断奶的理由，比如绝大部分抗生素都与母乳喂养兼容的，是可以喂奶的。美国儿科协会(American Academy of Pediatrics, AAP)建议妈妈在使用药物时不要轻易断奶。当妈妈使用某种特殊药物时，建议前往母乳喂养门诊咨询，由医生给予专业建议。如要暂停哺乳，要定时挤奶，保持泌乳。

（柴小山、王琴）

第二节　科学地坐月子

案例： 张女士，30 岁，本科学历。6 月份自然分娩后在家坐月子，尽管之前做过充分详细的月子计划，但其母亲让产妇吃无盐、多肉饮食，不让洗澡、洗头等。产妇需要时刻照看刚出生的宝宝，同时还要与母亲斗智斗勇，几天下来，产妇自诉：睡不好，吃不好，奶水也不够，身心疲惫。故由丈夫护送来院，咨询如何科学地坐月子。

1. 为什么叫"坐月子"？

传统的"坐月子"在医学上的叫法是产褥期，而民间俗称的"坐月子"是指宝宝出生后的 30 天。产褥期是指产妇分娩后，一直到全身各器官(除乳腺外)恢复到非妊娠状态的一段时间，一般需要 6 周(42 天)。一般规定的产假就是按产褥期的天数放假。从时间上来讲，产褥期比"月子"的时间要长一些，但并不完全等同于"月子"。"月子"是产褥期的一部分，是产后妈妈重要的休息期，需要安心静养。但月子不是"坐"出来的，科学的产褥期保健应当包括合理饮食、保持个人卫生、身心休养、适当运动、产后 42 天健康检查等内容。

2. 怎么护理产褥期妈妈？

1) 一般护理

为产后妈妈提供舒适安静、通风良好、空气清新的居住环境，保持床单位的清洁、干净、整齐。要证产后妈妈摄入足够的营养和睡眠，护理活动应不打扰产后妈妈的休息。

(1) 生命体征：产后 2 小时应严密监测生命体征，正常后母婴同室，加强巡视。若体温超过 38℃，应加强观察，查找原因，并向医生汇报。

(2) 饮食：需要合理饮食。食物应富含营养，有足够热量和水分。产后 1 小时鼓励产后妈妈流质饮食或清淡半流质饮食，再慢慢过渡到普通饮食。哺乳期的妈妈还应多进食蛋白质和汤汁食物，同时适当补充维生素和铁剂，推荐补充铁剂至少 3 个月。

（3）排尿与排便。

①排尿：产后5天内小便量会明显增多，鼓励产后妈妈尽早自己排尿。如果出现排尿困难，首先要解除产后妈妈担心排尿引起疼痛的顾虑，并鼓励坐起排尿，必要时可协助其排尿。常用诱导排尿方法，即用温开水冲洗尿道外口周围或热水熏洗外阴诱导排尿；还可热敷下腹部、按摩膀胱等刺激膀胱肌收缩促进排尿。中医方法为用针刺三阴交、阴陵泉、关元、气海等穴位促其排尿。药物方法为肌肉注射甲硫酸新斯的明1 mg兴奋膀胱逼尿肌促的排尿。若上述方法均无效，应给予留置导尿，留置尿管1~2日。

②排便：产后妈妈因活动量减少、饮食缺乏纤维素及盆底肌张力降低等导致肠蠕动减弱，容易发生便秘。因此可以鼓励产妇通过及早下床活动和多吃蔬菜来预防便秘。一旦发生便秘可口服缓泻剂。

4）产妇适当活动有利于体能恢复、排便和排尿，避免或减少血栓性疾病的发生。产后的运动量应循序渐进，鼓励应尽早开始适宜活动。经阴道自然分娩者产后6~12小时可进行下床轻微活动，产后第2天可在房间内随意走动，按时做产后健身操。会阴侧切或剖宫产者可适当推迟活动时间。鼓励首先在床上进行适当活动，预防下肢静脉血栓的形成。待拆线后、伤口感觉不到疼痛时做产后健身操。由于产后盆底肌肉松弛，应避免蹲位活动或负重劳动，以防止子宫脱垂。

2）症状护理

（1）产后2小时的护理。产后2小时内极易发生严重并发症，如产后出血、子痫、产后心衰等。在产后应严密观察生命体征、子宫收缩情况及阴道出血量，并注意触摸宫底高度和查看膀胱是否充盈。还要指导产后妈妈首次哺乳。如果产后2小时一切正常，可将产后妈妈和新生儿送回病室。

（2）观察子宫复旧及恶露。每日在同一时间段检查，检查者用手测子宫底高度了解子宫复旧的情况。测量前叮嘱产后妈妈排空膀胱。每日还要观察阴道流出恶露的量、颜色和气味。红色恶露增多且持续时间长者，考虑子宫复旧不全，应及时给予子宫收缩剂。若恶露有臭味且子宫区有压痛者，考虑合并感染恶露，应遵医嘱给予广谱抗生素控制感染。

（3）会阴及会阴伤口护理。

①会阴及会阴伤口的冲洗：用0.05%聚维酮碘溶液擦洗外阴。擦洗的顺序为由上到下、从内到外；会阴切口单独擦洗，最后擦洗肛门，每日2~3次。大小便后用水清洗会阴，保持会阴部清洁。

②会阴伤口的观察：每日观察伤口周围有无红肿、渗血、血肿、硬结及分泌物，并嘱产后妈妈健侧卧位。

③会阴伤口异常的护理：会阴水肿24小时内用50%硫酸镁湿敷，产后24小时红外线照射外阴。会阴部小血肿者，24小时后可以用湿热敷或远红外线灯照射；大血肿者，则由医生切开处理。会阴伤口有硬结的可以用芒硝、大黄外敷，或用95%乙醇湿热敷。会阴切口疼痛剧烈或有肛门坠胀感的应及时报告医生，以排除阴道壁及会阴部血肿。会阴部伤口缝线于产后3、5日拆线，伤口感染者，应提前拆线引流，并定时换药。

（4）乳房护理：提倡母乳喂养，按需哺乳，指导正确的哺乳方法。一般于产后半小时内开始哺乳，刺激泌乳。母婴同室，做到早接触、早吸吮。坚持纯母乳喂养至6个月，提倡母乳喂养2年以上。乳房应保持清洁、干燥。每次哺乳前柔和地按摩乳房，刺激泌乳反射。哺乳时应该让婴儿吸空乳房。若乳汁充足尚有剩余时，可以应用吸乳器将剩余的乳汁吸出，以免乳汁淤积影响乳汁分泌，并预防乳腺管阻塞及两侧乳房大小不一等情况。

3）健康教育

（1）一般指导：提供清洁通风的房间给产后妈妈居住，提供合理的饮食保证其充足的营养。家里人也要共同参与家务及养育婴儿，让其休息。注意个人卫生和会阴部清洁，保持良好的心情，适应母亲角色和新的家庭生活方式。

（2）适当活动：自然分娩的产后妈妈，产后6~12小时内即可起床轻微活动，产后第2日可在室内随意走动。行会阴侧切或剖宫产的产后妈妈，可适当推迟活动时间。

（3）出院后指导：包括喂养指导、产后健身操、计划生育指导。

喂养指导：①母乳喂养对母婴健康都是有益的，评估产后妈妈母乳喂养知识和教授母乳喂养技能，对知识缺乏的产后妈妈及时进行宣教。②保证产后妈妈合理的睡眠和休息，保持精神愉快并注意乳房的卫生。特别是哺乳妈妈在上班期间应注意摄取足够的水分和营养。③可在上班前挤出乳汁存放于冰箱内，婴儿需要时由他人喂养，下班后及节假日坚持自己喂养。④告知产后妈妈及家属如果遇到喂养问题可咨询医院妇幼保健门诊及社区母婴服务中心。⑤不能哺乳者应尽早退奶。简单的退奶方法是停止哺乳，必要时可药物辅助退奶。

产后健身操：产后健身操可促进盆底肌肉张力、腹壁的恢复，避免腹壁皮肤过度松弛，预防子宫脱垂、尿失禁及膀胱直肠膨出。根据产妇的情况，运动量由小到大，由弱到强循序渐进练习。一般在产后第2日开始，每1~2日增加1节，每节做8~16次。出院后继续做产后健身操至产后6周。

第1节：仰卧，深吸气，收腹部，然后呼气。

第2节：仰卧，两臂直放于身旁，进行缩肛与放松动作。

第3节：仰卧，两臂直放于身旁，双腿轮流上举和并举，与身体呈直角。

第4节：仰卧，髋与腿放松，分开稍屈，足底支撑，尽力抬高臀部及背部。

第5节：仰卧起坐。

第6节：跪姿，双膝分开，肩肘垂直，双手平放床上，腰部进行左右旋转动作。

第7节：全身运动，跑姿，双臂伸直支撑，左右腿交替向背后指高。

计划生育指导：产后42日之内禁止性生活。根据产后检查情况，恢复正常性生活，并指导产后妈妈选择适当的避孕措施。一般哺乳者宜选用工具避孕，不哺乳者可选用药物避孕。

4）产后检查

包括产后访视及产后健康检查。

（1）产后访视：由社区医疗保健人员在产后妈妈出院后3日内、产后14日、产后28日分别做3次产后访视，通过访视可了解产后妈妈及新生儿健康状况。内容包括：①观察子宫复旧及恶露；②了解产妇饮食、睡眠及心理状态；③检查乳房，了解哺乳情况；④检查会阴伤口或剖宫产腹部伤口情况，发现异常给予及时指导。

（2）产后健康检查：告知产后妈妈在产后42日带婴儿一起来医院进行全面检查，特别是生殖器官的恢复情况及婴儿发育情况检查。

3. 怎么"坐月子"才科学?

其实很简单，就是舒适最好！产后妈妈觉得怎么舒服就怎么来。产后2周内是产后妈妈大量排汗的时期，在这期间，应穿着宽松舒适的衣物，随时擦干汗液。

（1）房间温度应该保持在24~26℃的舒适温度，每天也要定期开窗通风。冬天开窗通风时注意避免冷风直吹产后妈妈和婴儿的身体；夏天使用空调或风扇时，可以将空调、风扇的扇叶对着墙吹，增加空气的流动，降低房间的温度。

（2）剖宫产手术一周后，伤口愈合好，可以洗淋浴。顺产24小时以后就可以洗澡、洗头；洗澡应洗淋浴，避免洗盆浴，防止生殖道逆行感染；洗头建议及时用电吹风吹干头发。

（3）坐月子期间饮食要营养均衡，适量增加蛋白质多的食物，如鱼、肉、蛋、奶的进食量，促进乳汁分泌；食物口味要清淡，不吃油腻、辛辣的食物，进食适量多吃蔬菜和水果。尽早下床活动，防止便秘。坐月子期间要特别注意：水果是常温下的、洗干净就可以吃了，无须吃煮熟的、吃热的，否则水果里面大量有益的维生素遇热就会被破坏掉。这样吃水果没有意义。

一句话：希望每一个准妈妈，用科学的方法武装自己的头脑，安全、舒适、幸福地度过自己人生中既特殊、又美好、更加难忘的一段"月子"时光！

（柴小山、王琴）

第三节 盆底康复

案例：王莉莉，34 岁，剖官产术后 45 天来医院复查。自诉打喷嚏或大笑时，尿液不由自主流出，严重时需要使用护垫。经盆底肌检测后发现盆底肌松弛，医生建议行盆底康复治疗。什么是盆底康复？哪些情况需要做盆底康复？

1. 什么是盆底康复？

盆底肌即盆底肌肉群，主要维持子宫、膀胱、直肠等盆腔脏器正常位置，参与排尿、排便，维持阴道紧缩度、性快感等生理活动。盆底肌松弛可引起盆底功能障碍。轻度盆底功能障碍表现为阴道壁松弛，性生活不满意，伴小腹下坠、尿频、便秘。病情加重者可发展为子宫脱垂、阴道前后壁膨出、尿失禁等，严重影响女性身体及心理健康。研究显示，我国有 45% 以上的已婚、已育女性存在盆底功能障碍。建议女性及时进行盆底检查与治疗。盆底康复训练是一种能够促进妊娠和分娩过程损伤的神经和肌肉得到恢复，改善远期盆底状况的康复训练，也是近年来发展比较迅速的一个康复领域。

2. 盆底康复治疗仪的功能有哪些？

盆底康复治疗仪通过采用电刺激原理，能够解决女性盆底肌的一系列问题。如：产后尿潴留、尿失禁、盆腔器官脱垂、盆底肌松弛等。还能缓解缺乳、少乳、腰背疼痛、镇痛、腹直肌分离、子宫复旧不良等产后问题。

专业的盆底康复治疗仪，通常具有检测、评估和训练功能。随着技术的发展，先进的仪器已经具有生成方案的功能。

3. 盆底康复治疗有用吗？

盆底肌位于阴道下缘，像一个弹簧床一样，对阴道、子宫、膀胱、直肠等起到支持和承托的作用。女性在生产后，因为怀孕的关系会出现腹部隆起、盆底松弛、子宫增大、肌无力等症状，盆底康复治疗可以有效改善以上症状。

4. 哪些女性需要做盆底康复？

(1) 产后妇女 (42 天以后)：无论是剖宫产还是顺产，产后 42 天都应进行盆底功能评估，并通过盆底康复治疗恢复受损的盆底。

(2) 计划妊娠者，尤其计划第二次妊娠的经产妇：在妊娠前进行盆底功能评估，了解盆底的功能，有利于孕前恢复盆底功能，预防或减少妊娠期或产后盆底疾病的发生。

(3) 围绝经期女性：围绝经期雌激素水平波动，导致盆底功能状态发生改变，可通过盆底康复改善盆底功能。

(4) 各种尿失禁患者：轻、中度压力性尿失禁 (打喷嚏、咳嗽、跳绳、爬楼梯、快步走漏尿等)、急迫性尿失禁 (尿频、尿急、尿失禁、夜尿次数多、听到流水声想小便等)、混合性尿失禁。

(5) 膀胱过度活动症患者：尿频、尿急，伴或不伴尿失禁。

(6) 尿潴留患者：产后、盆腔术后尿潴留。

(7) 盆腔器官脱垂患者：轻、中度盆腔器官脱垂 (阴道前、后壁膨出，子宫脱垂等)。

(8) 排便障碍患者：便秘或失禁。

(9)盆腔痛患者：慢性盆腔痛、产后盆腔痛、腰腹坠胀酸痛、腰背痛等。

(10)阴道松弛或痉挛者。

总的来说，盆底肌是女性非常重要的肌肉群，能够控制排泄、维持阴道的紧致等。如果盆底肌出现损伤，需要及时进行盆底肌康复。不只有生产后的产妇需要做盆底肌康复，盆底肌出现损坏的女性都需要做。

5. 产后盆底康复的注意事项

(1)产后超过42天无阴道流血3天、子宫恢复良好、无感染的女性可及时进行盆底肌肉的检测，明确损伤程度。

(2)借助仪器感受并学会收缩——放松盆底肌肉，学习识别并有意识地控制盆底肌，掌握正确的盆底肌肉收缩方法(避免腹肌收缩)。

(3)在医生指导下根据个体出现的症状及盆底肌损伤情况(肌肉纤维受损的程度和类别)应用综合技术，有针对性的进行训练。

(4)做完10~15次盆底肌锻炼后，可进行自我锻炼。

(5)循序渐进，适时适量，持之以恒。

(6)存在尿失禁、盆腔脏器脱垂的女性需要借助电刺激和生物反馈疗法，并适当延长疗程。

(柴小山、王琴)

第四节　产后运动

案例：王莉莉，34岁，身高161 cm，体重78 kg，平产后42天来医院复查，医生建议运动减肥。产后什么时候可以开始进行运动？产后能做哪些运动？

1. 为什么要做产后运动？

产后运动可以预防或减轻因生产造成的身体不适及功能失调，主要协助骨盆韧带排列恢复，腹部及骨盆肌肉群功能恢复，并使骨盆腔内器官位置复原。

2. 产后运动有哪些好处？

(1)促进子宫及会阴肌肉的收缩。

(2)强化腹肌，恢复体形。

(3)促进血液循环，预防血栓及血栓性静脉炎。

(4)消除肌肉酸痛。

3. 产后能运动吗？

很多产妇在坐月子时不敢进行任何一种运动，觉得可能会在运动时造成各种各样的不良影响。但其实产后是可以运动的。

(1)跑步：跑步可能是每个人都试过的产后减肥方法，但实际上很少有人能坚持下去。长时间运动不仅可以帮助身体消耗多余的脂肪，还有利于塑形肢体的对称性。

(2)拉伸：拉伸是运动的最后一步，也是塑造腿部形状的重要一步。运动后，拉伸有助于提高身体的柔韧性，塑造良好的姿势，让肌肉呈现出美丽的线条。事实上，在锻炼期间小腿变得更厚，是由于运动后缺乏及时的伸展。

（3）日常锻炼：如果因为太忙或者太累，不能每天锻炼 30 分钟。可以尝试在日常生活中，创造活动的机会，这样分散活动可以增加 30 分钟左右的活动时间，如不走自动扶梯爬楼梯；如果家或办公室位于高层建筑，可以爬楼梯；选择一家餐馆或更远的商店，15 分钟内步行吃饭和买东西。

4. 产后什么时候开始运动？

生宝宝以后 12~24 小时就可以起床，可以扶着床沿。因为这个时间，刚生产完，身体的平衡度还没有恢复正常，有可能走路不稳。慢慢地走两圈，身体就可以适应。然后可以洗手、洗脸、做简单的家务。产后 24 小时以后，可以适当做点提肛运动，以及仰卧屈腿，仰卧抬腿等在床上就可以做的运动。可以每天坚持做扩胸运动两次，有利于恢复乳房韧带的弹性。但是要避免碰触乳房，避免导致乳腺炎症。

剖宫产对身体的损伤比较大，所以需要很长一段时间恢复。一般建议产后 12 小时以后可以做适当的活动，如下床走动。随着身体的逐渐恢复，可以做一些腹直肌功能的锻炼，以及盆底肌肉的康复训练，如臀部上提、收缩肛门等运动。三个月以后可以做一些健身运动，但不要做仰卧起坐或者打羽毛球等剧烈运动；可以做健身操，但不要过早做大量的运动。

5. 产后运动可以做保健操吗？

健康的产妇，产后 6~8 小时即可坐起用餐，24 小时可下床活动。有感染或难产的产妇，可推迟 2~3 天以后再下床活动。下床后可开始做产后保健操。

（1）呼吸运动：仰卧位，两臂伸直放在体侧；深吸气使腹壁下陷内脏牵引向上，然后呼气。目的是运动腹部活动内脏。

（2）举腿运动：仰卧位，两臂伸直平放于体侧，左右腿轮流举高与身体成一直角。目的是加强腹直肌和大腿肌肉力量。

（3）挺腹运动：仰卧位，双膝屈起，双足平放在床上；抬高臀部，使身体重量由肩及双足支持。目的是加强腰臀部肌肉力量。

（4）缩肛运动：仰卧位，两膝分开，用力向内合拢，同时收缩肛门；然后双膝分开，并放松肛门。目的是锻炼盆底肌肉。

另外，还有仰卧起坐、胸膝运动等。

6. 产后缩阴运动怎么做呢？

产后缩阴运动怎么做呢？新妈妈不妨按照下面的步骤进行。

（1）屏住小便：小便过程中，有意识地屏住小便几秒钟，再继续排尿。经过一段时间锻炼后，可以提高阴道周围肌肉的张力。

（2）提肛运动：有便意时，屏住大便，做提肛运动。经常反复，可以锻炼盆腔肌肉。

（3）收缩运动：仰卧，将一个手指轻轻插入阴道，然后收缩阴道夹紧手指，持续 3 秒钟，后放松。重复几次，时间可以逐渐加长。

（4）其他运动：走路时，有意识地绷紧大脚内侧及会阴部肌肉，然后放松。重复练习。

7. 产后运动须坚持哪些原则？

（1）避免剧烈运动。为了快速瘦身，大多数产妇产后立即进行剧烈运动来减肥。这样做特别不科学，很可能影响子宫的康复并引起出血，严重时还会使生产时的手术创面或外阴切口再次遭受损伤。建议在恢复期进行一些轻柔简单的动作，运动之前，事前的热身运动与事后的缓和运动均不能省略。

（2）选择轻、中等强度的有氧运动，并做到持之以恒。这样有利于减重，并能有效防止减重后出现反弹。有氧运动有极佳的燃脂效果，包括慢跑、快走、游泳、骑脚踏车、有氧舞蹈等，进行的时间至少要 12~15 分钟。若要有效燃烧脂肪，应持续进行 30 分钟以上。

（3）切忌急功近利和懒惰心态的交替。产后健身的信念一旦树立，不要轻易打破自己的心理防线，不可"放纵"。一方面不能半途而废，偶尔贪吃贪睡；另一方面也不要急于求成，有时候扎进健身房一待就是几小时。要心态平和地面对产后减肥。

8. 产后运动有哪些注意事项？

产后运动注意事项：①排空膀胱；②选择在硬板床或榻榻米或瑜伽垫上进行；③身着宽松或弹性好的衣裤；④避免在饭前饭后一小时内做；⑤注意空气流通；⑥运动后出汗，记得及时补充水分；⑦所有运动请配合深呼吸，缓慢进行以增加耐力；⑧每天早晚各做 15 分钟，至少持续 2 个月，次数由少渐多，勿勉强或过累；⑨若有恶露增多或疼痛增加，须暂停等恢复正常后再开始。

（柴小山、王琴）

第五节　产后抑郁

案例：王丽，36 岁，20 天前平产一名女婴。近几天出现厌食、睡眠障碍、情绪淡漠、易怒，昨天家人发现其有自杀倾向，遂在家属陪同下到医院就诊。医生与王丽沟通交流后，诊断为：产后抑郁。生孩子是一件喜事，怎么会抑郁呢？产后抑郁发生与哪些因素有关？

1. 产后抑郁是怎么回事？

产后抑郁是指产妇在产褥期出现抑郁症状，是产褥期非精神病性精神综合征中最常见的一种。产后抑郁的发生率存在很大差异。产后抑郁不仅影响产妇的生活质量，还影响家庭功能和产妇的亲子行为，甚至影响婴儿认知能力和情感的发展。产后抑郁病因尚不明确，可能与以下因素有关。

（1）分娩因素：分娩经历给产妇带来紧张与恐惧的心理，尤其产时和产后并发症、难产、剖宫产等，导致产妇内分泌功能状态不稳定。

（2）心理因素：主要是产妇的个性特征。敏感（神经质）、情绪不稳定、以自我为中心、好强求全、社交能力不良、内向性格、固执等个性特点的产妇易发生产后心理障碍。

（3）内分泌因素：分娩后产妇体内人绒毛膜促性腺激素（HCG）、人胎盘生乳素（HPL）、雌激素、孕激素急剧下降，可能在产后抑郁及精神方面起重要作用。

（4）社会因素：孕期发生不良生活事件，如夫妻分离、家庭不和睦、家庭经济条件差、居住环境差、缺少家庭及社会的支持与帮助，特别是缺乏来自丈夫和长辈的理解、支持与帮助等，是产后抑郁症发生和恢复的重要因素。

（5）遗传因素：有精神病家族史，尤其有家族抑郁病史的产妇发病率高。

2. 产后抑郁有哪些症状？

产后抑郁多在产后 2 周内发病，产后 4~6 周症状明显，整个病程可持续 3~6 个月。主要表现如下。

（1）情绪改变：心情压抑、情绪淡漠、焦虑、恐惧、易怒、夜间可加重，有时为孤独、不愿见人或伤心、流泪。

（2）自我评价降低：自暴自弃、有自罪感，对身边人充满敌意，与其丈夫及其他家庭成员关系不协调。

（3）创新思维受损，主动性降低。

（4）对生活缺乏信心，觉得生活没有意义，出现厌食、睡眠障碍、易疲倦、性欲减退等。严重者出现绝望、自杀或杀婴倾向，有时出现错乱或昏迷状态。

3. 产后抑郁了怎么办?

（1）要多睡眠，休息好才有好心情。正常人如此，产妇更该如此。

（2）创造适宜的产后恢复环境，产妇产后身体虚弱，限制探望人员。尤其是要关掉电话，为自己创造安静、舒适、卫生的休养环境。

（3）做好心理调节，产妇产后要顺应角色的演变，做好成为妈妈的准备。初为人母的女性一定手忙脚乱，此时不要让外界琐事过多的干扰情绪，以减少焦虑、紧张等不良情绪。

（4）不要过度劳累，注意保证充足的睡眠。

（5）放松充电法。产妇在闲暇时可与家人、朋友一起看电影、逛商场，避免心情和情绪的透支。

（6）心事与他人分享。产妇在产后需要把自己心里的忧虑与丈夫、闺蜜等倾诉，释放心里的心结。

（7）食物治疗法。产妇因为产后身体虚弱，在坐月子时大量进补。殊不知这些食物很容易令人心烦、气躁、失眠、焦虑，严重的还会出现上火迹象。须多搭配吃些清淡食物，多吃新鲜的蔬菜、水果，多喝温开水，调整心态。

4. 产后抑郁的治疗方法有哪些?

产后抑郁治疗包括三大类。

（1）药物治疗。使用抗抑郁药物治疗，如 SSRI 类的药物和苯二氮䓬类的药物。

（2）心理治疗。产后抑郁一般与产后过度劳累，家人对其不重视、不关心有一定的关系。所以需进行心理治疗，包括对家属也要进行心理方面的辅导。

（3）物理治疗。产后抑郁不适合做电休克治疗。物理治疗方面可以做经颅磁刺激治疗、电针刺激、穴位刺激治疗等。

5. 产后抑郁药物有不良反应吗?

抗抑郁药物有不良反应，主要有三个方面的不良反应。

（1）胃肠道不良反应。表现为腹痛、腹泻，也可伴有恶心、呕吐如果有这一方面的不良反应，宜在餐后服用抗抑郁，以便减轻胃肠道的不良反应。

（2）神经系统不良反应。在服用抗抑郁药的初期可出现头痛、失眠、头晕，慢慢适应后这些症状可消失。

（3）自主神经系统方面的不良反应，表现为口干、多汗、性欲下降。

6. 产后抑郁心理治疗可以治愈吗?

产后抑郁是可以进行心理治疗的，大多数女性通过心理医生的讲座，通过心理医生的帮助，可以避免出现产后抑郁症。

也有很多的轻症的产后抑郁症，通过心理医生的沟通，或通过与家里人的沟通，倾诉自己的需求或者烦恼，得到家里人的理解和帮助，也是可以治愈。

对于情况严重的患者，有的必须就诊，有的必须吃药治疗，仅通过心理治疗、语言沟通就难以痊愈，服药的时间会比较长。

7. 产后抑郁物理治疗效果好吗?

使用物理治疗的方法来治疗产后抑郁症是一种非常常见的手段，也是比较受欢迎的一种治疗抑郁症的方法。物理治疗主要是通过一些仪器侵入人体的大脑皮层，利用微电流来改变大脑皮层的活跃程度，从而改善抑郁症患者的心理健康状况。但需要经过专业医生的评估后再实施。

如产后轻度的抑郁症，主要表现为孕妇生完孩子后闷闷不乐，甚至对于养育孩子也没有太多的兴趣。对于轻度抑郁症者适当地加以心理疏导，是可以康复的，不需要利用物理治疗或者是药物治疗的方法来介入。因此，轻度抑郁症患者的家人尽量多给予关注，育儿方面给予适当的指导，少一些指责多一些关心。

如果是比较严重的抑郁症，应引起足够的重视。通过物理治疗或者心理医生介入，可使得病情有所缓解。治疗的同时离不开家人的陪伴和关爱，适当做一些运动，分散一些注意力和精力，使产妇的心情变得更加愉快。

（柴小山、王琴）

第六节　产褥感染

案例：李丹，32 岁，产钳助产后 12 天，发热及下腹疼痛 2 天，一直血性恶露。查体：体温 38.9℃，血压 140/80 mmHg，脉搏 108 次/分，双侧乳房无红肿及压痛。妇检：阴道黏膜充血，脓血性分泌物，宫颈闭合，子宫手拳大，压痛(+)，双附件有触痛。诊断为：产褥感染。可能造成产褥感染的原因有哪些？该怎样避免？

1. 什么是产褥感染?

产褥感染是指分娩时及产褥期生殖道受病原体感染，引起局部和全身的炎性应化。发病率为 1%~7.2%，是产妇死亡的四大原因之一。产褥病率是指分娩 24 小时以后的 10 日内用口表每日测量 4 次，体温有 2 次达到或超过 38℃。可见产褥感染与产褥病率的含义不同。造成产褥病率的原因以产褥感染为主，但也包括产后生殖道以外的其他感染与发热，如泌尿系感染、乳腺炎、上呼吸道感染等。

2. 产褥感染有哪些典型症状?

产褥感染的主要症状为发热、疼痛和产后异常恶露。根据感染的部位、程度和扩散程度，临床表现有所差异。

（1）急性外阴、阴道、子宫颈炎、外阴炎。

主要表现为外阴疼痛，静坐困难，伤口周围红肿、发硬、按压疼痛明显，有脓性分泌物，严重者伤口边缘裂开。阴道、子宫颈炎患者主要表现为溃疡坏死、黏膜充血、脓性分泌物增多，严重时会出现畏寒、发热。

（2）子宫感染，包括子宫内膜炎和子宫肌炎。

子宫内膜炎主要表现为发臭的脓性分泌物增加。子宫肌炎主要表现为低热，下腹部疼痛，阴道脓性分泌物增加且发臭，严重者会出现高热、寒战、头痛、心跳加快、白细胞增多等症状。

（3）急性盆腔结缔组织炎和急性输卵管炎。

主要表现为高热、寒战、头痛，以及下腹疼痛和肛门下坠感。此外，因炎症扩散，整个盆腔内的纤维组织增厚，变硬，将子宫等器官固定其中。触摸时可发现整个盆腔呈硬块状，宛如被冰冻了一样，即"冰冻骨盆"。

（4）急性盆腔腹膜炎和急性弥漫性腹膜炎。

主要表现为高热、恶心、呕吐、下腹疼痛、腹胀；也可出现腹泻、排尿困难、里急后重等症状。

（5）血栓性静脉炎。

常见于产后1~2周，一般发生在身体一侧，主要表现为高热和寒战，可持续数周或反复发作。下肢血栓性静脉炎患者除以上症状外，还表现为下肢水肿，持续性疼痛，按压静脉时疼痛明显；下肢皮肤发白，表面可见沿静脉走向的条索状物或硬结。

（6）脓毒血症。

主要表现为持续的高热、寒战，严重者可引起多器官受损，甚至死亡。

3.产褥感染有哪些诱发因素？

一般来说，正常人体的生殖道对致病微生物具有一定的防御能力。当防御能力降低时，可诱发感染。引起产妇发生产褥感染的因素可能有如下几种。

（1）孕妇体质差。存在营养不良、贫血或其他慢性疾病。

（2）孕期卫生不良。

（3）孕妇本身存在感染，如羊膜腔感染。

（4）生产方式。剖宫产与阴道分娩的孕妇相比，更容易出现产褥感染。

（5）生产过程中出现的感染高危因素。如胎膜早破，分娩时间过长、产前产后大量出血。

4.产褥感染有哪些并发症？

产褥感染不具有自愈性，一旦确诊，须及时进行抗生素等治疗。一般患者预后良好。若治疗不及时或治疗不彻底可导致不孕等并发症，严重者可危及生命。

对于不同部位的感染，引起的并发症略有差异，具体如下。

（1）急性外阴、阴道、子宫颈炎可引起盆腔结缔组织炎。

（2）子宫肌炎可导致子宫复旧不全，即子宫无法恢复到怀孕前的正常状态。

（3）子宫感染可导致盆腔结缔组织炎、腹膜炎等。

（4）急性盆腔腹膜炎和急性弥漫性腹膜炎可导致不孕等。

5.产妇该如何进行自我保养预防产褥感染？

（1）产褥期锻炼对每位新妈妈来说，都至关重要。适当的运动，可促进身体的恢复。

①腹部运动：仰卧，两臂上举达头的两侧并与双耳平行。深吸气时，腹肌收缩，使腹壁下陷，并使内脏提向上方。然后慢慢呼气，两臂复原。

②加强臀肌及腰背部肌肉的运动：仰卧，髋与膝稍屈，双脚平放在床上，两臂放在身体的两侧。深吸气时，尽力抬高臀部，使背部离开床面。然后慢慢呼气放下臀部，归回原位。

③加强提肛肌的运动：仰卧，双腿屈曲，双膝分开，双足平放床上，双臂放于身体两侧。用力将双腿略向内合拢，同时收缩肛门。然后将双腿分开，并放松肛门。产妇平时在床上随时都可做收缩肛门及憋尿的动作，每天30~50次，以促进盆底肌肉张力的恢复。平时躺卧时，应当俯卧、侧卧、平卧相交替，以防子宫后倾。如身体条件许可，可做床上仰卧起坐，以锻炼腹直肌张力。

（2）产褥期早做康复体操，可以补充下床活动的不足，促进腹壁及盆底肌肉张力的恢复防治产后尿失禁、膀胱及直肠膨出、子宫脱垂等。康复体操有利于体形的恢复，也有利于今后适应一定强度的活动和工作。分娩第二天即可开始，每天做5~10次，以后逐渐增加运动次数及运动量。产褥操因活动部位不同而有不同的动作，身体平卧，头平直，胸部挺起。运动开始时先深吸一口气，运动时呼吸暂停，然后慢慢呼气。

（3）产妇出院后要注意补充营养，保证休息，适当活动，按医嘱正确使用药物；同时做好口腔、皮肤、乳房的保健，保持会阴的清洁；做好避孕。

6. 产褥感染有哪些药物治疗？

由于个体差异大，用药不存在绝对的最好、最快、最有效。除常用非处方药外，应在医生指导下充分结合个人情况选择最合适的药物。

产褥感染以抗生素治疗为主。通过细菌培养及药敏试验确定致病菌后，调整治疗方案，保证治疗效果。对于全身感染症状严重的产妇，可在短期内给予产妇适量的肾上腺皮质激素，提高产妇的抵抗感染的能力。

针对存在血栓性静脉炎的产妇，可应用抗生素，以及低分子肝素或尿激酶等抗凝药物，用药期间应监测产妇的凝血功能。

7. 产褥感染有哪些手术治疗？

根据不同部位的感染，手术治疗方式有所差异。

（1）外阴或腹部伤口感染：及时拆除伤口缝线，切开引流。

（2）盆腔脓肿：穿刺或切开引流。

（3）子宫感染：对于子宫内有胎盘等残留物的产妇，若产妇存在高热等症状，可先将残留物钳夹出子宫。当感染完全控制后，再进行彻底清宫。对于药物治疗无效，出现危及生命的并发症，如感染性休克、DIC，须及时切除子宫。 （柴小山、王琴）

第七节　产后乳房护理

案例： 美玲刚刚分娩3天，宝宝因为早产几天现住在新生儿科观察。今天美玲感觉乳房特别肿胀特别硬，宝宝又不在身边，用吸奶器只能吸出一点点乳汁，每次用吸奶器吸时都肚子疼。若奶涨到退奶了，或者等宝宝回家以后又不会母乳喂养该怎么办？是不是可以干脆放弃不喂母乳比较好？

1. 母乳喂养的重要性

婴儿的喂养，尤其是出生后最初6个月的母乳喂养，是儿童营养的重要基础。保护、支持和促进婴幼儿时期的合理喂养，是控制和降低营养不良的关键措施。在过去的几十年中，有越来越多的证据证明母乳喂养对宝宝、母亲、家庭及社会均有益处。

（1）对宝宝来说，母乳中含有充足的能量和营养素，可以为宝宝提供适量、合理的蛋白质、脂肪、乳糖、维生素、铁和其他矿物质、酶和水。母乳矿物质含量低，缓冲力小，对胃酸中和作用弱，有利于消化；肾溶质负荷低，有利于保护肾功能；母乳中富含SIgA、乳铁蛋白、双歧因子、溶菌酶等免疫因子，可以预防婴儿肠道感染性疾病的发生；含有促进大脑发育的牛磺酸、促进组织发育的核苷酸、增强视力的DHA等。它可以为6个月以下的宝宝提供所需要的全部营养。母乳中含有足够的水分，即使在非常干燥和炎热的气候下也可以满足宝宝的需要。母乳更卫生，且含有许多抗感染的物质，可以保护儿童免受包括腹泻、肺炎和中耳炎在内的多种感染性疾病的影响。有研究证实，母乳喂养的宝宝不易患糖尿病、心脏病、湿疹、哮喘、类风湿性关节炎和其他过敏性疾病，而且可以预防肥胖。母乳喂养可增进宝宝和母亲之间的情感联系，给予宝宝温暖和关爱。母乳喂养可增强大脑、视觉发育。

（2）对母亲来说，母乳喂养可以减少产后出血和贫血，促进产后尽快康复。纯母乳喂养具有一定的避孕效果，可以抑制排卵并延缓生育力的恢复。同时母乳喂养可以降低乳腺癌和卵巢癌的发病风险。已有调查发现，将母乳喂养和非母乳喂养的新妈妈进行比对，进行母乳喂养的妈妈患卵巢癌、乳腺癌的概率要大大低于非使用母乳喂养的妈妈。研究表明，对宝宝母乳喂养的时间长短是影响妇女患乳腺癌发病概率的重要因素，甚至超过了遗传因素。母乳喂养的母亲肥胖的较少，有助于母亲恢复正常身材。

（3）对家庭来说，母乳喂养是经济的，同时也是方便的，可以随时随地完成。通过婴儿吮吸母亲乳头的刺激，也能增进母亲对婴儿的抚爱、关爱、疼爱之情。婴儿通过吮吸母乳，与母亲有肌肤相贴的温暖与亲近，既感到安全，又感到高兴。母婴之间的情感连接就在这微妙之中不断沟通与递进，不断增进和升华。

2. 如何做到母乳喂养？

宝宝的反射是进行母乳喂养的基础（图8-6）。宝宝主要有三个反射与进食有关，即觅食反射、吸吮反射和吞咽反射。觅食反射属于新生儿无条件反射，轻轻触及宝宝的口唇或颊部时，宝宝会张大嘴并转头寻找乳房，来回伸舌，这就是觅食反射；当乳头触及腭部时，宝宝就开始吸吮，这就是吸吮反射；当宝宝嘴里充满乳汁时进行吞咽，这就是吞咽反射。这些反射为原始反射。

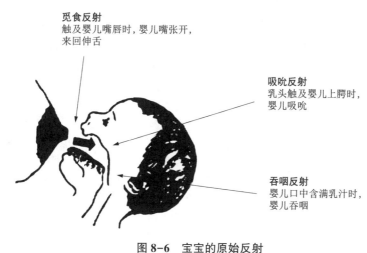

觅食反射
触及婴儿嘴唇时，婴儿嘴张开，
来回伸舌

吸吮反射
乳头触及婴儿上腭时，
婴儿吸吮

吞咽反射
婴儿口中含满乳汁时，
婴儿吞咽

图8-6　宝宝的原始反射
（注：本图来源于本书第70篇参考文献）

为使母乳喂养能顺利进行，需要母亲树立用自己乳汁喂哺婴儿的信心，家人予以充分支持。同时，配合适当的喂养姿势，以及正确的婴儿含接乳房的方式。

（1）树立信心，家人支持。

首先母乳喂养是一个自然的过程，是大自然赐予母亲的伟大权力，健康的母亲产后都具备哺乳能力。绝大多数母亲能够产生足够的乳汁以满足自己婴儿的需求。乳汁合成量与婴儿的需求量及胃容量均有关，乳汁排空是乳房合成乳汁的信号。催产素反射促进乳汁排出，如果母亲身体不适或者情绪低落，会抑制催产素反射，乳汁分泌会突然停止。如果母亲能及时得到支持和帮助，感觉心情好起来，并且继续哺乳，乳汁分泌也会恢复。

（2）正确的含接方式。

不当的哺乳姿势和婴儿含接乳头方式可能会导致宝宝无法摄入足够母乳，引起乳头疼痛，甚至损伤乳房组织（图8-7）。

通常情况下，判断孩子母乳喂养是否良好，可以参考孩子的大小便情况和生长发育这两个客观指标。

哺乳方式 ———➤

哺乳要点:
(1) 宝宝的头和身体
　　呈一条直线
(2) 宝宝面向母亲并
　　整个身体靠近母亲
(3) 宝宝的脸贴近母
　　亲的乳房
(4) 宝宝的下巴触及
　　乳房

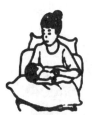

摇篮式
妈妈取坐位,将宝宝
放在枕上,用臂弯支
持宝宝的头部和背部,
使宝宝斜卧在妈妈怀
里吸乳

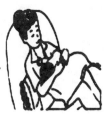

斜倚式
如果是新生儿,
妈妈应托着宝宝
的头、肩膀及臀
部

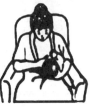

橄榄球式
妈妈取坐位,妈妈乳
房同侧手托住宝宝头
颈部,肘部夹着宝宝
身体,另一只手托住
乳房

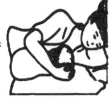

侧躺式
妈妈取侧卧,将卧
侧的胳膊放在枕下,
另一侧手臂挟住宝
宝

含接方式 ———➤

乳头含接要点:
(1) 孩子开始用力吸吮后,
　　应将其小嘴轻轻往外
　　拉约5 mm,目的是将
　　乳腺管拉直,有利于
　　顺利哺乳
(2) 妈妈能听到孩子吞咽
　　的声音,并感受到孩
　　子慢而深地吸吮
(3) 整个喂哺过程妈妈没
　　有感到乳头疼痛

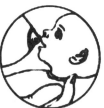

1. 刺激
妈妈用乳头
轻碰孩子嘴
唇,让孩子
嘴张开,寻
找乳头

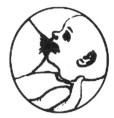

2. 含乳
孩子含住妈妈
大部分乳晕与
乳头

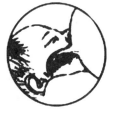

3. 吸吮
哺乳时乳头应
深入孩子口中,
抵至孩子上腭。
孩子面部应接
触乳房

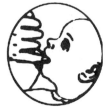

4. 离乳
妈妈用手指将其
小嘴轻轻往外拉,
结束时孩子松开
乳头,表现有平
和满足感

图 8-7　哺乳与含接要点

(注:本图来源于本书第 70 篇参考文献)

3. 母乳喂养或使用吸奶器时为什么会肚子痛?

　　哺乳期出现肚子疼痛的情况,有可能是子宫收缩引起的宫缩痛,属于正常现象。哺乳期内子宫通过收缩,促使子宫恢复原来大小。子宫收缩呈节律性。哺乳同时会刺激子宫收缩,引起肚子隐隐作痛,属于正常生理现象。一般刚刚生完孩子隐痛症状明显,但会逐渐缓解。疼痛症状不明显的通常无须处理,特别严重甚至无法忍受的,可遵医嘱对症口服止痛药物,比如布洛芬等。

　　肚子痛也有可能是病理现象,比如宫腔内残留物、妇科炎症等。这些情况除了有肚子隐隐作痛外,前者还会伴有阴道流褐色分泌物,甚至有异味;后者可能还会出现发烧,小腹下坠等症状。建议及时就医检查,然后对症处理。

　　如果在哺乳期受凉、饮食不当,可能导致肠胃不适,出现消化不良、胃肠炎等胃肠疾病,也可能导致肚子隐隐作痛。此时建议及时就诊于消化内科,遵医嘱治疗。

4. 有肝炎的妈妈可以喂母乳吗?

　　围产医学相关专家根据病原体母婴传播的研究进展,对母亲常见感染时能否母乳喂养达成以下共识:母亲肝炎病毒感染,包括甲型、乙型、丙型和戊型肝炎,均建议母乳喂养。大量研究证明,无论母亲病毒载量高低，或者乙肝 e 抗原(hepatitis Be bantigen，HBeAg)是否阳性，母乳喂养均不增加母婴传播的风险。原因如下。

①HBV 不经消化道传播。

②与分娩时暴露的病毒量比较，母乳喂养暴露的病毒量很低。

③母乳中的乳铁蛋白能与 HBV 结合，可能抑制病毒的感染性。

④新生儿联合免疫预防后，对 HBV 具有免疫力。母乳喂养仅增加暴露于 HBV 的机会，但 HBV 经乳汁进入新生儿体内并不能复制和繁殖，而是被清除，故不增加 HBV 感染机会。因此，即使母亲高病毒载量或 HBeAg 为阳性，均应鼓励母乳喂养，也无须检测乳汁中 HBV DNA。

在《慢性乙型肝炎防治指南(2022)》中，有明确规定，新生儿在出生 12 小时内免费注射乙肝高效价免疫球蛋白(HBIG 100 IU) + 重组酵母乙肝疫苗 10 mg/0.5 mL，可让 90% 的新生儿产生乙肝表面抗体，避免被乙肝感染。并且接乙肝病毒表面抗原(HBsAg)阳性孕产妇可以进行母乳喂养，没必要检测乳汁中的 HBsAg 和/或 HBV DNA。同时母亲乳头皲裂或损伤出血、婴儿口腔溃疡或舌系带剪开造成口腔损伤等，均可以进行母乳喂养。简单地说，只要新生儿主动免疫均可以进行哺乳。

5. 服用药物的时候可以喂母乳吗?

并非血液里所有的药物都能进入乳汁，因为乳腺和血液之间有一个血乳屏障。很多母亲服用的药物也可透过乳汁对婴儿产生影响，部分药物或可影响母亲的乳汁生成量。例如，某些激素类口服避孕药可使乳汁生成减少。母亲因病服药时，须在医生指导下确认该药在母亲哺乳时使用安全。如果哺乳期妇女必须服用某些可能影响喂哺的药物时，需要考虑中止母乳喂养。

用药时应遵循以下原则：尽量不用药物治疗，必须使用时，应首先选用对婴儿影响最小的药物；选用作用时间短的药，以减少药物的积累；应在哺乳时或哺乳后马上应用，避开在血(乳)中药物浓度高峰时哺乳；如果必须应用对婴儿有害的药物，应暂时中断母乳喂养。

6. 母乳喂养还应注意什么?

(1)增加母亲进食量。当母亲哺乳时，其身体会努力运转以产生乳汁，因此需要额外的能量。哺乳母亲需要比非哺乳母亲吃得更多。人们需要每天摄入一定的能量来维持身体健康，而个体所需的能量取决于其年龄、体重、身高和身体活动程度。

(2)增加液体摄入量。母亲需要确保自己饮入足量的液体，应有主动饮水习惯。每日餐食中应有汤汁或稀粥，如鱼肉汤、蔬菜豆腐汤、小米粥等。如果母亲出现口干或深色尿液，可能需要饮入更多的液体。部分母亲的体会是。哺乳前半小时喝汤或饮水，哺乳时随时喝汤或饮水均会对增加奶量有所帮助。

(3)营养素补充。根据进食习惯，部分母亲需须用多种维生素或矿物质补充剂。如果母亲的日常膳食能达到食物多样、平衡膳食、合理营养，通常不需要使用矿物质维生素补充剂。在膳食单一，缺少畜肉、鸡肉、鱼肉和奶制品的情况下，建议母亲常规服用多种矿物质维生素补充剂。如果在分娩后发生贫血，需要服用含铁的营养素补充剂。母亲还需要确保每日获得充足的钙和维生素 D，也可增加奶量，多晒太阳，以保持骨骼强壮。

(4)避免某些食物。注意饮食安全，一些重金属元素可通过乳汁进入孩子体内，对孩子的健康产生不良影响。如汞元素，可对孩子的脑部和神经系统可造成不可逆的损伤。有过敏史的母亲应回避有过敏风险的食物，如果孩子出现湿疹等过敏现象，要回避深海鱼虾类食品。

(5)避免饮酒。哺乳期妇女饮酒时，乙醇可通过母亲的乳汁进入孩子体内。饮入 1 标准杯(相当于含 17 g 乙醇，约 340 g 啤酒，约 142 g 11 度红酒，约 43 g 40 度白酒)的酒后，母亲的身体需要大约 2 个小时才能将乙醇清除。母亲在饮酒后，应等待 2 个小时后再哺乳。

(6)禁烟。所有的喂哺新生儿的母亲都应该戒烟，因为父母吸烟的孩子可出现呼吸问题、肺部感染或耳部感染。吸烟可能影响泌乳量，使乳汁生成量降低。同时母亲和婴儿的生活环境应避免被动吸烟。

（7）避免含咖啡因的饮料。部分咖啡因可通过乳汁进入孩子体内。如果母亲每日喝咖啡超过3杯，孩子可因为咖啡因而出现烦躁或难以入睡。一些比较敏感的孩子对很微量的咖啡因即会出现反应，所以需要谨慎对待。

（8）不必硬性规定喂母乳的次数、间隔和喂奶量。应该是每当婴儿啼哭或觉得该喂了就抱起喂母乳，婴儿能吃多少就吃多少。这样可使妈妈体内的催乳素的分泌增多，泌乳量增加。还可预防妈妈发生乳腺炎，避免影响婴儿吃母乳。如果妈妈身体虚弱或伤口疼痛，可以采用侧卧位喂奶。

7. 如何手法挤奶？

哺乳期最好的排乳方式是宝宝直接吸吮。但有时候宝宝不在身边，或是乳汁过于充足，供大于求时，就需要自行将乳汁排出。对于大部分妈妈来说，首选方式为吸奶器。遇到乳汁量过多、乳汁浓稠或乳腺肿胀疼痛等情况，乳汁淤积无法排出时，不及时把胀奶的乳房排空，就会影响泌乳量。有些人会增加吸奶器的吸力或是延长拔奶时间和增加频率来将淤积的乳汁排出来。这样反复持续的刺激乳房，反而会加重乳腺管的负担，引起腺体水肿发炎，增加患乳腺炎的风险。乳腺炎被视为母乳喂养的"拦路虎"，很多妈妈因为反复的乳腺炎而萌生出提早断奶的想法。其实遇到这样的情况，只要及时将多余的乳汁排出，就能很快恢复。

在手法挤奶之前做好以下准备工作，就能事半功倍。这些方法同样可用于正常哺乳，帮助乳汁排出更通畅、高效。

（1）选择舒适、温暖、放松的环境。取坐位或是半卧位，用温水清洁乳房，洗净双手。取少量润肤油或挤出一点乳汁帮助润滑，减少皮肤摩擦阻力。也可以隔着湿热的毛巾进行按摩。

（2）准备合适的乳汁收集器。

（3）喝一杯温水或温牛奶。

（4）用温热的湿毛巾热敷乳房3~5分钟（洗脸水温度，不能温度过高）；适当进行乳房按摩。用手掌侧面轻按乳房壁，避开乳头并围绕乳房均匀按摩。用手指指腹沿乳房四周按顺时针方向转圈按摩，用指腹顺着乳腺管的方向由乳根至乳头呈放射状按摩乳房。若局部有硬结，可以在硬结上方呈环形、沿乳腺管方向来回用指腹按摩，每侧乳房可以按摩5~10分钟。做好这些准备后，可以开始手法挤奶。

轻轻按摩放松乳房，用合适的力度将乳房根部的奶水缓慢推向乳晕部位。争取每一根乳腺管都按摩到，用指腹温和地刺激乳头，使乳头直立。

将容器放在靠近乳房的地方，拇指与其他四根分开形成一个大写的C字形。拇指与食指放在距离乳头根部大约2 cm的位置，即乳腺管汇集的部位，其余手指托住乳房。如果一只手无法托住乳房，可以用双手托举，聚拢乳房。拇指、食指与乳头在一条直线上，手指首先向胸壁方向轻轻按压，再对挤，然后放松。手指反复有节奏地深压–对挤–放松，拇指和食指需要一直贴合乳房，不可以在皮肤上来回摩擦。

手指可以更换方向，帮助每一个方向的乳汁得到充分排出。乳房深部或远端的乳汁可以用指腹或手掌侧面轻轻由乳根部推至乳晕处，重复深压–对挤–放松。

重复整个过程20~30分钟。如果是宝宝亲喂后再手排奶，挤奶到双侧乳房松软即可。

正确的手排奶是柔和的，如在操作过程中出现明显疼痛，无法自己排出乳汁时，则存在操作错误或操作暴力；也可能是乳腺炎症加重的表现，应及时停止并调整手法。如仍无法改善，建议寻求医务人员的帮助。

8. 手法挤奶的注意事项有哪些？

（1）不要暴力挤压、按揉乳房，以防乳房瘀伤、炎症。

（2）不要过度向外牵拉乳头和乳房，以防组织损害。

（3）不要在同一个位置反复揉搓推抹乳房，以防皮肤灼痛。

（4）不要用错误的按摩方法，包括用梳子刮乳房、用滚烫的毛巾敷乳房、刮痧、放血等，以防对乳房造成不可逆性损伤，严重的会引起感染。

9. 如何使用吸奶器？

吸奶器的工作原理是通过负压作用，使乳晕周围的乳腺导管疏通。通畅的乳腺导管可以使局部积奶通过负压吸出，使远端乳腺导管保持通畅，排空远端的母乳。因此吸奶器可以疏通母乳。操作时要注意局部卫生，防止过度用力导致乳房局部损伤，甚至导致感染形成。

吸奶器分为电动吸奶器与自动吸奶器，根据具体情况选择合适的吸奶器。不管是电动吸奶器还是自动吸奶器在使用之前都须清洗消毒。洗完手之后，将吸奶器组装起来。这样可以避免滋生细菌，减少感染症状。

使用吸奶器前，可以同手法挤奶一样做好准备和乳房按摩。具体操作如下。

（1）准备好吸奶器，检查各部件安装是否正确。

（2）将乳杯罩到乳房上，确保乳房和乳杯紧密贴合，乳头对准乳杯的中心位置。

（3）吸奶器与乳房接触的部位和乳头通道稍微向下倾斜，长按开关按钮，吸奶器开始工作。

（4）吸奶器启动后会先刺激按摩乳房，刺激结束后开始从吸乳准备阶段自动切换到吸乳模式。

（5）吸乳完成后，按下开关键，关闭吸奶器，把奶嘴上的奶瓶取下即可。

用吸奶器吸出奶水之后，可将奶水倒入干净的奶瓶中给宝宝喂奶，也可以将吸出的母乳储存好，放入母乳储存袋冷冻。储存时应避免空气进入，以免造成宝宝胀气不消化等问题。使用吸奶器的过程中，如果感觉不舒服，需要慢慢调整角度和吸力。

10. 如何储存乳汁？

（1）母乳要用干净的容器储存，如消毒过的塑胶瓶、密封型塑胶储奶袋、玻璃奶瓶等。如果是24小时内就要喝的母乳，可以直接挤到干净的奶瓶里加盖密封，放在冰箱冷藏24小时。如果24小时内不会喝掉，可以买一些储奶袋，在上面用记号笔标注日期时间。

（2）储存母乳时，每次都得另用一个容器。给装母乳的容器留点空隙。不要装得太满或把盖子盖得很紧，以防冷冻结冰而胀破。使用塑胶袋时最好套两层，以免袋子破裂。

（3）可将母乳分成小份（60~120 mL），也可依宝宝的奶量，比如100 mL一袋或预估宝宝后续奶量为150 mL一袋保存，这样方便于家人或保姆根据婴儿的食量喂食且不浪费，分装时在每一小份上贴上标签并记上日期。母乳最长保持期为3个月，如到了3个月宝宝仍未喝，应该及时丢弃。

（4）冷藏、冷冻乳样。从冷冻室或冷藏室取出母乳时务必要缓慢，不要用明火或微波炉来解冻或加热母乳，以免破坏母乳的营养成分。冷冻过的乳汁要先在冷水里解冻，或放在冷藏室过夜解冻，再把奶瓶放在装有温水（40℃以下）的容器里加热。给孩子喂母乳前，务必要检查其温度。已经解冻过的母乳，如果宝宝没有一次喝完就应倒掉，不可反复冰冻。

冷冻>冷藏>室温，母乳储存的温度对储存时间的影响尤为明显。

如果是刚刚挤出来的母乳，放在室温25~27℃下可贮存3小时。夏天更热的情况下，可以放1~2两个小时。如果挤出来，放在冰箱冷藏，可以放24小时。如果需要放冰箱超过24小时的母乳，建议放进冷冻储存。建议温度为-18℃或者更低，冷冻室贮存不超过3个月。解冻的母乳，在室温存放不要超过2小时，冰箱存放不要超过24小时。解冻后的母乳，不可以再次冰冻。同样，宝宝吃一半，没吃完的母乳，也建议2小时内饮用完毕，否则倒掉。

11. 不喂奶了要怎么回奶？

回奶即退乳，是指给小孩断奶后让乳房不再分泌乳汁。主要有自然回奶及人工回奶两种。一般来讲，哺乳时间已达1~2年而正常断奶者，可使用自然回奶方法；因各种疾病或特殊原因在哺乳时间尚不足10个月时断奶者，多采用人工回奶方法。正常断奶时，如果奶水过多，自然回奶效果不好，亦可使用人工回奶方法。

（1）自然回奶：逐渐减少喂奶次数，减少宝宝吸吮母乳的次数和数量，或者不再让宝宝吸吮，缩短每次喂奶时间；同时少进食汤汁及下奶的食物，少吃含蛋白质丰富的食物，使乳汁分泌逐渐减少以致全无。由于一些宝宝对妈妈的乳汁还是非常依恋，所以减奶最好从白天喂的那顿开始。因为，白天有很多吸引宝宝的事情，可以很轻易地转移注意力，但是当早晨和晚间时，宝宝对妈妈非常依恋，需要从吃奶中获得慰藉，因此不易断开。在断掉白天喂奶后再慢慢停止夜间喂奶，直至过渡为完全断奶。

（2）人工回奶：人工回奶又分为食物回奶法和药物回奶法。

食物回奶法。可用生麦芽泡水，配合芒硝外敷乳房效果最好。

药物回奶法。对于乳汁较丰富或者想快速回奶的哺乳者可以采用此种方法。口服或外用中药类回奶药亦可有较好效果。需遵医嘱用药。

（柴小山、王琴）

第九章

生殖内分泌疾病

第一节　关于月经的那些事

案例一：小红，女，13 岁，小学六年级。上体育课的时候感觉一股热流从下身流出，同学们望着她掩嘴低笑。小红再看看自己，裤子上出现了一大片血迹。她非常害怕，也很紧张，赶紧给妈妈打电话，哭着告诉妈妈：我流了很多血，会不会死啊？对于成年的女性来说，这可能就是一件平常事，没有什么好害怕的。但对于第一次经历月经初潮的小女孩来说，见到这么多血从下体流出却是一件恐惧害怕的事。作为女孩的母亲，该如何向她解释这一生理现象？

1. 作为女孩家长该如何开口给女孩上生理课？

当女孩上五六年级的时候，已经有了一定的教育基础。父母可以用一些专业的词语来向孩子科普什么是月经，重点强调月经是生理性的自然现象。这与人饿了要吃饭、渴了要喝水是一个性质。不需要害怕、恐惧，也不需要因为这件事而自卑。如果孩子年龄小，无意间看见了"月经"这件事，可以委婉地用故事将月经描述出来：妈妈的肚子里有一个叫子宫的小房子，曾经你也在里面住过。子宫里有子宫内膜，内膜就像家里的墙壁，可以保护妈妈肚里的小宝宝。爸爸妈妈经常会在家打扫卫生，这样才会让家里很干净，子宫也是一样。当小宝宝出生后，小房子没人住了。为了房子的干净，房子仍会每个月打扫一次，把子宫不需要的内膜运出来……

2. 什么样的月经才是正常的月经？

月经是女性青春期后由于子宫内膜在激素的作用下，发生周期性脱落导致，表现为阴道排血、子宫周期性的出血。月经来与不来都烦恼。从青春期开始到更年期结束，月经几乎陪伴女性走过大半生，很多烦恼也随之而来。什么样的月经才是正常的？可以从以下四个方面进行辨别。

（1）月经周期：正常的月经具有周期性。出血第一天为月经周期的开始，两次月经第一天的时间间隔称为月经周期。一般为 21~35 天，平均 28 天，偶尔提前一周或推迟一周都是正常的。如果月经本身是规律的，无论时间是间隔一个月，还是 2~3 个月，都可以理解为正常。

（2）经期：每次月经持续时间称为经期，一般 2~8 天，平均 4~6 天。所以有的人 2 天干净没问题，8 天干净也没问题。

（3）经量：每次月经的总失血量称为经量，正常为 5~80 mL，少于 5 mL 为月经过少，超过 80 mL 为月经过多。5 mL 和 80 mL 是什么概念呢？血染面积占整个日用卫生巾面积的 2/3 时，大约为

5 mL，也就是说整个经期加起来都不能湿透大半张卫生巾的，属于月经过少；若整个经期使用超过16 片卫生巾，则视为月经量多。如果好几次月经量比之前明显少一半以上，或者每次月经都只有一两天，量也很少，则需要去医院看看；如果经量略多，但是不影响生活也不引起贫血，可以不用处理；对于月经过多尤其是已经导致贫血的情况，建议积极治疗。

（4）月经颜色：月经正常的颜色是红色或暗红色，可以夹杂少量的血块。因为月经是子宫内膜脱落引起的出血，混有少量子宫内膜碎片或宫颈黏液都是正常的。如果有像鸡蛋那么大的大血块或者完整的子宫内膜脱落造成痛经合并强烈的下腹痛就不正常了，需要及时就医。

3. 子宫内膜多"厚"才算"厚"？

首先需要了解子宫内膜厚度的正常范围是多少，才知道多"厚"算"厚"。

根据其组织学变化，月经分为月经期、增殖期和分泌期三个阶段。月经期：月经周期的第 1 ~ 4 日，子宫内膜功能层脱落。增殖期：月经周期的第 5 ~ 14 天，早期内膜薄，内膜仅 1 ~ 2 mm；中期内膜腺体增多，开始分裂；晚期内膜进一步增厚，内膜可达 3 ~ 5 mm。分泌期：月经周期第 15 ~ 28 日，内膜呈海绵体状，内膜厚达 10 mm。绝经后如果没有用药的情况下一般子宫内膜小于 5 mm。子宫内膜的厚度是随着月经周期的变化而改变，子宫内膜厚度因个体差异而不同。

4. 什么人容易出现黑色的月经血？有什么办法可以改善吗？

有以下情况的女性，经血为深褐色或黑色。

（1）长期久坐的女性：现在很多职场女性需要长期坐着工作，这种固定的姿势很容易导致经血流出不畅，积聚在宫腔内。站立起身时，会有大量的血凝块流出。有时候也有可能是痛经的原因。

（2）月经量大的女性：正常情况下女性一次月经的总出血量为 20 ~ 60 mL，如果出血量大于80 mL，可认为经血过多。对于月经量较多的女性，如果使用的卫生巾或卫生棉条不及时吸收经血，造成经血潴留，也会有黑色血块出现。

（3）经期受凉的女性：月经期间女性的不良生活习惯，如衣着不温、夏季贪凉，就可能出现手脚冰冷、月经不调、痛经、经血发黑等症状。

由上可知，经期出现黑色的血块并不能真正说明问题，我们更应该关心月经周期是否规律、有没有其他异常症状。在日常的工作和生活中该怎么做才能舒适地度过月经期呢？

（1）久坐不动的办公室女性：月经期间不适合做剧烈运动，建议每隔 1 小时起身活动一会，轻微走动更有利于经血排出。也可以通过卫生巾的血量来观察月经血量。如月经量过多，出现头晕须及时地休息，出现严重贫血时应及时就医。

（2）经期要做好保暖工作，避免腹部受凉。如果有痛经的症状，可用暖水袋外敷下腹部。

（3）经期饮食最好以温热为主。少吃辛辣、烧烤、油炸或腌渍食物。多摄取维生素 C、维生素 E 能促进骨盆血液循环顺畅，减少因充血导致的痛感。补充丰富的钙和镁元素让肌肉放松。

（4）经期应该注意休息，避免熬夜，保持愉悦的心情。

5. 月经期有什么忌口吗？

有人说芒果中含有促凝血成分，容易过敏，因此很多人认为经期不能吃芒果。人体血液中具有凝血功能的是血小板，且芒果有利尿解渴、清热生津的作用，富含丰富的维生素 C、胡萝卜素、蛋白质等。所以经期可以食用，但是要适量。

湖南、四川、重庆等地区的人的口味偏辛辣。辛辣食物刺激性强，容易扰乱生理周期，且对肠道刺激性大。因此建议经期远离烧烤、麻辣类、干锅类的刺激性强的食物，味道再好都要控制住自己的嘴，尽量少吃或不吃。

夏季天气最为炎热，很多女性都喜欢吃冰冷的食物来降温。对于经期能不能吃冰冷食物这个问题是因人而异的。但建议如果是寒性体质，有痛经症状的女性，在月经前后及月经期间都不要吃冰棒等凉性食物，以免诱发或加重痛经问题。

6. 月经期可以锻炼身体吗?

月经期适当的运动锻炼可以缓解腰酸和下腹胀痛感等不适，还可以减轻盆腔充血，改善盆腔的血液循环，促进身体的新陈代谢。在月经期进行规律、适宜的锻炼，可以一定程度地缓解精神上的顾虑和紧张，减轻心理上的压力，减少子宫痉挛，缓解痛经。

经期间应避免剧烈的运动，因为剧烈运动在一定程度上可能抑制下丘脑功能，引起内分泌功能异常，影响月经的周期规律和正常月经的形成，甚至可能会痛经。因此女性在生理期比较推荐如瑜伽类的轻松舒缓性运动，进行身体肌肉的拉伸，尽量避免剧烈运动。

案例二：患者王女士，25岁，13岁开始来月经初潮，来月经开始就出现痛经现象，之后越来越严重。上学的时候甚至因为痛经需要请假在家休息，止痛药对她来说只能缓解几个小时。随着年龄的增大，有时候能有所缓解，有时候却痛得生不如死(图9-1)。像王女士这样痛经的女性肯定常见，今天就来了解一下痛经的那些事。

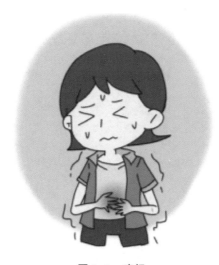

图 9-1 痛经

7. 痛经是怎么回事?

痛经是指女性在月经前后或月经期间出现的下腹疼痛、坠胀，部分女性可伴有腰酸，严重时合并有头痛、乏力、恶心、面色苍白甚至昏厥，可影响生活质量和工作。痛经分为原发性痛经和继发性痛经。原发性痛经是指妇科检查无明显器质性病变的痛经，占痛经发病率的90%以上，婚后、产后多能自愈；继发性痛经是指由盆腔器质性疾病如子宫内膜异位症、盆腔炎等引起的痛经。

8. 痛经有哪些典型表现?

(1)原发性痛经：在青少年期常见，多为初潮后1~2年内发病。疼痛多自月经来潮后开始，以月经来的第一天疼痛最为剧烈，持续2~3天后会缓解。疼痛呈痉挛性(即一阵一阵地抽搐)，可伴恶心、呕吐、腹泻、头晕、乏力等症状。

(2)继发性痛经：患者多有盆腔器质性病变，常在行经后数年发生痛经。疼痛开始于月经来潮，经期前半期最为严重，此后减轻，直到结束。可伴有下腹坠胀、月经异常(如月经增多，经期延长、月经淋漓不尽或经前期点滴出血)、腰酸、慢性盆腔痛、性交痛。病情严重者可出现面色发白、四肢冰冷、晕厥等。

9. 为什么会痛经?

原发性痛经多见于青少年期,其疼痛与子宫肌肉活动增强所导致的子宫张力增加和过度痉挛性收缩有关。原发性痛经的发生主要与月经期子宫内膜合成和释放前列腺素(PG)有关。其可引起子宫平滑肌过强收缩,血管挛缩,造成子宫缺血、缺氧,引起痛经。原发性痛经的发生受内分泌因素、精神因素、遗传因素和免疫因素等的影响。一般认为精神因素(如恐慌、忧郁、情绪不稳)在原发性痛经中占重要地位,体质因素(如身体虚弱,疼痛阈值低,对外在刺激过度敏感)也有很大影响。继发性痛经常见于子宫内膜异位症、慢性盆腔炎、子宫腺肌病、先天性子宫畸形(如单角子宫、纵隔子宫等)、阴道横隔、子宫肌瘤、宫颈粘连及宫颈狭窄、盆腔静脉淤血综合征及放置宫内节育器等。

痛经通常发生在有排卵的月经周期。无排卵型子宫内膜因无黄体酮刺激,所含前列腺素浓度很低,通常不发生痛经。内在或外来应激可使痛阈降低,精神紧张、焦虑、寒冷刺激等都可能影响中枢神经系统。疼痛的主观感受与个体痛阈有关。痛经患者免疫细胞和免疫反应都有所改变,母亲患有痛经,则女儿出现痛经的可能性较大。

10. 哪些不良生活习惯容易导致痛经?

(1)少女初潮时,心理压力大、久坐导致气血循环变差、经血运行不畅、爱吃冷饮等,易引发痛经。

(2)吸烟,有研究发现痛经与暴露于烟草环境有关。

(3)经期常常暴露于寒冷环境或剧烈运动等,均易引发痛经。

11. 怎样预防痛经?

痛经的主要预防措施包括注意经期及性生活卫生、加强锻炼、定期体检。

(1)注意经期卫生,避免剧烈运动及过冷刺激。

(2)平时加强体育锻炼,增强体质。

(3)避免不洁性生活,注意避孕,尽量避免宫腔操作。

(4)定期行妇科普查,早期发现疾病,早期诊断,早期治疗。

12. 日常生活中有哪些缓解痛经的好方法?

(1)饮食。

①保持饮食均衡:少吃过甜或过咸的食物,因为它们会引起腹胀。应多吃蔬菜、水果、鸡肉、鱼肉等富含维生素和蛋白质类食物,并尽量少食多餐。

②不吃含咖啡因的食物。咖啡因会令你神经紧张,造成月经期间不适,咖啡所含的油脂也会刺激小肠引起腹部不适。

③牛奶加蜂蜜:每晚睡前喝一杯加一勺蜂蜜的热牛奶,可以缓解甚至消除痛经之苦,效果极好。

④香蕉中含有维生素 B_6,能够稳定情绪,并减轻腹部疼痛,痛经时不妨多吃一些。

⑤注意忌口:行经前后及经期尽量不吃生冷、辛辣、刺激性强的食物,如冰棒、烧烤、辣椒等。

(2)运动(图9-2)。

在利用饮食改善营养的同时,可以配合做一些轻度的运动,比如散步、练习瑜伽。

(3)注意保暖。

①保持身体暖和:非常时期,保持身体暖和非常重要,尤其是针对痉挛及充血的骨盆部位。

②多喝热水,也可在腹部放个热水袋进行热敷,一次数分钟,可以缓解腹部的胀痛。

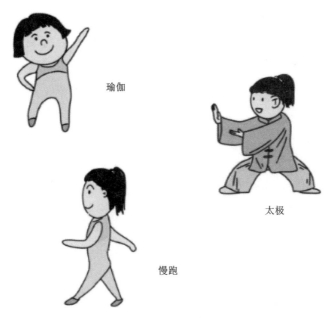

瑜伽

太极

慢跑

图 9-2　运动

13. 有人说结婚后就不痛经了，是真的吗？

结婚后就不痛经，一般是指在性生活以后，或者是生育以后就不会痛经。主要针对月经血排出通道狭窄导致的痛经，如处女膜孔或宫颈管比较狭窄。由于有性生活，特别是在生育以后，其月经血排出特别通畅，这类原因导致的痛经就会自然缓解。对于器质性病变导致的痛经没有明显缓解。

案例三：患者小红，18 岁，大学一年级学生。原是活泼好动、思维敏捷的女孩，为了身材好、漂亮，盲目地跟着其他同学一起减肥，每天以水果、黄瓜充饥，主食约 50 g。3 个月后人瘦了很多，但月经变得越来越不规律，量也越来越少。半年后小红出现了头晕眼花，头发枯黄无光泽，经常心悸，一上楼梯就气喘吁吁，上课精力不集中，情绪低迷，记忆力下降严重，学习成绩也直线下降，甚至出现了闭经。这到底是怎么回事呢？怎么减肥还能影响月经？

14. 闭经是怎么回事？

闭经是一种常见的妇科症状，指从未来过月经或月经周期建立后又停止，包括原发性闭经和继发性闭经。原发性闭经是指年龄大于 14 岁，第二性征未发育，或年龄大于 16 岁，第二性征已发育，还没有月经来潮。继发性闭经是指正常月经建立后月经停止 6 个月以上或按自身月经周期计算停止 3 个周期以上。青春期前、绝经后和哺乳期的月经停止，属于正常生理现象。

15. 导致闭经的原因有哪些？

闭经可能与多种因素有关，主要包括生理因素、病理因素、心理因素和药物作用。

(1)生理因素：妊娠期、哺乳期、绝经后都会闭经。

(2)药物作用：某些药物也可能导致闭经，如长期服用避孕药，使用化疗药物、抗精神类药物等。

(3)精神应激：突然或长期精神压抑、紧张、忧虑、环境改变、过度劳累、情感变化、寒冷等，均可引起神经内分泌功能障碍而导致闭经。

（4）体重急剧下降和神经性厌食：中枢神经对体重急剧下降极其敏感，体重急剧下降、过度节食和严重的神经性厌食，均可导致闭经。

（5）运动过度：长期剧烈运动或芭蕾舞、现代舞等训练易导致闭经，这与病人的心理背景、应激反应程度及体质下降有关。

（6）疾病因素：多种疾病都可能导致体内激素失衡，造成闭经，如多囊卵巢综合征、甲状腺功能异常、垂体肿瘤等。基因突变或手术创伤也会造成闭经，如子宫瘢痕、生殖器官缺失、生殖道结构异常等。

16. 为什么女性过瘦会导致闭经?

女性的乳房、腹部、大网膜和长骨骨髓中的脂肪组织，可使雄激素变成雌激素。脂肪组织是雌激素的一个重要的性腺外来源，可以直接影响体内控制月经周期的内分泌调节。因此一般胖的女孩比瘦女孩的月经初潮先至，营养不良会使月经初潮推迟。当体重低于标准体重的 5%～10% 时，月经周期即可发生变化并影响生育；低于标准体重的 15% 时，由于雌激素不能正常释放而可能发生闭经。

17. 什么是宫腔粘连? 导致宫腔粘连的原因有哪些?

宫腔粘连是因为子宫内膜及内膜下基底层受损，宫腔部分或全部封闭，导致月经异常、反复流产或不孕等。其主要临床表现是月经异常（月经量少或闭经）、下腹部周期性痛经等，甚至有的患者是因反复流产或不孕检查发现。

导致宫腔粘连的确切病因尚不明确，但子宫内膜受损是宫腔粘连的必要条件，主要包括感染、流产和医源性的损伤等。

（1）感染：慢性或亚急性子宫内膜炎、子宫内膜结核可能会导致宫腔粘连。

（2）流产：包括人工流产、稽留流产或不全流产。

（3）医源性损伤：包括清宫、剖宫产、胎盘残留、诊刮术后、宫腔镜手术后等。

案例四：张女士，25 岁左右开始月经干净后 7～8 天出现褐色分泌物。最开始量很少，但随着年龄增大，那几天血量越来越多，大多时候流血量可以达到月经第三天或第四天的量。这样的状态让张女士很烦恼，到医院做检查，医生说这是排卵期出血，开了黄体酮口服，但仍没有什么效果。张女士因为这个事情就诊了多家医院。医院的医生都说这是小问题，不必过于紧张。为什么有些女性会出现排卵期出血? 这是一种疾病吗? 该如何治疗?

18. 什么是排卵期?

排卵期是指卵子排出前后的时期。一般月经正常的情况下，女性排卵日是下次月经来潮前的14 天左右。一般将排卵日的前 5 天和后 4 天，连同排卵日一起共 10 天称为排卵期。因为在排卵期内性交容易受孕，所以排卵期又称为易受孕期或危险期。血液中激素水平、宫颈黏液、阴道脱落细胞检查、B 超等可以帮助判断是否排卵。

19. 身体在排卵期会发生哪些变化?

大部分女性在排卵期没有不适的感觉，少数女性较为敏感，可能会出现以下症状。

（1）乳房胀痛：有些女性乳房胀痛明显，甚至不能触碰，有可能乳房胀痛感表现会一直持续到下次来月经前。

（2）轻微腹痛：有些女性在排卵期可能会感到一侧下腹微痛，同时伴有肛门轻度下坠感。这是由于成熟的卵子冲破包裹卵子表面的一层薄膜的滤泡从卵巢表面排出，滤泡内的少量液体流入盆腔的最低部位而导致的。

（3）阴道分泌物增多，黏稠度变稀薄：正常白带多为无味无色的黏液，排卵期女性的白带呈稀薄乳白色，且明显增多。若用手纸擦拭时会发现如鸡蛋清样拉丝状黏液。

（4）体温上升：排卵期由于孕激素的分泌，可使体温在排卵后升高 0.3～0.5℃。如果坚持每天清晨测量基础体温，可以根据体温的变化，来测自己的排卵日期。

（5）阴道少量出血：阴道流出少量褐色分泌物，一般这种情况不会超过 3 天。

以上情况不是每位女性都可能出现，因人而异。了解排卵期的变化有助于推算排卵日期，科学受孕。

20. 为什么会出现排卵期出血？

到了排卵期，身体会发生一些变化：小腹痛；白带变得稀薄，如鸡蛋清样拉丝状。有女生在排卵期时出现阴道出血现象，一般出血量少于月经量。这是为什么呢？

排卵期出血最常见的原因是排卵期激素水平的变化。在月经前 5 天，子宫内膜都比较薄。从第 5 天开始，卵巢分泌的雌激素开始增多，子宫内膜也随之增厚。快到第 14 天时，雌激素的量冲上峰值，此时排卵势在必行。等到卵泡排出，雌激素开始走下坡。如果骤然下降太多，则不足以维持子宫内膜的水平，子宫内膜会突发性地脱落，经阴道排出，从而产生月经又来的错觉。排卵 2～3 天后，黄体成熟，雌激素补充，子宫内膜停止脱落，排卵期出血也就停止了。

21. 排卵期出血和受精卵着床出血有什么不同？

（1）出血的时间不同。

排卵期出血是在排卵后一两天内，阴道出现的少量出血情况。这种出血的时间在两次月经之间。受精卵着床要先排卵，再与精子结合形成受精卵，最后进入宫腔内着床。这个时间相对排卵期来说要长一些。如果有着床出血，一般会在排卵一周左右才出现，是月经推迟后的少量出血，大概要比排卵出血晚 3～5 天。

（2）血液的颜色不同。

之所以会出现排卵期出血，主要是在排卵期时，身体中的雌孕激素分泌会下降，子宫内膜脱落导致阴道出血。此时的血液和月经颜色差不多，呈暗红色，甚至还发黑。着床出血一般会有红色或者粉红色的血迹，出血量很小，颜色也非常浅，而且并不是所有人都会出现着床出血。

（3）出血时伴随的症状不同。

排卵期出血时，除了阴道会有少量出血之外，还常常会有小腹疼痛、腰酸等不适症状。症状的轻重、持续时间因人而异，有些人症状较轻，持续时间比较短；有些人症状较严重，可能会持续 2～3 天。因为处于排卵期，白带增多呈拉丝状。着床出血一般只有少量的阴道出血情况，但是并没有腹痛、腰酸等不适症状，也没有白带拉丝状。

（4）HCG 水平不同。

排卵期出血时并没有怀孕，如果此时抽血化验 HCG，这个数值并不会升高。如果是着床出血，因为已经怀孕，所以抽血化验 HCG 时，会发现这个数值隔天翻倍。

22. 排卵期出血怎么办？

排卵期出血并不少见，一般时间短、出血量少，偶尔出现。这对健康并无大碍，多数能自愈，无须治疗。如果连续 3～6 个月都出现排卵期出血，应该到医院就诊，排除生殖系统器质性疾病。阴道出血，病菌容易入侵。所以经期更要注意卫生，使用护垫或卫生巾，用清水清洗会阴，最好不要剧烈运动。排卵期出血不会影响怀孕，如果出血量很少，清洗生殖器后，还是可以进行性生活。如果出血量多，为了预防感染，暂时不要进行性生活。如果出血时间长，一周仍未停止，或者排卵期出血已影响日常生活，则须尽快到正规医院找医生治疗和调理。日常生活中也要注意自己的作息习惯，按时吃饭、早睡早起、及时排解自己的精神压力。

（蒋了非、王琴）

第二节　女性生殖内分泌常见疾病

案例一：2019 年 4 月 21 日，妇科门诊来了一位身材肥胖的女孩子。询问病史，自诉未婚未育、无性生活史。近半年出现月经不调的现象，经常一两个月来一次月经，有时甚至不来，需要用药才有月经来潮。最后一次月经是 2019 年 4 月 5 日，4 月 6 日于外院性激素六项提示黄体生成素高于卵泡刺激素，并且睾酮高；做盆腔 B 超提示双侧卵巢多囊结构，诊断为多囊卵巢综合征。多囊卵巢为什么会导致月经失调？会不会影响怀孕？

1. 卵巢有哪些功能？

女性的卵巢是产生和排出卵子，并分泌甾体激素的一对椭圆形的性腺器官。随着年龄的不同，卵巢的大小、形状也不同。卵巢具有以下功能。

（1）产生和排出卵子：生育期每月一般有一个卵泡发育成熟并排出，且排卵多发生在下次来月经前 14 天。女性一生一般卵泡发育成熟并排出卵子只有 400~500 个。

（2）卵巢合成和分泌性激素：包括分泌雌激素、孕激素和少量雄激素。雌激素可维持和促进子宫的发育，促进女性特征的发育，促进卵泡的发育，维持和促进骨代谢，降低循环中的胆固醇。孕激素可抑制子宫收缩，为受精卵的着床做好准备，利于其在宫腔内生长发育；促进体内钠和水的排泄；排卵期可使体温升高 0.3~0.5℃。雄激素可促进女性外生殖器（阴阜、阴蒂、阴唇）发育，促进腋毛、阴毛生长；促进肌肉生长；刺激骨髓中红细胞增生；促进身体对钠和水的重吸收并保留钙；增强性欲。过多的雄激素会让雌激素产生拮抗，可能出现男性化的表现。

卵巢和其他脏器一样也会经历发生发育、活跃、衰老的过程，绝经后卵巢停止分泌激素，易出现骨质疏松。

2. 什么是多囊卵巢综合征？对女性健康有什么影响？

多囊卵巢综合征（PCOS）是最常见的妇科内分泌疾病之一。在临床上以雄激素过高的临床或生化表现、持续无排卵和卵巢多囊改变为基本特征，常伴有胰岛素抵抗和肥胖，多起病于青春期。多囊卵巢综合征对女性健康的影响有哪些？

（1）直接影响：包括月经失调（多表现为月经稀发，周期为 35 日至 6 个月）、痤疮、多毛、肥胖等。

（2）不孕症：长期无排卵，育龄女性因排卵障碍导致不孕。

（3）由于无排卵，子宫内膜受到雌激素的长期刺激增厚，在月经来潮时可能出现月经量增加，严重时会导致贫血。长期持续无排卵可增加子宫内膜癌的发生概率。

3. 多囊卵巢综合征患者会出现哪些心理问题？

多囊卵巢综合征患者大多存在心理方面的问题，其中以抑郁、焦虑为主。发生心理问题可能与疾病导致痤疮、多毛、不孕和肥胖等症状有关，也可能与担心疾病的病程长、复杂难治有关。具体来说，多毛影响患者的美观，使患者感觉自卑，影响患者的性欲和生活质量；严重者甚至减少社交活动，继而导致心理疾病发生。除多毛外，痤疮会有损女性容貌，同时痤疮带来的面部皮损会加重患者焦虑及抑郁情况。不孕也是影响女性心理健康的重要因素。不孕容易导致家庭和婚姻关系的紧张，引起婚姻关系的不稳定，导致离婚率增加。长期的抑郁焦虑状态同样会加重神经内分泌功能紊乱，降低受孕的概率。虽然大多数引起的不孕，通过促排卵治疗妊娠结果很好，但不良心理可能会降低促排卵和辅助生殖技术治疗后的妊娠成功率。

4.多囊卵巢综合征可以治愈吗?

多囊卵巢综合征其病因至今尚未明确，目前研究表明可能是由于某种遗传基因与环境因素相互作用所致，所以多囊卵巢综合征无法治愈。多囊卵巢综合征在不控制的情况下可能会导致高血压、糖尿病等代谢性和心血管疾病，需要依靠长期调整生活方式(包括控制饮食、增加运动减轻体重)、药物治疗和手术治疗。

5.减重对肥胖的多囊卵巢综合征患者有什么好处?

多囊卵巢综合征患者中，肥胖或体重超重者占67%。肥胖对于患者而言，不只是"外观不好看"，还会带来代谢紊乱、生殖健康等多方面的危害。

(1)通过饮食、锻炼减体重或控制体重(图9-3)，可以改善高胰岛素血症、胰岛素抵抗和高雄激素血症，从而恢复月经，减轻多毛和痤疮症状。

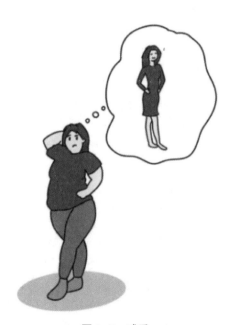

图9-3　减重

(2)减体重可以使受孕机会大大增加，流产风险减小。

(3)减体重的长期效益：降低多囊卵巢综合征患者并发心血管疾病、糖尿病与子宫内膜癌的风险。

6.多囊卵巢综合征患者要如何减肥?

(1)健康的饮食：七八分饱、低糖、低油、少盐、高纤饮食，多喝水；尽量少吃升糖指数高的食物，如碳酸饮料，糖分高的甜品、蛋糕、米饭、土豆泥等；适当多吃绿叶蔬菜(富含维生素及多种微量元素)、彩色蔬菜(富含抗氧化物质)、升糖指数低的水果(樱桃、苹果、葡萄、奇异果、橙子等)、优质蛋白质(鸡胸肉、腱子肉、鱼肉、豆制品)、健康的脂肪(坚果、种子、橄榄油等)、膳食纤维丰富的粗粮等。

（2）合理的运动：选择自己可以长期坚持的运动。通常建议有氧运动与无氧运动相结合，每周保持3~5次每次30分钟以上的有氧运动（慢跑、快走、游泳、骑自行车、舞蹈、球类运动等），以及2~3次无氧运动（如俯卧撑、平板支撑等）。

（3）良好的习惯：三餐定时，早餐尤其重要；保持积极的心态；规律作息，切忌熬夜。

（4）持之以恒：多囊卵巢综合征的患者，多数需要服用药物来调节内分泌。除了本身的肥胖，还有药物导致的水钠潴留。这在减肥的路上简直雪上加霜，可能会打击减肥的信心。打多囊卵巢综合征肥胖的仗，需要长期作战，坚持不懈，才能看到胜利的曙光。

7. 内分泌失调会使人变"丑"吗？

人体内的各种腺体通过分泌激素，影响人体生长、发育、代谢、生殖、病变等生理活动，在人体内维持相对稳定平衡。当某种或多种激素分泌过多或过少，就可能内分泌失调，导致各种疾病。临床上很多疾病会导致内分泌失调，如：月经失调、糖尿病、子宫肌瘤、甲状腺功能减退等。内分泌失调的患者，如果雌激素水平过高，容易体液淤积，导致黑眼圈；影响新陈代谢和循环，导致色素沉着，色斑形成；皮脂分泌过剩，堵塞毛孔，导致细菌滋生，继而出现脂溢性皮炎、痤疮等；很多女性乳腺增生、乳房胀痛主要原因也是因为内分泌失调；精神压力大、经常熬夜的人，容易内分泌失调影响头皮毛囊的生成，导致脱发、头发稀疏。

内分泌失调真的会使人变丑，我们应该适当运动强身健体，调整生活作息，规律均衡地饮食，保证充足的睡眠；还可以适当泡脚、泡澡。

案例二：女童小花，7岁。由于挑食，吃饭少，喜吃零食，从小长得瘦小。为了让她长高长胖，每天女孩的父母都会准备很多营养品和保健品给她吃。半年以后，女孩身高一下子长不少，也长胖许多。女孩母亲发现女孩的乳房开始隆起，一年后居然来了月经。于是妈妈带她来到医院就诊，查骨龄相当于11岁儿童，经医生诊断为：性早熟。你听说过"性早熟"吗？什么原因导致小花青春期发育提前了呢？

8. 什么是性早熟？有什么常见的症状？

女童8岁以前，下丘脑—垂体—卵巢轴的功能处于抑制状态，生殖器官为幼稚型；8~10岁开始，抑制状态解除，卵巢内的卵泡受垂体促性腺激素的影响，有一定的发育，并开始分泌性激素，出现性征的变化，即青春期发动。发动的时间主要取决于遗传因素，还与居住地、体质、营养状况及精神心理因素有关。如果青春期提前启动，8岁前女童出现乳房发育、小阴唇增大、阴毛腋毛生长、月经来潮，即考虑为青春期提前启动，也就是常说的性早熟；9岁以前男童则出现腋毛、阴毛和胡须的生长，声音变得低沉，睾丸、阴囊增大，以及阴茎增粗增长等。性早熟的患儿多表现第二性征提早出现。如果发现儿童提前出现了以上第二性征，应及时去正规医院明确是否为性早熟，早发现早治疗。

9. 你知道性早熟有真假之分吗？

（1）真性性早熟又称为完全性性早熟，也称为促性腺激素释放激素（GnRH）依赖性性早熟。这类儿童的第二性征的出现与正常的青春是相同的发育顺序，但提前启动了下丘脑—垂体—性腺轴功能。正常的青春发育顺序是，男童：睾丸容积增大→阴茎增粗增长→腋毛和阴毛生长→声音低沉→长胡须→遗精；女孩：乳房发育（乳核出现）→外生殖器和阴毛改变→腋毛生长→月经来潮。真性早熟在临床上以女童最为常见。

（2）假性性早熟又称为外周性性早熟，又称非促性腺激素释放激素（GnRH）依赖性性早熟，是指由肾上腺皮质增生、性腺肿瘤或者其他原因引起的体内性甾体激素上升到青春期水平。假性性早熟患儿的青春发育顺序与正常顺序不同，且不具备生殖的能力。性早熟症状可能是某一种疾病的临床表现之一。临床上这种性早熟不多见，但危害性较大，一经发现应及时去医院就诊治疗。

无论是因特定疾病导致的性早熟，还是因性早熟导致儿童出现心理问题的都应该积极地干预治疗。

10. 性早熟有哪些危害？

性早熟的危害主要有两个方面。

（1）影响儿童成年后的身高：由于体内性激素的影响，性早熟的儿童骨骼提前闭合，导致成年后的身高低于正常的同龄儿童。

（2）影响儿童身心健康：性早熟的儿童由于智力和心理的发育处于实际年龄，不成熟，但身体上较同龄儿童发育早；同时激素水平迅速增长，性早熟的儿童对异性的需求较同龄儿童提前，容易发生早恋、早孕，甚至有性犯罪的危险。有些性早熟儿童难以接受自己与朋友的不同，导致容易出现恐慌、抑郁、自卑的负面情绪。

（3）有统计报道，性早熟的女性发生卵巢癌和乳腺癌的概率高于正常的女性。

11. 哪些儿童容易发生性早熟，如何预防？

有研究表明，性早熟的儿童接触过多成人题材的书籍、影视剧，大多数儿童比较肥胖、偏食、缺乏运动，喜欢油炸、高脂肪的食物；还有一部分是进食含激素丰富的营养品和保健品等，且女童较男童多见。因此对于小孩子应均衡营养、合理搭配、清淡饮食，忌暴饮暴食，对于炸鸡、奶茶、含糖饮料、烧烤等食物要限制小孩子的摄入；适当运动，养成良好运动习惯，比如慢跑、游泳等，每周可运动 3~5 次，每次运动 1 h 左右；减少对儿童的心理刺激，积极培养孩子健康的兴趣爱好，注意保障家庭环境的安全，避免儿童误食避孕药品。家长切勿盲目买补品给孩子。

案例三：患者张女士，28 岁。之前听身边朋友各种诉说婚后生活不好，迟迟不想结婚。直到 30 岁家里老人急，才选择相亲结婚。因为处于事业上升期，计划奋斗 1~2 年再怀孕。但婆婆着急抱孙子，不想让老公为难，开始了造人计划。

可谁知，老天给她开了个巨大的玩笑。8 月，因为痛经特别厉害，她去做了 B 超，发现轻度的子宫腺肌病。当时医生开了一些非激素类药物，一直到 11 月经期仍正常。12 月初，未来例假。12 月中旬，患者突然意识到自己出现"潮热"的现象（之前这个词根本没有出现在她的脑海里），觉得有些奇怪。挂号去医院验血，发现促卵泡生成激素和黄体生成素的值严重偏低。她自己查了一下这两个数值严重偏低的含义，吓坏了。由于医院人太多，一时半会做不了 B 超，医生也不愿意在没看到 B 超的情况下出具诊断。于是她立刻转为前往熟悉的妇科专家处检查（即 8 月份痛经就诊医生处）。刚开始医生说肯定是样本搞错了，验血数值看起来完全像一个绝经 2~3 年的老龄妇女的情况，即使刚绝经一年的人去测试，都不至于这么严重。医生说，张女士 8 月份的 B 超单子看起来完全正常，在完全没有吃激素类药物的情况下，9 月至 11 月的月经都自然规律，就算突然开始早衰也不可能发展得这么快。但是几个小时之后，验血结果和大医院检查结果的完全一致。B 超显示卵巢和子宫比 8 月份缩小了一圈，基本确定是特发性的卵巢早衰。张女士这么年轻为什么会出现卵巢早衰？

12. 什么是卵巢早衰？

卵巢早衰是指女性曾经有过正常的月经周期，但是在 40 岁之前出现卵巢功能减退，持续性闭经、月经稀发，且第二性征（乳房）也开始萎缩；出现心烦、燥热出汗、记忆减退、易怒等更年期症状；出现脱发、色斑、骨质疏松等问题；雌激素水平下降，易出现同房困难、阴道充血破裂等问题。

有以上症状的女性不要着急对号入座，卵巢早衰的主要表现是闭经。

13. 如何判断卵巢是否早衰?

女性月经紊乱一般可表现为月经稀发，或者几个月不来月经。有的人女性经量明显变少；有的女性月经来的第 2~5 天抽血查卵泡刺激素(FSH)升高；有的出现类似绝经综合征的表现，如情绪变化、潮热、盗汗、睡眠不佳、性交不适、阴道干涩等症状。如果女性已停经 3 个月，可以直接抽血查验卵泡刺激素(FSH)。如果卵泡刺激素(FSH)为 10~20 U/L 则提示卵巢储备功能下降，雌激素有一定程度的降低；如果卵泡刺激素(FSH)大于 25 U/L 可以诊断为早发型卵巢功能不全。也可以抽血查抗缪勒氏管激素(AMH)，作为预测卵巢储备功能比较可靠的指标。当它低于 0.2~0.7 ng/mL 提示卵巢储备功能下降，低于 0.086 ng/mL 则提示绝经或卵巢早衰。任何一天抽血查抗缪勒氏管激素(AMH)结果都不受影响。还有一些指标可以帮助诊断，比如卵巢大小、卵血流、窦卵泡计数、氯米芬刺激试验、抑制素 B 等。

14. 为什么会出现卵巢早衰?

卵巢早衰的原因有以下几个方面。

(1)不良的生活习惯：长期作息不规律、抽烟喝酒、接触有毒有害物质等。

(2)过度减肥：过度减肥导致脂肪含量短时间内下降过快，下丘脑—垂体—卵巢轴分泌激素降低，出现月经紊乱，甚至闭经。非正常闭经会反过来抑制卵巢功能，造成卵巢功能的衰退。

(3)精神因素：工作压力大和持续超负荷地工作，长期精神紧张、精神状态不稳定也会对内分泌产生影响，比如出现月经紊乱或闭经现象。

(4)反复促排卵：随着生殖辅助技术的发展，通过打促排卵针增加卵子排出数量，容易增加卵巢过度刺激征的风险，进而加大卵巢早衰的风险。

(5)自身免疫系统疾病：比如自身免疫系统甲状腺疾病。当免疫系统出现异常时，产生攻击自身细胞和组织的抗体，比如破坏卵巢的功能，导致卵泡无法发育成熟。

(6)医源性因素：因肿瘤疾病接受放疗的患者，特别是盆腔肿瘤的患者。

(7)其他：卵巢早衰家族遗传史，医学上无法明确其病因的继发性闭经、病毒感染等。

15. 卵巢保养有用吗?

由于许多女性渴望年轻，青春永驻，很多商家包括美容院、微商等夸大卵巢早衰宣传，打着"卵巢保养"的口号来推销卵巢保养品和卵巢保养按摩理疗服务。其实卵巢位于盆腔深处，正常情况下妇科检查是摸不到卵巢正常大小和形态。只有当卵巢得了肿瘤、囊肿的时候才能感受到卵巢局部存在的位置。如果仅仅是从肚皮上把精油什么的通过推拿、按摩等方式来保养卵巢是达不到效果的。而物理治疗比如热疗，它只是通过热能量促进局部血液循环，对于原发性痛经有一定缓解作用，但是远远起不到保养卵巢的作用，更不可能有逆转早衰的功能。

案例四：患者女，王某，33 岁。半年前开始月经期的前几天，腰背部酸胀、烦躁不安、精神恍惚、心情郁闷、全身乏力、乳房胀痛，尤其是两侧乳房的外侧，疼痛放射至双肩部、腋窝和背部，导致睡眠差，严重影响到日常生活和工作质量。月经前为什么会出现这些症状呢?有没有什么办法可以缓解?

16. 什么是经前期综合征和经前心境恶劣障碍?

月经前期出现肌肉疼痛、乳房胀痛和腹胀等经前期症状，其程度严重影响日常生活的，被称为经前期综合征。经前期综合征会影响女性的情绪、月经前行为和身体。月经前严重影响女性日常工作和生活，反复发生的牵涉精神(行为、情感)和躯体两方面的症候群，美国精神病协会对经前心境恶劣障碍的严重类型称为经前焦虑症。常发生于生活工作压力大，曾经有精神健康问题(如焦虑症、产后抑郁症)，有抑郁症的家族史、酗酒家族史，咖啡因摄入量高，低维生素 B_6、低钙或低镁饮食的女性。

17. 经前期综合征的症状有哪些?

经前期综合征行为和情感的症状有：情绪波动，如焦虑、愤怒、烦躁、攻击性、抑郁或悲伤，回避家人和朋友，难以集中注意力；身体症状有：乳房胀痛、体重增加、腹胀、头痛、关节疼痛、腰痛、睡眠过长或过短、性欲下降、疲劳、精力不足等；可能会加重某些疾病，如：偏头痛、焦虑症和抑郁、癫痫发作、哮喘等。女性大多数的经前期综合征会发生在初次来月经后的任何时间段，大多在25岁左右首发，但大多是以30多岁的女性最常见。不过要注意区别40岁以上的女性有可能出现的类似于经前综合征和经前焦虑症的围绝经期症状。

18. 如何预防经前期综合征?

经前期综合征的病因尚不明确，可能与正常的内分泌系统变化相关。虽不能有效预防经前期综合征，但可以采取以下措施减少发生严重症状的概率。

(1)戒烟、酒，少食多餐，健康饮食，摄入富含钙丰富的新鲜食物，包括蛋白质、水果、蔬菜和低脂乳制品等；避免摄入高热量的蛋糕、巧克力、糖果、咖啡因、盐等。

(2)放松心情，养成良好的作息习惯，保证充足的睡眠，适当运动锻炼身体。

(3)学会合理减压发泄情绪。

(4)其他：瑜伽、冥想等。

案例五：王某，女性，45岁。王某是一位初三的语文老师，性格敏感多疑，少话，任性好强。由于工作竞争激烈，任务较重，人际关系紧张，近2年来入睡困难，整夜噩梦不断；逐渐感到疲乏无力，体力不支；心慌，胸闷，头痛头昏；急躁易怒，食欲不振。每天吃安眠药2~3片，也只能睡2~3小时。王某面色苍白，体质十分虚弱，一双深深下陷而大得可怕的眼睛，显露出紧张而绝望的神情。王某前往医院就诊，经过各种检查，未发现器质性病变。医生考虑围绝经期综合征，予以药物治疗，服药后患者自觉症状明显减轻。为什么很多女性到了四五十岁脾气就变大了，甚至有点不讲道理了?

19. 什么是围绝经期?

围绝经期就是俗称的更年期，和青春期一样，围绝经期是每个女性都要经历的一个生理阶段。一般来说，40岁以上的女性开始出现月经紊乱现象(包括月经期延长、月经量减少、月经不规则或突然停经)时，就意味着已经进入了围绝经期。它分为绝经前、绝经、绝经后3个时期，多发生在45~55岁的女性身上。这是大部分女性从生育期向老年期的一个过渡阶段。

20. 为什么有的围绝经期综合征的女性会容易情绪低落,陷入抑郁?

(1)女性由性成熟期逐渐进入围绝经期，卵巢内的卵子越来越少直至消耗殆尽；雌激素分泌递减，孕激素日益匮乏；卵巢功能渐进性衰退直至丧失，极易出现烦躁、激动、焦虑、抑郁(图9-4)、潮热、出汗、心悸、失眠、头痛、关节疼痛等症状。

(2)绝经后内外生殖器失去女性激素支持，逐渐萎缩、干涩；性欲明显下降，甚至丧失；夫妻感情可能因性生活不和谐发生裂痕。

(3)此期间女性大多离退休或无业宅家，社会地位改变，人际关系疏远，家庭收入减少。一些人会产生失落、孤独、苦闷、无助等心态，致使焦虑、抑郁、暴躁、易怒等情绪加剧。

（4）有些人的子女长大，离家求学或成家另过，原本温馨的港湾，变为冷冷清清的"空巢"。因此陷入从未有过的孤独、牵挂和思念之中，不能自拔。

（5）现代社会邻里之间"鸡犬之声相闻，老死不相往来"，足不出户，将自己封闭起来，很少参加社会活动。一旦遇到不顺心的事，找不到合适的沟通排解。

（6）家庭成员发生变化，生活环境发生变迁，适应性较差，不能正确面对现实，适时调整心态。

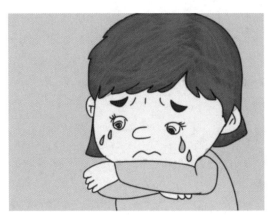

图 9-4　情绪低落

21. 围绝经期综合征需要治疗吗?

围绝经期是每个女性都要经历的一个生理阶段，多发生于 45~55 岁的女性。由于体内激素水平降低，致女性自主神经系统功能紊乱，同时伴有神经心理症状，医学上称为围绝经期综合征。围绝经期综合征需要治疗吗？建议女性朋友可以提前预防，如调整生活习惯，饮食宜清淡，按时睡眠，坚持户外运动，或者练习太极、瑜伽等。这样不但可以减轻围绝经期出现的症状，还可以加强体质，提高免疫力，使身心拥有良好的生活状态。对于症状比较明显的患者可以在临床医师指导下服用自主神经调节或者激素类药物缓解症状。

22. 什么是绝经激素治疗(MHT)?

绝经激素治疗（MHT）是为弥补卵巢功能衰竭而采取的治疗措施。经过多年的实践证实，科学应用 MHT 可有效缓解绝经相关症状，绝经早期使用还能在一定程度上预防老年慢性疾病的发生。MHT 中雌激素是绝对的主角，孕激素起配角的作用，有子宫的妇女为保护子宫内膜需要加用孕激素。MHT 的核心是雌激素的补充。随着 MHT 应用的不断进展，不同的雌激素制剂及多种用药途径已广泛应用于临床，以适应各类型患者的需求。

23. 绝经激素治疗(MHT)什么时候开始用比较好?

雌激素对心血管系统有保护性作用。当雌激素开始减少时，就可使用，使其保护作用持续存在。如果绝经很长时间，雌激素的保护作用已经消失。血管内的粥样斑块开始形成，才开始使用雌激素，则容易使得斑块脱落，形成血栓，增加冠心病、脑卒中和血管栓塞性疾病的发生。因此，指南推荐，要在绝经 10 年之内或者 60 岁以下的"窗口期"开始使用激素治疗。简单地说，要么不用，要用请尽早；晚了再用，风险更大。

24. 哪些症状的患者适合绝经激素治疗（MHT）？

（1）绝经相关症状：月经紊乱、潮热、多汗、睡眠障碍、疲倦、情绪障碍（如易激动、烦躁、焦虑、紧张、低落）等。

（2）生殖泌尿道萎缩的相关问题：阴道干涩，外阴阴道疼痛、瘙痒，性交痛，反复发作的萎缩性阴道炎，反复下尿路感染，夜尿、尿频、尿急等。

（3）低骨量及骨质疏松症：存在骨质疏松症的危险因素及绝经后骨质疏松症。MHT可作为预防年龄小于60岁及绝经10年内女性骨质疏松性骨折的选择。

25. 围绝经期女性怎么顺利度过这段特殊时期？

（1）家人的理解和关心，有助于平稳度过围绝经期。

（2）合理膳食，注意补钙：除了平日正常饮食之外，针对围绝经期及绝经后的女性，还有一些注意事项。大多数绝经的女性会出现肥胖、高血脂、高血压等代谢的问题，所以饮食上就要适当多吃蔬菜水果；要少用油，少吃盐，控制糖分摄入。围绝经期及绝经后的女性要适当多吃含钙的食物。因为这个年龄段女性体内钙流失明显增加，骨量丢失，容易出现骨质疏松。最佳含钙食物为动物的奶类制品。牛奶不仅含钙高，其乳酸成分还有利于钙的吸收，含优质高蛋白，提供机体所需。其他含钙高的奶制品包括乳酪、酸奶等。还有虾皮、海带、豆腐、燕麦、榛仁等食物。中国推荐老年人每日元素钙摄入1000 mg，相当于250 mL牛奶两杯加上其他食物的钙。达不到标准的则需要补充钙片。

（3）戒烟限酒：抽烟对于生殖器官的功能有损害，使得绝经提前发生。更不用说抽烟容易引起肺癌、老慢支等问题了。

（4）适量运动，健康体魄：运动可以降低总死亡率，改善身体代谢状况，尤其对心血管系统有益。对于围绝经期及绝经后的女性来说，坚持适量的运动，也是保持健康体魄所必需的。推荐每周有5天，每天半小时左右中等强度的身体活动如快走、慢跑、太极拳、广场舞。户外活动更好，适当晒晒太阳，有利于促进体内活性维生素D_3的合成，促进食物中钙的吸收。运动重在坚持，任何体育活动都好过久坐不动。但是要适量，不能高强度地运动。

（5）合理体重：体重最好能控制在标准体重范围之内。可根据世界卫生组织的推荐标准——体重指数（BMI）判断。BMI=体重（kg）÷身高的平方（m²）。最理想的体重指数是22，如果已经出现肥胖，尽量减重5%~10%，这样就能有效地改善与肥胖有关的身体异常状况。还有一个指标很重要：腰围。它反映了腹部脂肪的蓄积程度，与代谢性疾病相关。腰围的控制标准是不大于臀围，也不大于80 cm。

（蒋了非、王琴）

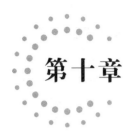

第十章

外阴及阴道炎症

若提到最让女性觉得尴尬的病，妇科炎症如果排在第二名，我想没有哪种疾病敢称第一名。什么是妇科炎症？女性天生就容易患妇科炎症吗？明明很爱卫生了怎么还得了妇科炎症？到底要怎么清洗才会更健康？本章就来给大家好好介绍一下阴道微生态与阴道炎症的那些事儿。

第一节　阴道微生态

1. 什么是阴道微生态？

首先要知道人体微生态这个概念。人体的口腔、皮肤、肠道、阴道内都分布着数量巨大、种类繁多的各种微生物。这些微生物共同构成了人体的微生态系统，对人体的健康有着至关重要的作用。其中在阴道内也存在着大量的微生物。阴道微生态是指由阴道微生物群、宿主的内分泌系统、阴道解剖结构及阴道局部免疫系统共同组成的生态系统。正常的阴道微生物类别繁多，包括革兰氏阳性菌和兼性厌氧菌，革兰氏阳性菌和兼性厌氧菌，以及专性厌氧菌等。这些微生物与宿主之间相互依赖，相互制约，保持动态平衡，并不致病。一旦平衡状态被打破，就会发生阴道感染。打个比方，阴道就像一个大公司，里面的微生物就是各个部门的经理。它们管控着各自的区域，各司其职，一起努力工作让公司有条不紊地发展。但如果经理之间不能和平共处，肯定会给公司的正常工作带来影响。

2. 生活中哪些不良习惯会导致阴道炎发生？

由上文可知，阴道内有着平衡的微生态环境，受到内源性或者外源性的因素影响时就会导致疾病。而不良的生活习惯也会破坏阴道微生态的平衡，具体如下。

(1)过度频繁地使用各种私处洗液：近年来随着各种阴部清洗产品广告和口号的崛起，越来越多的女性会开始使用各种阴部清洁剂，认为清洗得很干净才不会生病但过度频繁地清洗反而会出现反作用，这些洗液会大量杀死阴道内的有益菌群，破坏阴道内的弱酸环境，造成阴道内微生态失衡，导致阴道炎症发生。

(2)抗生素的滥用：对于人体微生态来说，抗生素的滥用就好像一颗炸弹，所到之处寸草不生。抗生素可以杀死一些致害的病菌，但同时也可以杀死阴道内的有益菌，破坏阴道内菌群的平衡，使其他的菌群大肆生长，导致疾病发生。长期服用抗生素也会使一些狡猾的致病菌产生耐药性。

(3)高糖的饮食习惯：近年来随着健康意识的增强，出现了一个新名词——戒糖。爱吃甜食也会导致妇科炎症吗？答案是当然。高糖的食品和饮料不仅会让人身材发胖，还会促使阴道上皮细胞的糖原含量增加，阴道内环境酸性增高，导致念珠菌生长，霉菌性阴道炎发生。糖尿病患者也更容易发生霉菌性阴道炎的原因就是体内的糖原含量太高。

（4）不良的穿衣洗衣习惯：由于长时间穿紧身裤、使用护垫，导致女性的阴部处于一个潮湿又不透气的环境。这样的环境为致病菌的生存和生长提供了一个很好的条件。对于内衣裤，须单独清洗，避免与其他衣物混洗，以确保清洁；内衣裤清洗后请及时晾晒至通风有阳光的空间内，不要挂在密闭潮湿的空间里，反而容易滋生细菌。

（5）性生活：阴道的菌群还会受到性交次数的影响，包括不洁的性生活、频繁性交（每天一次以上）阴道的 pH 可上升至 7.2，并且维持 6~8 小时，这些都会对阴道的内部环境产生影响，导致阴道炎症发生。

3. 如何清洗才能更健康？

总是会有很多女性疑惑，不能清洗外阴，也不能清洗得太干净，怎么才是健康正确的清洗外阴呢？对于正常女性来说，每晚使用流动温水（清水）清洗外阴即可，不要使用洗液，也不要坐浴泡洗，更不要冲洗；开始清洗私处之前，须先清洁双手，洗的顺序按照外阴、大小阴唇、肛周从前向后的顺序进行清洗；清洗完后擦干净并且保持外阴的干燥，不要未干燥就穿内裤，这样才是健康正确的清洗方式。

4. 阴道炎症发作时，需要禁性生活吗？

发生阴道炎症期间应尽量避免性生活。因为性生活可能导致外阴阴道黏膜红肿、擦伤，加重疾病，不利于阴道炎的恢复。同时医生在开具了使用药物在阴道内，此时再进行性生活会影响药物使用疗效。此外，某些类型的阴道炎会由性生活传染给性伴侣。例如滴虫性阴道炎，这类阴道炎症在发生后需要夫妻双方一起治疗。所以治疗期间不同房可以防止交叉感染和再次感染。

5. 妇科炎症会传染给性伴侣吗？

妇科炎症涉及的疾病非常多，不能一概而论。某些疾病确实有一定的传染性，比如淋球菌感染、衣原体感染、滴虫性阴道炎等可以通过性生活传染给性伴侣；而慢性盆腔炎、输卵管炎、子宫内膜炎、慢性子宫颈炎等疾病很少通过性生活传染。所以妇科炎症是否会传染给性伴侣是由具体疾病炎症类型所决定的。

6. 妇科炎症也会发生在老年人和婴幼儿身上吗？

当然是会的。婴幼儿和老年人最常见的妇科炎症就是外阴和阴道炎症。对于婴幼儿最主要的原因就是因其外阴部没发育成熟，体内雌激素水平低，抵抗力差，不良的卫生习惯，以好奇心出现阴道内异物等导致外阴阴道继发感染。老年人得妇科炎症最主要的病因是卵巢功能衰退导致雌激素水平下降，阴道菌群失调；同时老年人合并其他慢性疾病例如糖尿病等均可造成妇科炎症的发生。

7. 私处瘙痒是什么原因？

外阴瘙痒发作时坐立难安，不好抓挠，影响正常生活。什么是外阴瘙痒呢？女性外阴皮肤内含丰富的神经末梢，当皮肤受到机械、化学、物理等因素刺激或局部微环境改变（如血管活性物质增加）时，刺激感觉神经末梢，传至中枢神经引起痒感。平常所说的外阴瘙痒只是一种症状，找到瘙痒的原因才是关键，有情况会导致外阴瘙痒。

（1）贴身衣裤太紧造成的皮肤潮湿不透气，对于某些卫生用品或材质选择不当而出现过敏或接触性皮炎。

（2）洗浴物品的刺激，喜欢用肥皂或者一些洗剂去频繁清洗外阴，导致外阴皮肤刺激。

（3）外阴阴道炎症导致外阴的瘙痒，比如滴虫性阴道炎、念珠菌性阴道炎等。

（4）外阴皮肤疾病，包括外阴湿疹、外阴毛囊炎、外阴硬化性苔藓等。

8. 外阴瘙痒要怎么治疗呢？

外阴瘙痒只是一种症状，不是疾病的诊断。找到引起瘙痒的原因，对症下药，才会缓解瘙痒症状。对比前面所说的各种原因来进行分析：如果瘙痒是衣物、用物刺激或过敏引起的，应及时更换致敏用物，远离致敏源；如果是阴道炎症引起的瘙痒，应及时去医院就医，诊断明确后在医生的指导下使用药物治愈疾病；如果是外阴皮肤疾病类的外阴硬化性苔藓，需要在局部用药治疗的前提下配合相关物理治疗，如聚焦超声或激光等；如果是阴虱引起的瘙痒，在配合使用药物的情况下，须剃干净阴毛，内裤和贴身衣物、被褥要煮洗，并在太阳下暴晒；如果是长期患有慢性病如糖尿病的女性，应好好控制血糖预防念珠菌性阴道炎的发生。

（周蓉、黄虹）

第二节　前庭大腺炎症

案例：正在备孕的赵女士来到医院妇科门诊就诊，进入诊室后吞吞吐吐地说这几天自己下身有些不舒服，还长了个小疙瘩。没想到这几天疙瘩越来越大，都快成鸡蛋大小了，而且还越来越痛。医生检查后诊断为前庭大腺炎症——前庭大腺囊肿。张女士愣住了，从来没听过这个病。什么是前庭大腺炎症？前庭大腺在哪里？前庭大腺怎么会发炎呢？

1. 什么是前庭大腺？它有什么作用？

前庭大腺又名巴氏腺，其位于女性两侧大阴唇后 1/3 深部，被球海绵体肌覆盖；大小如黄豆，左右各一，腺管细长度为 1~2 cm；位于向内侧开口的阴道前庭后方小阴唇与处女膜之间的沟壑内（即位于阴道口外侧靠下处）。

前庭大腺为女性特有器官，它最主要的作用是在同房性兴奋时可以分泌产生大量的透明或者乳白色的黏液，也就是前庭大腺液。这些黏液就像机器上的润滑油一样，可以让阴道保持湿润光滑，减少阴道受伤的概率。

2. 前庭大腺为什么会发炎？

前庭大腺有着特殊的生理结构，紧邻尿道、阴道、肛门，加之前庭大腺导管细长弯曲，所以容易发生一系列问题。比如腺管口狭窄、导管阻塞、病原体侵入、细菌感染等，导致前庭大腺分泌物不能及时排出从而发生囊肿或者炎症。

3. 哪些女性容易得前庭大腺炎？

如果前庭大腺囊肿继发感染，则形成前庭大腺脓肿。可见局部皮肤发红，前庭大腺开口有时可见白色小点；患者感到疼痛剧烈，行走不便。当脓肿成熟时，局部可触及波动感。随着脓肿内压力增大，脓肿可自行破溃。如破口大，自行引流通畅，炎症可较快消退；如破口小，引流不畅，炎症可持续存在，并反复发作。

此病在生育期的女性中比较多见，因为它的发病因素与性行为密切相关。此年龄段女性刚好处于性活跃期，不洁的性接触、不注意同房前后的卫生清洁等情况污染外阴部时，容易造成炎症。对于幼女和绝经后的女性，此病发生较少。

4. 得了前庭大腺炎的症状是什么?

前庭大腺炎起病较急,多为单侧发病。初发时只会感觉阴道局部产生肿胀疼痛、灼热感,检查时可见局部皮肤红肿、压痛较明显。若不重视,导致感染进一步发展,脓肿可快速形成并增大;有时可长成如鸡蛋大小,并且出现急性炎症期的红、肿、热、痛四大典型表现。此时疼痛剧烈,严重时可以造成患者行走不便,影响生活起居。当脓肿成熟时,局部可触及波动感;少数患者可出现全身症状,如畏寒、发热等。

6. 如何治疗前庭大腺炎?

前庭大腺炎症的治疗主要分为两大类,药物治疗和手术治疗。在发生早期,可选择口服头孢类抗生素与甲硝唑联合抗感染治疗,也可配合口服一些清热解毒类的中成药或者局部使用高锰酸钾坐浴治疗。发展成前庭大腺脓肿的患者仅用口服药效果欠佳,此类患者应尽早切开引流脓液缓解疼痛,然后使用抗生素或生理盐水冲洗囊腔,再配合抗生素口服及坐浴治疗控制感染。若无症状的前庭大腺囊肿患者可定期随访观察,对于较大的囊肿或者反复发作的患者可行囊肿造口术。造口术方法简单、创伤小,术后还能保留腺体功能。

(黄瀛莹、蒋了非)

| 第三节 滴虫性阴道炎 |

案例: 李女士,35岁,因白带增多4天,伴小腹疼痛2天就诊。自诉平时身体健康,阴道分泌物少。同房后开始出现白带及阴道分泌物增多情况,白带呈稀薄泡沫状。自己在家用洁尔阴洗液清洗,症状无好转。2天前开始出现小腹微微疼痛遂来医院就诊,门诊予以做白带常规,经过检查诊断为:滴虫性阴道炎。李女士觉得很纳闷,自己平时非常注意卫生,怎么会得阴道炎呢?什么是滴虫性阴道炎?

1. 滴虫性阴道炎里的虫真的是"虫"吗?

滴虫是一种有鞭毛的小虫,肉眼无法看到,必须在显微镜下才能看到。滴虫不仅寄生于阴道,还常侵入尿道或尿道旁腺,甚至膀胱、肾盂,以及男方的包皮皱褶、尿道或前列腺。滴虫的生活史简单,只有滋养体而无包囊期。滋养体生命力较强,主要通过性传播。

2. 滴虫性阴道炎是怎么感染的?

(1)滴虫主要经性交直接传播。与女性患者有一次非保护性交后,约70%男子发生感染;男性患者传染给女性的概率可能更高,且男性感染滴虫后常无症状,易成为感染源。

(2)经公共浴池、浴盆、浴巾、游泳池、坐式便器、衣物、污染的器械及敷料等间接传播。

3. 怎么判断是否感染了滴虫性阴道炎?

出现白带异常及身体不适情况时,应及时到专业正规的医院做检查才能明确诊断。滴虫性阴道炎一般可根据典型临床表现进行辅助诊断,但需要在阴道分泌物中找到阴道毛滴虫才可确诊。在临床检验中最简单方便的方法就是湿片法,具体方法为取1滴0.9%的生理温盐水溶液放在玻片上,在阴道侧壁内取出典型分泌物混于其中,并立刻在低倍光镜下寻找滴虫(图10-1)。因为阴道毛滴虫的生存力很强,且喜居在25~40℃、pH 5.2~6.6(正常女性阴道内环境pH为3.8~4.4)的环境内。取标本时应注意窥阴器不涂抹润滑油，取出标本后应及时送检并注意保暖，否则滴虫活力减慢，容易导致辨认困难。

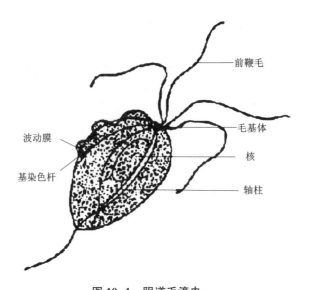

图 10-1　阴道毛滴虫

(注：本图来源于《寄生虫学》，人民卫生出版社，第 4 节)

4. 滴虫性阴道炎对女性有哪些危害？

（1）滴虫性阴道炎异常瘙痒，反复发作，影响女性的正常生活。另外，阴道毛滴虫能吞噬精子，并能阻碍乳酸生成，影响精子在阴道内存活，可致不孕。

（2）滴虫性阴道炎具有传染性：滴虫性阴道炎具有较强的传染性，不仅会通过性接触传染给配偶（如果不同时治疗，可致久治不愈），而且通过用过的毛巾、浴巾、脸盆等都非常容易传染给健康的人。

（3）造成沉重的心理负担：由于滴虫性阴道炎属于性病范畴，很多患者在得知自己患了滴虫性阴道炎后都有一定的羞耻感。如果夫妻一方患上滴虫性阴道炎很容易传染给另一方，易影响婚姻和谐，甚至导致婚姻危机。

5. 滴虫性阴道炎会导致不孕吗？

目前没有确凿的证据表明滴虫性阴道炎与不孕症有直接联系，但是通过一些相关检查与数据发现，滴虫性阴道炎的患者发生不孕的概率会比较高。因为阴道毛滴虫能吞噬精子，并能阻碍乳酸生成，影响精子在阴道内存活。这导致精子数量少、活力差，造成受孕失败。同时据国外相关文献报道，滴虫性阴道炎可能导致上生殖道炎症。移动性滴虫向上生殖道运送其他感染病菌，将其他病原体传播到整个上生殖道，间接导致输卵管炎症、输卵管损伤和不孕。所以早期发现和积极治疗滴虫性阴道炎，是非常有必要的。

6. 如何治疗滴虫性阴道炎？

毛滴虫可同时寄生在身体各个部位，包括阴道、尿道、尿道旁腺，以及男性的包皮褶皱。所以针对滴虫性阴道炎的治疗主要是全身用药，并避免阴道冲洗。临床上主要的治疗药物是硝基咪唑类药物。但是孕期及哺乳期女性要慎用，具体的用法不在此细述。滴虫性阴道炎的治疗应为夫妻同治。因为滴虫性阴道炎的传播方式主要是性传播，夫妻同治可避免一方治愈后因另一方未治疗而再次传染此病；医生也应及时告知夫妻双方在治愈前避免无保护性行为。随诊对于滴虫性阴道炎的治疗十分重要，最初感染的 3 个月内须定期追踪、复查；每次月经后复查白带，3 次白带结果阴性方可认为已治愈。

7. 得了滴虫性阴道炎后要注意哪些方面？

得了滴虫性阴道炎也不要害怕，只要及时治疗，遵医嘱服药用药，好好护理，疾病很快就会治愈。患病期间须注意以下几点。

(1)注意个人卫生，保持外阴部清洁干燥，勤换内裤；对于内裤和坐浴用品及毛巾等贴身用物应煮沸消毒后再使用，避免重复感染。

(2)有外阴瘙痒等症状时，可遵医嘱用中药外阴冲洗剂坐浴；应尽量避免搔抓外阴部，以免外阴皮肤黏膜破损，继发感染。

(3)滴虫性阴道炎的传播方式为性传播，治疗时需要夫妻同治，治疗期间应避免性生活。

(4)治疗期间洗浴所用的毛巾、盆要专人专用；避免去公共卫浴及游泳池、温泉等地方，以免造成交叉感染。

(5)在口服用药期间应禁酒，哺乳期女性应慎服，用药期间不宜哺乳。

(6)治疗后 3 个月内须定时随诊复查；每次月经后复查白带，白带结果连续 3 次阴性方可认为已治愈。

（乐赛艳、蒋了非）

第四节　外阴阴道假丝酵母菌病

案例：何女士，28 岁，已婚。患者诉从 5 天前开始出现白带量异常增多，白带像豆腐渣样，伴局部瘙痒，痒时难以忍受，小便时会有刺痛感。自诉一周前感冒一直在口服抗生素，遂来妇科门诊就诊。完善相关检查后，被确诊为"外阴阴道假丝酵母菌病"。何女士不解，这是阴道炎吗？自己不是一直在口服消炎药吗？怎么还会感染阴道炎症呢？

1. 什么是外阴阴道假丝酵母菌病？

外阴阴道假丝酵母菌(VVC)曾称为念珠菌性阴道炎，俗称为霉菌性阴道炎。它是由假丝酵母菌引起的一种常见的外阴阴道炎症。根据国外的数据提供，约 75% 妇女一生中至少曾患过一次 VVC，45% 妇女经历过 2 次或者 2 次以上的发病，超过 60% 的健康生育年龄女性存在阴道假丝酵母菌定植，妊娠期比例更高，青春期和未接受雌激素替代治疗的绝经后女性较低。此病的特点为反复发作、迁延不愈，很多女性患者深受其困扰。

2. 怎么会感染外阴阴道假丝酵母菌病呢？

外阴阴道假丝酵母菌病的病原体 80%～90% 为白色假丝酵母菌，感染来源为内源性感染。假丝酵母菌在人体内属于条件致病菌，它可寄生在口腔、阴道、肠道，并可互相传播。身体健康时这些菌群既含量少也不会引起炎症反应。但身体出现异常情况时，它们开始大量繁殖，少部分患者是通过性接触和接触感染者的衣物和用物间接感染的。

3. 感染外阴阴道假丝酵母菌病的症状是什么？

VVC 的表现主要是外阴阴道瘙痒、阴道分泌物增多。其中，外阴阴道瘙痒的症状明显，持续时间长，这也是很多患者来就诊的首要主诉。严重瘙痒时会让人寝食难安，夜晚瘙痒情况更明显。部分患者会有外阴部的灼热痛、排尿痛及性交痛。白带的特征为白色、黏稠、呈凝乳状或者豆腐渣样，无异味且少量。外阴部可见红斑、水肿，可见明显抓痕，严重的患者可有皮肤皲裂、表皮脱落。

4. 如何治疗外阴阴道假丝酵母菌病？

针对 VVC 的治疗，临床上有多种诊治方案。VVC 治疗的第一点就是积极寻找诱因并消除。例如：及时停用抗生素、雌激素等药物；积极治疗糖尿病；摒弃一些不良的生活习惯，注意卫生、勤换内裤；根据患者情况选择全身治疗和局部治疗，药物使用上主要运用抗真菌的药物。研究发现，早期诊断并明确感染的真菌类型对于选择正确的药物进行抗真菌治疗至关重要。在抗真菌药物的治疗上也须全程规范正确，VVC 治疗规范化对于疾病康复很重要的。临床上很多患者在用了两天药后觉得症状缓解了，就停止用药，但此时疾病还没治疗彻底，停药只会让本病反复发作。在治疗期间，除须定期监测治疗效果外，更要注意药物的不良反应。一旦出现肝功能异常等情况，应立即停药，去医院就诊。

5. 一个疗程用药结束后，还要去医院复诊吗？

当然是需要的。对于 VVC 的治疗，随访是很重要的，并不是按疗程用完药就结束了。VVC 的随访在治疗后 7~14 天和下次月经后进行，内容包括症状、体征和真菌学检查。症状、体征消失，2 次真菌学检查结果均阴性，可视为治愈。

复发性 VVC 的患者（一年内有症状并经真菌学检查确认的正式的 VVC 发作≥3 次）须在巩固治疗结束后 7~14 天、1 个月、3 个月和 6 个月各随访一次。在 3 个月、6 个月（建议在月经后）随访时进行真菌培养，症状、体征消失及 2 次真菌培养检查阴性，为治愈。注意，复发性 VVC 停止治疗后仍会有 30%~50% 的概率复发。巩固治疗对控制复发性 VVC 有效，但是很少能长期治愈。对于再复发患者要重新寻找易感因素，按复发性 VVC 的治疗原则再次进行治疗。

6. 外阴阴道假丝酵母菌病发生在孕期时需要治疗吗？

对于孕妇来说，发生 VVC 的概率是很高的。怀孕后体内的激素水平和阴道局部环境变化，导致阴道菌群失调，从而导致 VVC 的发生。欧洲最新版指南强调了 VVC 的并发症，特别是对不良妊娠结局的影响。一篇回顾性研究显示，与妊娠早期相比，妊娠中期假丝酵母菌定植者早产儿和低出生体重儿发生率更高。在妊娠晚期，阴道内治疗无症状的假丝酵母菌病可减少经阴道分娩的新生儿发生假丝酵母菌定植，减少新生儿期鹅口疮和尿布区皮炎的发生。所以孕期感染 VVC 须及时治疗。对于孕期 VVC 患者的治疗，首选阴道局部用药，以减少药物对胎儿的影响。

7. 如何预防外阴阴道假丝酵母菌病的发生？

(1) 保持心情的愉悦，少熬夜，多运动，劳逸结合，增强抵抗力。

(2) 不滥用抗生素，不随意服用激素药物；改掉高糖饮食习惯。

(3) 内衣裤与其他衣物分开清洗，并晾晒在通风干燥处，最好在有阳光照射处进行晾晒。

(4) 不要穿紧身化纤的内裤，应选择纯棉透气性好的内裤；除经期以外少使用护垫等卫生用品；保持外阴的干燥清洁，避免湿润的环境。

(5) 养成良好的卫生习惯，每日用清水清洗外阴，不随意冲洗阴道；勤换内裤；不用不洁的卫生用物，不去消毒不严的浴室及泳池；等等。

（李莉、蒋了非）

第五节 细菌性阴道病

案例：王女士，30岁，已婚。一个星期前发现自己白带较多，呈稀糊状，灰白色，且带有特殊的鱼腥臭味；外阴部有灼热感，时不时伴有瘙痒，无固定时间发作；同房时会出现性交痛。王女士来到医院就诊，完善相关检查后发现，其阴道分泌物pH增高，pH 5.0~5.5；阴道分泌物中检查出线索细胞，确诊为：细菌性阴道病。王女士想知道，什么是细菌性阴道病？是怎么感染上的？

1. 什么是细菌性阴道病？

细菌性阴道病（bacterial vaginosis，BV）是阴道内正常菌群失衡导致的混合感染，主要表现为带有鱼腥臭味的稀薄阴道分泌物增多。细菌性阴道病感染是一种表面感染。其特征是无炎性反应和无白细胞释放，临床和病理检查都没有典型的炎症特征，所以称为细菌性阴道病，而不是阴道炎。国内的调查数据显示，细菌性阴道病的发生在健康体检妇女中约占11%，在妇科门诊阴道炎症患者中占36%~60%。

2. 为什么会得细菌性阴道病？

如前所述，此病是由阴道内正常菌群失调引起的，那么阴道内的正常菌群有哪些呢？女性阴道内有30余种常驻菌群，其中最常见的是乳酸杆菌。它是公认的阴道正常菌群中最重要的好菌成员，能产生H_2O_2的乳酸杆菌在维持阴道自净功能和抗感染能力中起着至关重要的作用。若产生H_2O_2的乳酸杆菌减少，阴道内pH升高，阴道的微生态失衡，其他微生物大量繁殖。这将导致其他细菌大量生长，主要有加德纳菌、厌氧菌（动弯杆菌、普雷沃氏菌、紫单胞菌科、类杆菌、消化链球菌等）及人型支原体，其中以厌氧菌居多，厌氧菌数量可增加100~1000倍。这进一步导致了细菌性阴道病的发生。阴道菌群失调的具体病因仍不太明确，但是研究人员发现其与频繁性生活、反复阴道灌洗等有关。

3. 细菌性阴道病与个人卫生习惯有关系吗？

研究发现，细菌性阴道病的发生与阴道内乳酸杆菌的减少及厌氧菌的增多有关，是一种阴道微生态的失衡，主要表现为阴道内正常菌群失调导致的一种混合感染。其具体病因现在仍不太明确，但通过以往的研究表明。反复阴道冲洗及频繁性交与细菌性阴道病的发生有关。同时因为血液是厌氧菌的良好培养基，而经期不清洗外阴导致外阴血迹持续存在，为厌氧菌的生存生长提供了有利条件，增加了细菌性阴道病发生的危险。一些不良的生活卫生习惯与细菌性阴道病的发生是密切相关的，包括阴道清洁次数、过度的清洁、贴身衣物混洗，避孕套的使用情况，等等。细菌性阴道病在治愈后可能会在这些不良习惯的影响下再次出现，摒弃不良的生活及卫生习惯，可以降低该病的发病率及复发率。

4. 得了细菌性阴道病之后会有哪些症状？

细菌性阴道病的典型表现为白带增多、稀薄样伴有鱼腥臭味（鱼腥味主要是厌氧菌产生的胺类物质所致），外阴部可有轻度瘙痒或者烧灼感，性交后症状加重。临床上有10%~40%的患者无症状，妇科检查时阴道黏膜无明显充血等炎症表现。

5. 如何治疗细菌性阴道病？

在妇科和产科手术前，无论是否伴有症状者都须进行治疗。一般选用抗厌氧菌药物，主要为硝基咪唑类药物。硝基咪唑类药物可抑制厌氧菌的生长而不影响乳酸杆菌的生长，是很理想的治疗药物。同时临床上也分为全身用药和局部用药，全身用药首选口服甲硝唑，局部用药为使用甲硝唑栓剂进行阴道上药治疗，哺乳期女性建议选择局部用药为宜。

6. 什么是复发性细菌性阴道病？如何治疗？

2020 年 ACOG(美国妇产科医师学会)提出将 1 年内至少有 3 次独立细菌性阴道病发作患者诊断为复发性细菌性阴道病(RBV)，RBV 治疗后 3 个月内及 12 个月内的复发率分别为 30% 及 58%。其复发的原因可能与阴道冲洗、阴道 pH、频繁性交、BV 既往病史、病原菌持续存在或未能重建正常阴道菌群等相关。对于 RBV 患者的治疗，至今尚无公认的最佳治疗方案，依旧是临床上较为棘手的问题。《细菌性阴道病诊治指南(2021 修订版)》将治疗分为强化治疗和巩固治疗。治疗的同时还应注意：①寻找并纠正 BV 发病的高危因素；②注意排除 BV 混合其他感染，针对混合感染给予对应的治疗；③恢复阴道微生态平衡。

7. 生活中要怎么预防细菌性阴道病的发生？

在生活中，我们该怎样预防细菌性阴道病的发生呢？主要是做到以下几点。

(1)保持外阴的清洁。清洁的时候须先清洗双手再清洁，先清洗外阴再洗肛门，不要颠倒顺序。同时也不要过度清洁，一般一天清洗一次，不要使用阴道洗液，用清水清洗即可。养成大小便以后从前向后擦拭的习惯，以免将肛门的细菌带到阴道和尿道导致感染。

(2)避免穿太紧的裤子和频繁使用护垫，导致阴部潮湿不透气，为细菌的生长创造良好条件。应选择透气通风性较好的棉质内裤。

(3)性生活前，男女双方应做好清洁，避免不洁的性生活。建议合理使用安全套，这些都可大大降低疾病的发生风险。

(4)保持经期卫生，及时更换卫生巾，以免经血造成细菌滋生。

(5)减少去公共浴池的次数减少，对公共卫具的使用。

(6)保持心情的愉悦，膳食均衡，少熬夜，养成健康的生活方式，提高机体抵抗力。

(梁清、蒋了非)

第六节　萎缩性阴道炎

案例：王阿姨，65 岁。自诉近段时间出现了外阴部的灼热、肿痛，以为是上火了，喝了几天的清火茶但仍不见症状缓解；2 天前突然出现阴道分泌中带有血丝，遂来院就诊，门诊诊断为"萎缩性阴道炎"。王阿姨困惑，自己早已绝经，老伴也去世几年了。自己平常也特别注意卫生，怎么会得阴道炎呢？什么是萎缩性阴道炎？

1. 什么是萎缩性阴道炎？

萎缩性阴道炎也称为老年性阴道炎，常见于绝经后的妇女，也可见于产后闭经或接受药物治疗假绝经的女性。主要病因是卵巢功能衰退，雌激素水平下降，阴道上皮细胞内糖原含量减少，局部抵抗力下降，病原菌感染所引起的，以需氧菌感染为主的阴道炎症。

2. 为什么会发生萎缩性阴道炎？

萎缩性阴道炎的发生主要为卵巢功能的衰退或者缺失，导致体内雌激素水平降低，阴道壁开始萎缩，阴道黏膜变薄，阴道上皮细胞内糖原含量减少，阴道内 pH 升高，优势菌群乳酸杆菌锐减不再起作用；另外，不注意个人卫生，不勤换内裤，没有定期清洗外阴，也会导致细菌感染，造成阴部区域抵抗力下降。以上原因均导致以需氧菌为主的其他致病菌过度繁殖，引起炎症发生。

3. 萎缩性阴道炎有哪些症状？

萎缩性阴道炎在临床上表现为阴道内分泌物增多、阴道内灼热干涩或瘙痒，有下坠感，且伴有阵痛等，分泌物颜色发黄稀薄且有异味；病菌若侵犯到尿道口，会使患者出现尿频、尿急和尿痛等泌尿系统的刺激症状；感染严重者阴道分泌物呈脓血性，可伴有性交痛。

4. 只有老年人才会发生萎缩性阴道炎吗？

不全是。萎缩性阴道炎主要发生于围绝经期（更年期）或绝经后女性，但是某些女性患有的疾病状态或口服一些药物也会导致萎缩性阴道炎的发生。以下因素都可能会引起疾病的发生。

（1）双侧卵巢切除术后（手术绝经）。

（2）早发性卵巢功能不全（又称原发性卵巢功能不全、卵巢早衰）。

（3）放疗、化疗或子宫动脉栓塞所致的卵巢衰竭（这类卵巢功能的衰竭可能是暂时性，也可能是永久性）。

（4）应用抗雌激素作用的药物（如他莫昔芬、芳香化酶抑制剂、促性腺激素释放激素激动剂或拮抗剂）。

（5）产后（尤其是哺乳期，雌激素水平低下）。

（6）高泌乳素血症（导致继发性卵巢雌激素分泌减少）。

（7）下丘脑性闭经（下丘脑促性腺激素的低下抑制卵巢功能导致雌激素水平低下）。

5. 得了萎缩性阴道炎该怎么治疗呢？

萎缩性阴道炎的治疗原则为补充雌激素，增加阴道抵抗力；配合使用抗生素抑制细菌生长。补充雌激素主要是针对此病发生原因的治疗，让患者雌激素水平提升，促进阴道上皮的增长，阴道黏膜的糖原含量增加，降低阴道内 pH，破坏致病菌生长繁殖的环境。在抗菌药物的使用上，一般选择甲硝唑，局部用药，可有效缓解患者症状，发挥抑菌杀菌的作用。以上两种药物的联合使用不仅可发挥协同抗菌作用，而且两种药物之间可相互补充，可有效调节阴道萎缩，对黏膜组织起到一定的刺激作用。很多女性对于雌激素的使用有顾虑，觉得用了激素对身体不好。其实不用担心，因为局部用药的雌激素含量不高，只要身体没有绝对使用雌激素的禁忌证一般都可以放心使用。在疾病诊断和药物的使用上不可未经医生允许随意用药，一定要去医院就诊进行专业和个性化的评估再使用。对于激素用药十分抗拒的女性，可以使用一些润滑剂和保湿剂。它们是萎缩性阴道炎非激素治疗的一线用药，能有效缓解轻至中度阴道干燥及性交疼痛，包括阴道菌群调节剂、植物雌激素、阴道用中药制剂等也能不同程度地改善萎缩性阴道炎的症状。

（曹艺、董文韬）

第七节　婴幼儿外阴阴道炎

案例：妞妞，2 岁。几天前去游乐场游玩返回后，近几天开始频繁哭闹，老是用手去抓挠下身。妞妞妈妈在为其更换尿不湿时，发现其私处发红，瓣开会阴处看到里面还有不少黄黄的分泌物。来到医院就诊后，诊断为：婴幼儿外阴阴道炎。妞妞妈很纳闷，怎么会感染阴道炎呢？这么小的宝宝也会得阴道炎吗？

1. 什么是婴幼儿外阴阴道炎？为什么这么小的宝宝会发生外阴阴道炎呢？

婴幼儿外阴阴道炎是因婴幼儿外阴皮肤黏膜较薄、雌激素水平低下及阴道内异物等所致的外阴阴道继发感染，常见于五岁以下的婴幼儿，多与外阴炎并存。

由于婴幼儿的解剖特点(幼女外阴尚未发育好，不能遮盖尿道口及阴道前庭，细菌容易侵入)、生理特点(新生儿出生 2~3 周后体内雌激素水平逐渐降低，阴道内 pH 上升，糖原含量少，乳杆菌没有成为优势菌发挥其作用)及不良卫生习惯(外阴不洁、大便污染、外阴损伤或蛲虫感染)，以及由于好奇心将异物误放入阴道内等造成炎症发生。此病常见病原体有大肠埃希菌、葡萄球菌及链球菌、淋病奈瑟菌、滴虫、白假丝酵母菌等。病原体可通过患病母亲或保育员的手、衣物、毛巾、浴盆等间接传播。

2. 婴幼儿外阴阴道炎感染后有哪些症状？

主要症状为阴道分泌物增多，呈脓性。临床上多由家长发现婴幼儿内裤上有脓性分泌物而就诊；或者由于大量分泌物刺激引起外阴痛痒，患儿哭闹、烦躁不安或用手搔抓外阴；部分患儿伴有泌尿系统感染，出现尿急、尿频、尿痛。若有小阴唇粘连，排尿时尿流变细或分道或尿不成线。病变严重者，外阴表面可见破溃，小阴唇可发生粘连；粘连的小阴唇有时遮盖阴道口及尿道口，粘连的上、下方可各有一裂隙，尿自裂隙排出。

3. 婴幼儿外阴阴道炎要怎么治疗呢？

婴幼儿阴道炎的治疗主要是以下三点。

(1)保持外阴的清洁、干燥、着宽松透气衣物内裤，减少衣物的摩擦。

(2)针对病原体选择相应的口服抗生素治疗，或用滴管将抗生素溶液滴入阴道。

(3)对症处理，阴道内有异物者，应及时取出；有蛲虫者应予驱虫治疗，小阴唇粘连者可外用雌激素软膏，未缓解再配合使用抗生素软膏。

4. 宝宝不会讲话，妈妈要怎么及时发现婴幼儿阴道炎呢？

低龄的小宝宝通常无法准确表达自己的感受，这就需要家长投入更多的关注。当你的孩子有以下表现时，可能就是患上了婴幼儿阴道炎的信号。

(1)频繁抓挠阴部：外阴炎不严重的时候，宝宝外阴可能没有出现红肿的症状，但是也会觉得瘙痒，会不自觉地想用手抓。当宝宝喜欢用手去抓挠外阴的时候，妈妈可不要简单地认为宝宝是在好奇地探索自己的身体，要想想宝宝是否出现了外阴不适。

(2)宝宝奇怪的坐姿站姿：当宝宝出现坐着或者走路姿势奇怪，看起来很怪异不协调，妈妈们要关注是不是会阴部出现了异状，很可能是阴部疼痛引起的。

(3)及时检查会阴部皮肤情况：外阴炎加重时，会出现外阴红肿甚至糜烂溃疡。这可是一个非常显然易见的症状，妈妈一定要注意及时检查宝宝的外阴。

(4)阴道出现分泌物，并且气味很刺鼻：婴幼儿外阴阴道炎最常见的表现就是阴道分泌物增多，分泌物呈黄色、脓性，大部分还会伴有腥臭味。发现宝宝阴道分泌物异常时，很有可能就是患有婴幼儿阴道炎。

5. 宝宝有血红色分泌物怎么处理？

新生儿阴道会出现少许带血的分泌物或黏液(图 10-2)，让很多初为人母的新手妈妈都会吓一大跳！其实不用太紧张，这是正常的现象，被称为新生儿假月经。胎儿发育期间，妈妈体内的雌激素通过胎盘进入胎儿体内。宝宝出生后脱离母体，雌激素水平迅速下降，子宫内膜随之脱落，阴道会排出少量血液和一些血性分泌物。一般短期内会消失，家长不必为此担心或做任何特殊处理。如果血性分泌物持续数周仍未消退，或者阴道分泌物呈现绿色或有异味，应立即带宝宝就诊。

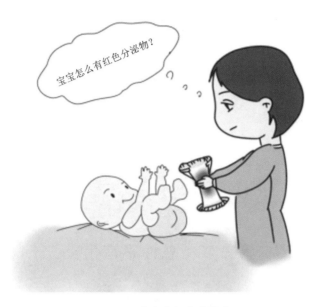

图 10-2　宝宝有红色分泌物

6. 如何预防婴幼儿阴道炎？

（1）勤换洗内裤，每晚用清洁水给婴幼儿洗外阴，保持卫生。

（2）要给婴幼儿穿棉制内裤，不要穿尼龙或化纤内裤。棉布内裤透气性能好，尼龙、化纤内裤紧密度高，不利于会阴部透气。

（3）指导家长在婴幼儿每次大便后，用温水洗净擦干臀部，不使用清洗液、肥皂。擦洗顺序从会阴部朝肛门方向擦，动作应轻柔，以免擦伤皮肤。

（4）做好卫生宣传，告知家长和婴幼儿的卫生用品要分开。如母亲患有滴虫或念珠菌性阴道炎，特别是淋菌感染者，应积极治疗；用具应严格隔离、消毒，以免交叉感染。幼儿园老师应对幼儿的衣物、浴盆、便盆等单独使用，定时消毒。

（5）家长给幼儿洗澡时，建议采取淋浴方式进行。若是采取盆浴方式，宜先清洁幼儿四肢、外阴区及肛周卫生；清洁浴盆卫生后，再用相对清洁的温水进行盆浴；盆浴结束后再次冲淋全身，最大限度避免因盆浴不洁导致的外阴阴道逆行感染。

（6）加强幼儿成长环境安全看管，避免使用玩具珠子，避免穿戴有亮片、玻璃珠子之类饰品的衣服，以减少幼儿将异物等误放阴道导致外阴损伤而继发感染的可能。

（7）不要带婴幼儿去人群密集的游泳池玩耍，选择环境卫生符合国家标准的公共游泳机构游泳。游泳结束后用流动水充分冲洗，最大限度避免交叉感染。

（8）纠正婴幼儿一些不良习惯，如吃手习惯，常剪指甲。注意幼女的活动和游戏内容、场所的安全，避免伤及阴部。

（刘覃胤、蒋了非）

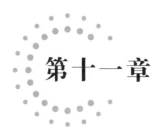

第十一章

子宫颈炎症

第一节　急性子宫颈炎

案例：王女士，产后 30 天。几天前与丈夫同房后出现外阴部瘙痒、灼热，自诉白带增多、发黄且呈脓性样，同房时甚至会带出血丝，特来院就诊。医生在为其做妇科检查时发现其宫颈充血并且水肿严重，有大量的脓性白带从宫颈管流出，棉签轻轻一沾宫颈就会有出血情况，被诊断为"急性子宫颈炎"。王小姐焦急又后悔，明明恶露已经干净了，也自觉身体恢复得很好，怎么同房两次就患病了？难道是她的丈夫传染给她的？什么是急性子宫颈炎呢？

1. 宫颈的作用是什么？

讲子宫颈炎之前，首先来介绍下子宫颈。子宫颈作为守护子宫的"大门"，具有这些作用：①作为连接子宫和阴道的通道，宫颈是月经血排出体外的"必经之路"。②宫颈管黏膜可分泌碱性黏液，形成黏液栓，堵在宫颈外口处，抵御外来的病原体从阴道进入宫腔和盆腔。它可是女性生殖系统天然防御的重要屏障。③宫颈是放精子从阴道进入后的第一关，精子从宫颈进入后再游向子宫、输卵管，最终与卵子相遇结合形成受精卵。④女性怀孕后，胎儿在子宫里慢慢长大，宫颈能牢牢箍住子宫口，保持常关闭状态，不让胎儿掉下来。如果宫颈机能不全，宫颈的闭合力较差，容易出现流产、早产等问题。⑤宫颈是女性盆底结构的重要组成部分，宫颈通过周围的韧带、筋膜与盆腔相连。如果因为各种原因手术切除了宫颈，有一定概率会造成盆底功能障碍、尿失禁等情况发生。

2. 什么是急性子宫颈炎？急性子宫颈炎有什么症状？

如前所述，按照起病的缓慢和病程长短，子宫颈炎分为急性子宫颈炎和慢性子宫颈炎。急性子宫颈炎是指子宫颈发生急性的炎症反应，包括局部的充血，水肿、上皮变性、坏死、黏膜、黏膜下组织和腺体周围可见大量中性粒细胞浸润，腺腔中央可有脓性分泌物。

大部分患者无症状。部分有症状的患者主要表现为阴道分泌物增多异常，白带呈黏液脓性；偶尔会有血性白带，同时伴有外阴瘙痒或者灼热感；还可出现非月经期出血、性交后出血等症状。由于急性子宫颈炎常与尿道炎、膀胱炎或急性子宫内膜炎等并存，可不同程度地出现下腹部不适、腰骶部坠痛及尿急、尿频、尿痛等膀胱刺激症状。

3. 为什么会发生急性子宫颈炎呢？

发生急性子宫颈炎的原因有很多，有物理因素、化学因素刺激或者机械性子宫颈损伤、子宫颈异物伴感染所致，但大部分的子宫颈炎是由病原体的感染所致。病原体的感染包括性传播疾病病原体(淋病奈瑟菌、沙眼衣原体、单纯疱疹病毒等)和内源性病原体(细菌性阴道病原体、生殖支原体感染)；物理因素包括放置子宫托、宫内节育器等一些金属异物对宫颈造成的刺激或损伤；化学因素包括某些阴道冲洗剂中的化学物质等，或者对避孕套内的乳胶过敏，同时频繁使用冲洗剂还会抑制阴道内正常菌群的生长，造成菌群失调，降低阴道内抵抗力，造成不同程度的宫颈上皮损伤；机械性因素包括常见的一些妇科宫腔操作，比如流产、清宫、上环取环、手术及分娩……以上这些都可造成子宫颈的损伤，导致炎症发生。

4. 医生诊断急性子宫颈炎的依据是什么?

患者就诊时，医生会根据其病史、症状及妇科检查来作出综合判断。临床上诊断此病主要是以下三个方法。

(1)诊断性体征(妇科检查时出现如下两个特征性体征之一或同时具备)：①在宫颈上取分泌物标本，肉眼可见脓性或黏液脓性分泌物；②用棉签擦拭颈管时，可诱发子宫颈管出血。

(2)阴道分泌物白细胞检测：取颈管脓性分泌物，做宫颈黏液革兰氏染色；每油镜视野下有30个以上中性粒细胞或阴道分泌物湿片检查>10个高倍视野，可协助诊断。

(3)病原体检测：可选择革兰氏染色、分泌物培养+药物敏感试验、酶联免疫吸附及核酸检测等方法。主要是沙眼衣原体和淋病奈瑟菌的检测，以及有无细菌性阴道炎或者滴虫性阴道炎。

若子宫颈炎症进一步加重，可致上行感染，诊断时须注意是否合并上生殖道感染。

5. 得了急性子宫颈炎该怎么治疗呢?

急性子宫颈炎治疗主要以全身治疗为主，须针对病原体使用有效抗生素药物治疗。对于有性传播疾病高危因素(如年龄小于25岁，多个性伴侣或无保护性性交等)的年轻女性，未获得病原体检测结果可根据经验给药。一般使用药物为阿奇霉素或者多西环素，对于已获得病原体的患者，应选择针对病原体使用抗生素；同时对于合并细菌性阴道病的患者，应积极治疗阴道炎，否则子宫颈炎将持续存在。

6. 子宫颈炎会变成宫颈癌吗?

宫颈的炎症本身是不会转变成宫颈癌的，因为宫颈癌的主要病因为长期感染人乳头瘤病毒(HPV)所致。尤其是HPV16型和HPV18型HPV病毒。但子宫颈炎有可能是宫颈癌的一个发病诱因。因为宫颈的炎症有可能引起宫颈的表面出现损伤，宫颈表面的抵抗力降低，容易引起高危的人乳头瘤病毒的感染。如果高危人乳头瘤病毒感染持续超过两年以上，就有可能引起宫颈的癌前病变。因此女性要重视宫颈癌的筛查，出现液基细胞学异常及HPV阳性时需要进一步检查。所以患有子宫颈炎，应积极进行治疗，避免感染HPV病毒。

7. 子宫颈炎和宫颈糜烂是一回事吗?

子宫颈炎和宫颈糜烂完全不是一回事。子宫颈炎是妇科常见疾病之一，由于宫颈管单层柱状上皮抗感染能力差，一旦受到性交、分娩、流产、手术等机械性刺激时容易损伤，发生感染，主要表现为白带增多、腰骶部疼痛、尿频等；宫颈糜烂是临床上的一个曾用名，曾经认为宫颈糜烂是子宫颈炎的一种表现，现在已经纠正了这种错误的观念。现在宫颈糜烂已称为宫颈柱状上皮异位。宫颈上皮细胞分为鳞状上皮和柱状上皮，鳞状上皮覆盖的部位呈粉色、质光滑、靠近阴道内；柱状上皮较坑洼，靠近宫颈管口。由于雌激素的作用，宫颈鳞柱交界区原本靠内的柱状上皮开始向宫颈外口延伸，宫颈肉眼观似呈糜烂样外观改变，这是一种生理现象，不是疾病。生理性柱状上皮异位多见于青春期、生育期妇女雌激素分泌旺盛者、口服避孕药或者妊娠期女性，大多没有临床症状。雌激素下降后，柱状上皮又会缩回去，变为粉色光滑的鳞状上皮，不存在宫颈肉眼外观的好与坏。

（张快平、蒋了非）

第二节　慢性子宫颈炎

案例：黄女士，26 岁。自诉月经结束后一周发现白带带有血丝，来医院就诊后诊断为慢性子宫颈炎和细菌性阴道病，做了 TCT，HPV 检查均为正常。医生开了一些抗生素和阴道栓剂治疗阴道炎，未针对慢性子宫颈炎开药物，建议如果症状加重的话来医院做相关物理治疗。黄女士特别担心，慢性子宫颈炎是什么病？需要治疗吗？物理治疗是什么？对生育有影响吗？

1. 什么是慢性子宫颈炎？

慢性子宫颈炎是指子宫颈间质内有大量淋巴细胞、浆细胞等慢性炎细胞浸润，可伴有子宫颈上皮及间质的增生和鳞状上皮化生。慢性子宫颈炎症可由急性子宫颈炎症迁延而来，也可为病原体持续感染所致，其病原体与急性子宫颈炎的病原体相似。

2. 慢性子宫颈炎有什么症状？

慢性子宫颈炎多数患者是无症状的，少数患者可有持续或反复发作的阴道分泌物增多，白带呈淡黄色或脓性，同时也会有同房后出血、非月经期出血。偶尔分泌物刺激可引起外阴部的瘙痒和不适，在妇科检查时可有以下变化。

（1）子宫颈息肉：在慢性炎症的刺激下，子宫颈管腺体和间质的局限性增生，向子宫颈外口突出形成息肉。

（2）子宫颈肥大：慢性炎症的长期刺激导致子宫颈充血、水肿、腺体及间质增生，让宫颈呈不同形态的肥大。

（3）慢性子宫颈管黏膜炎：由于子宫颈管的黏膜皱襞较多，感染后容易形成持续性的子宫颈黏膜炎，可见宫颈管的黏液增多及脓性分泌物。

（4）糜烂样改变：可见宫颈呈糜烂样改变或宫颈黏膜外翻、水肿。

3. 慢性子宫颈炎需要治疗吗？怎么治？

绝大多数患者无须治疗。绝大多数有了性生活的女性都有可能患上子宫颈炎，没有特殊症状时，这个炎症是不需要特殊治疗的，同时也无法根治。对于病原体不清晰的患者，临床上未出现有效的治疗方法。所以对于无症状的慢性子宫颈炎患者，需要做的就是多观察，定期做好宫颈癌筛查。如果子宫颈炎的症状比较重，引起了身体不适，比如脓性分泌物较多，同房后出血、腹痛、尿频尿急等，已严重影响身体和日常生活，则须来医院及时就诊，明确诊断后再治疗，如确定子宫颈炎所感染的衣原体、支原体和淋球菌等性传播病原体。同时，不仅患者本人须治疗，其性伴侣也需要一起治疗。对于有同房出血且反复药物治疗无效的女性来说，可尝试物理治疗。物理治疗包括激光、冷冻、微波红外线等，但有一定相关的并发症，比如出血、感染、宫颈瘢痕、宫颈狭窄，甚至会导致不孕。所以治疗前除了应常规行宫颈癌筛查等相关妇科检查，患者在心理上更需要好好抉择考虑清楚。治疗后也要定期复查，观察创面愈合的情况。对于有宫颈息肉的患者，息肉较大时可将宫颈息肉进行摘除，术后及时送病理检查明确性质。

4. 得了子宫颈炎，可以同房吗？

具体需要视情况而定。不可以同房的情况：在急性子宫颈炎的时期，白带有异常、出现尿频尿急、腹痛的肿块下最好不要同房，以免加重症状。可以的情况：慢性子宫颈炎，患者没有特殊症状和不适。建议同房时使用安全套，这是有效抵抗性传播疾病的一种方法。

5. 如何预防子宫颈炎的发生？

（1）锻炼身体，营养均衡；保证睡眠的充足，心情的愉悦；提高自身的免疫力。

（2）养成良好的卫生习惯；注意外阴的清洁，保持清爽干燥；勤换内裤，不要穿过紧不透气的裤子，以免因为潮湿滋生细菌。

（3）不要坐浴，不要使用阴道洗液，不要频繁冲洗阴道过度清洁造成阴道内菌群失调，每晚使用温水清洗一次即可。

（4）积极治疗急性子宫颈炎和阴道炎，以免迁延成慢性子宫颈炎。

（5）注意流产后和产褥期的卫生，预防感染发生。

（6）避免不洁的性接触，多个性伴侣等。合理运用避孕工具和药物，避免意外怀孕而行人工流产，对宫颈造成不必要的创伤。

（袁倩、龚小兰）

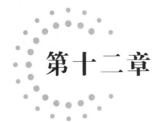

第十二章

盆腔炎性疾病及生殖器结核

第一节　盆腔炎性疾病

案例：卢女士，26岁。自诉5天前同房后发现白带发黄，像脓一样，有异味；2天前开始小腹隐隐疼痛，痛点从右侧扩散到整个小腹；1个月前曾在当地医院行人工流产术。卢女士来到医院后完善相关检查，医生诊断为盆腔炎性疾病。卢女士忧心忡忡，盆腔炎是什么病？需要做手术吗？对于她以后的生育会有影响吗？

1. 盆腔炎性疾病是什么？

盆腔炎性疾病（PID）又称盆腔炎，是指女性上生殖道的一组感染性疾病，主要包括子宫内膜炎、输卵管炎、输卵管卵巢脓肿、盆腔腹膜炎等。通俗地说，就是在盆腔内的器官发生炎症，包括子宫、输卵管、卵巢，以及周边腹膜等。炎症可以局限在一个部位，也可以同时累及多个部位。临床上以输卵管炎和卵巢炎最常见。盆腔炎性疾病多发生于性活跃的生育期女性，幼女、无性生活和绝经后女性很少发生盆腔炎性疾病，即使发生也是因为邻近器官炎症的扩散。

2. 盆腔炎性疾病的治疗方法是什么？

盆腔炎症的治疗方法主要是抗生素药物治疗，必要时手术治疗。治疗的目标包括缓解临床症状、清除微生物、预防不孕、异位妊娠、慢性盆腔痛等长期后遗症。临床诊断盆腔炎后，无须等待病原体的检查结果即可开始治疗，以避免治疗延迟带来不利后果。治疗时还须注意以下几点。

（1）根据经验选择广谱抗菌药物覆盖可能的病原体，包括淋病奈瑟菌、沙眼衣原体、支原体、厌氧菌和需氧菌等。

（2）诊断后立即开始治疗，及时、合理地应用抗菌药物与远期预后直接相关。

（3）选择治疗方案时，应综合考虑安全、有效、经济性及患者依从性等因素。

（4）给药方法：根据盆腔炎的严重程度决定静脉给药或非静脉给药，以及是否需要住院治疗。对轻中度盆腔炎性疾病的患者，注射抗生素治疗和口服抗生素治疗的效果相似；对口服或肌内注射72小时后无症状改善的患者，须改为静脉注射或重新考虑诊断。静脉给药治疗者应在临床症状改善后继续静脉给药至少24小时，然后再转为口服药物继续治疗。

（5）给药疗程：抗菌药物治疗如无特殊情况应持续14天，14天为一个疗程。

3. 盆腔炎性疾病需要做手术吗？

盆腔炎的治疗以药物治疗为主，手术治疗主要用于抗生素控制不好的输卵管脓肿或者盆腔脓肿的患者。以下情况者可以考虑手术治疗。

(1)脓肿经药物治疗无效者：输卵管卵巢脓肿或盆腔脓肿者，经药物治疗 48~72 小时症状没有缓解者，体温持续不降或包块增大者，应及时手术，避免脓肿破裂。

(2)脓肿破裂的患者：患者突发腹痛、寒战、高热、恶心、呕吐等症状，检查腹部拒按或有中毒性休克的表现，应怀疑脓肿破裂，立即行急诊手术。

以上两种情况都属于急诊手术范畴，应在抗感染治疗的同时及时手术，以保证患者生命安全。

(3)脓肿持续存在：经抗生素药物治疗后病情好转，炎症控制住，包块未消散但已局限，可以行手术治疗。这种情况就是择期手术，可以根据病情选择一个合适恰当的时机再来做手术。

3. 感染盆腔炎后性伴侣需要治疗吗？治疗后什么时候复查？

盆腔炎患者出现症状前 60 天内接触过的性伴侣很可能感染淋病奈瑟菌或沙眼衣原体等经性传播的病原体，应对性伴侣进行检查及相应治疗。如盆腔炎者检测出性传播感染病原体相关的病原微生物，性伴侣需要同时接受治疗。盆腔炎患者治疗期间须避免性交，尤其是无保护性交。

对于药物治疗的盆腔炎患者，应在 72 小时内随诊，明确有无症状的改善，如退热、腹部压痛或反跳痛减轻、子宫及附件压痛减轻、子宫颈举痛减轻等症状。如果未见好转，则建议进一步检查并调整治疗方案。对于沙眼衣原体和淋病奈瑟菌感染的盆腔炎患者，应在治疗结束后 4~6 周重新检查上述病原体。

4. 什么是盆腔炎性疾病后遗症？

若盆腔炎性疾病未得到及时有效正确的诊断和治疗，可能会发生盆腔炎性疾病后遗症。其主要病理改变为组织破坏、广泛粘连、增生及瘢痕形成，可导致以下疾病发生。

(1)不孕症：由于输卵管的粘连阻塞可致不孕，发生概率为 20%~30%。

(2)异位妊娠：盆腔炎性疾病发生异位妊娠的概率是正常女性的 8~10 倍。

(3)盆腔炎性疾病反复发作：感染过盆腔炎的患者，局部抵抗力较弱，可造成疾病再次复发。据研究有 25% 的女性可再次复发。

(4)慢性盆腔痛。

5. 盆腔炎会影响怀孕吗？

盆腔炎对怀孕有影响。临床上来说，盆腔炎分为急性和慢性。前者起病急，一般有明显的发病原因。若治疗及时、彻底、有效，则常可治愈或好转。如果急性炎症治疗不及时可能会转变为慢性炎症。一般来说，轻度的炎症对生育影响不大。如果炎症比较严重，特别是盆腔炎累及输卵管，使输卵管发生粘连、梗阻就会影响受孕，造成女性不孕。这种情况患者可尝试通过腹腔镜手术进行输卵管整形、疏通，再尝试自然受孕，必要时可通过人工辅助生殖技术实现怀孕愿望。

还有一种情况，如果是慢性盆腔炎导致的输卵管管腔狭窄，通而不畅，患者是有正常怀孕机会的。但非常容易发生异位妊娠，俗称宫外孕。有盆腔炎病史的女性，一旦怀孕，应及时去正规医院就诊，排除宫外孕可能。

6. 盆腔积液是怎么回事？

什么是盆腔积液？盆腔积液是影像学对盆腔内液体的描述。当身体其他部位的液体流入盆腔，躺卧时可聚集在盆腔的最低处及子宫直肠陷凹。通过超声可以观察到液体暗区，即盆腔积液。盆腔积液是怎么来的呢？盆腔本来就会分泌液体，有保护和润滑的作用。女性在月经期或排卵期也可能形成少量盆腔积液，这是正常现象，属于生理性的盆腔积液。病理性的盆腔积液可由盆腔炎、异位妊娠、盆/腹腔恶性肿瘤等疾病引起，须抓紧时间针对自身病情治疗。

7. 怎么正确认识盆腔积液？

盆腔积液，它到底是不是一种病？

总体上来说，盆腔积液分为两种，生理性积液和病理性积液。生理性积液来自腹膜、大网膜和肠管分泌的一些液体，在盆腔内起着润滑、保护、缓冲等作用，同时参与机体的免疫。因此生理性积液存在的意义重大。但是生理性积液也要有一个度，一般来说通过 B 超确认腹腔内积液量深度低于 3 cm，没有腹痛、发烧、白细胞增高等盆腔炎的症状则基本上可以判断为生理性盆腔积液，无须过分担心。

病理性盆腔积液一般由急性盆腔炎、异位妊娠、黄体破裂、盆腔结核、盆腹腔恶性肿瘤等原因引起。患者需要治疗，但应首先明确病因，针对病因进行治疗。

8. 如何预防盆腔炎的发生？

预防比治疗更为重要，保持良好的卫生习惯是预防盆腔炎的关键。由前文的高危因素来看，改变自己的性行为和生活方式，可以避免疾病的发生或复发。主要注意以下几点：

(1)注意性卫生。保持固定性伴侣，避免频繁性交；性交前后双方须清洁私处，使用安全套可预防性接触感染，降低盆腔炎发生风险。

(2)注意个人卫生保健。每晚用清水清洗外阴，尤其是月经期，血液是细菌最佳的培养基；要注意外阴的清洁，清洗时不要使用外阴洗剂，也不要进行阴道冲洗，以免破坏阴道内菌群。

(3)保持强健体魄，适当运动，增强体质；少熬夜；膳食均衡，提高身体抵抗力。

(4)减少宫腔手术。合理使用避孕工具和药物，避免意外怀孕而行人工流产等宫腔手术操作。

(5)积极治疗生殖道炎症。如患细菌性阴道病、急性子宫颈炎等疾病应积极治疗，防止发生病菌上行性感染。

(6)积极治疗腹腔其他炎症，如阑尾炎等积极治疗可避免炎症蔓延。

(7)发生盆腔炎后，应及时正规地治疗疾病，防止后遗症发生。

(8)对于以往得过盆腔炎的女性，局部抵抗力弱，更应注意性卫生和改变不良卫生习惯，预防疾病的复发。

(赵星、谭朝霞)

| 第二节　生殖器结核 |

案例：张女士，6 年前结婚后一直不孕。4 年前在当地医院就诊时，怀疑输卵管炎性阻塞，进行输卵管通液 3 次，仍没有怀孕。3 年前 B 超提示子宫肌瘤及双侧附件囊肿，在医院行手术后，发现其输卵管严重变形扭曲，盆腔严重粘连；术后病理提示慢性肉芽肿性炎症，建议至结核专科医院就诊。张女士觉得自己家里人都没有结核病，自己也没有检查出肺结核，未引起足够重视，因此也没有到医院进一步积极检查及治疗。半年之后，张女士又开始感觉下腹部胀痛，在当地医院抗感染治疗后没有改善，甚至出现月经紊乱。经检查双侧附件区病变伴周围炎性渗出、盆腔积液，考虑结核；胸部 CT 也发现纵隔内淋巴结肿大并钙化，两侧胸膜局部增厚；拿外院病理片并重新做抗酸染色显示(+)，确诊盆腔结核。张女士不解，结核不是只有肺部的结核吗？怎么盆腔里也会发生结核呢？

1. 什么是生殖器结核?

说起结核,一般最先想到的是肺结核,但是其实结核还可以发生在盆腔里。结核病是由感染结核分枝杆菌(简称结核菌)引起的慢性传染病。作为异常强大的病菌,结核菌不但善于隐藏且无孔不入,除了侵入大家熟知的肺部,还能侵入心肝肾与中枢神经系统等几乎人类一切脏器,生殖器也是结核菌所侵袭的对象。女性生殖器结核又称为结核性盆腔炎,它是由结核分枝杆菌所引起的女性生殖器炎症,多见于20~40岁的妇女,也可见于绝经后的老年女性。此病可导致58%~76%的患者不孕。近年来因耐多药结核、艾滋病的增加,以及对结核病管控的松懈,生殖器结核的发病率有升高趋势,且继发其他部位结核。其潜伏期有1~10年不等,多数患者在发现生殖器结核时,原发病灶多已痊愈。

女性生殖器结核中以输卵管结核最常见,占盆腔结核的90%~100%。当结核分枝杆菌侵入输卵管后,管腔黏膜发生渗出坏死溃疡,与邻近器官发生粘连。当病变蔓延至卵巢,可导致卵巢结核(20%~30%);蔓延至子宫内膜或子宫颈,可致子宫内膜结核(50%~60%)或宫颈结核(10%~20%)。因此在输卵管结核患者中,70%的患者同时合并子宫内膜结核。

2. 盆腔结核从何而来?

盆腔结核又称结核性盆腔炎,由结核分枝杆菌感染引起,是生殖器结核的一种。20~40岁的育龄女性容易受到这个疾病的"摧残",但也可见于绝经后的老年妇女。

盆腔结核是全身结核的表现之一,往往继发于肺结核、肠结核等。最常见的传播途径是血行播散,即结核分枝杆菌借助血液传播到生殖器。结核分枝杆菌感染肺部后,大约1年内可感染内生殖器。腹膜结核、肠结核也可以直接蔓延、播散到内生殖器,导致生殖器结核出现,通过性交传播十分罕见。

3. 盆腔结核为什么会导致不孕?

女性一旦感染盆腔结核,自然怀孕的概率非常低。正常怀孕需要卵巢正常排卵,卵子由输卵管运输到输卵管壶腹部,与卵子结合形成受精卵;然后经输卵管运送到宫腔,并种植在子宫内膜里。

首先:盆腔结核往往侵犯了两侧输卵管,破坏输卵管黏膜,使得输卵管管腔发生粘连、阻塞;或者输卵管与周围粘连,即便输卵管管腔尚保持部分通畅,但粘连的输卵管僵硬、蠕动受限,丧失了运输卵子和受精卵的作用。

其次:子宫内膜结核可破坏子宫内膜,影响受精卵着床和发育,导致不孕。

最后:结核分枝杆菌感染卵巢,会在卵巢深部形成结节及干酪样坏死性脓肿,从而影响卵巢功能,导致排卵障碍。

因此,结核分枝杆菌一旦入侵生殖器,无论感染输卵管、卵巢还是子宫内膜,都可能会引起女性不孕。由于破坏的不可逆性,即便经药物治疗,自然妊娠成功率也不高。

4. 患有盆腔结核的女性可以通过试管实现怀孕生子的愿望吗?

女性一旦患上盆腔结核,自然怀孕的概率非常小。那么,患有盆腔结核的女性可以通过辅助生殖技术实现怀孕生子的愿望吗?

其实盆腔结核能否通过辅助生殖技术怀孕,主要取决于盆腔结核病情程度及治疗效果。如果盆腔结核没有累及子宫内膜,经过抗结核治疗后,可以做试管婴儿;如果子宫内膜受损严重,大部分子宫内膜被破坏,宫腔严重粘连,这种情况下,受精卵在宫腔内不能着床。即使是结核得到了有效控制,也不能进行辅助生殖受孕。须先妇科用药物治疗,看能否长出新的子宫内膜,再根据情况决定是否能够进行辅助生殖助孕。

对于患有盆腔结核的不孕症女性来说，要想做试管婴儿，须先治疗好盆腔结核，再到专业妇产与生殖门诊就诊，由医生综合考虑患者是否可通过辅助生殖技术实现怀孕生子的愿望。

5. 哪些情况提示可能感染生殖器结核?

生殖系统结核发展缓慢，病变隐匿，大多数患者缺少自觉症状，常难得到早期诊断。患者多以原发性不孕就诊，往往为时已晚。即使结核治愈，多数难以恢复生育能力。对于育龄期的妇女，曾有结核病史或结核病接触史，有免疫力降低诱因存在的患者，应详细询问其病史。如有无腹痛、腹胀、月经改变、盆腔包块、低热、盗汗、疲乏、食欲缺乏。尤其是不明原因不孕且出现盆腔包块，伴或不伴腹水，伴有月经改变。当经量减少，应该高度怀疑生殖系统结核的可能，须继续行妇科及不孕不育相关检查；仍不能排除生殖器结核的，建议行月经血培养、子宫内膜病理检查，进行结核分枝杆菌的培养；胸部、盆腔 X 线，以及子宫输卵管碘油造影等检测查找是否有原发病灶，必要时再行腹腔镜及宫腔镜直视下取病变组织活检或细菌学检查。

6. 如何治疗生殖器结核?

结核病对女性生物健康影响很大，对于确诊或高度怀疑生殖系统结核的，应立即给予正规的抗结核治疗。治疗原则以抗结核药物治疗为主，休息营养为辅。遵循早期、联合、适量、规律、全程的原则。

（1）抗结核药物治疗：抗结核药物的治疗对 90% 女性生殖器结核有效，近年采用异烟肼、利福平、乙胺丁醇和吡嗪酰胺等抗结核药物联合治疗，将疗程缩短为 6~9 个月。若出现耐药性，治疗上应根据药敏结果选药，且治疗疗程须延长至 18~24 个月。

（2）支持治疗：急性期患者至少应休息 3 个月，慢性期患者可以劳逸结合地工作生活，加强营养，适当锻炼，增强体质。

（3）手术治疗：盆腔包块经药物治疗后缩小但不能完全消退者，治疗无效或治疗后又反复发作者，盆腔结核形成较大的包块或包裹性积液者，考虑手术治疗。手术前后须应用抗结核药物。手术范围根据患者年龄、病变部位而定。

生殖器结核经药物治疗与手术治疗疗效良好，但是治疗后的妊娠成功率较低，所以辅助生殖技术是改善女性生殖器结核患者妊娠率最有效的手段。与其他原因导致不孕症的患者相比，合并生殖器结核的不孕症患者经辅助生殖的妊娠率低、流产率更高。及早诊断、治疗生殖系统结核对女性生殖功能的恢复至关重要。

7. 在生活中如何预防生殖器结核?

结核病主要经呼吸道传播，严重影响着人们的健康生活。所以我们必须高度重视，预防为主，主要包括以下几点。

（1）婴幼儿按要求接种卡介苗，提高机体特异性免疫力。

（2）及早发现周围的肺结核患者，密切接触人员并尽早进行结核病筛查；采取分室居住、消毒等措施预防感染；做好健康监测，关爱肺结核患者并督促其接受全程治疗。

（3）尽量少参加通风不良、人员密集场所的活动，降低结核传染风险。

（4）感染了肺结核患者更应养成良好卫生习惯，开窗通风；不随地吐痰，咳嗽打喷嚏掩口鼻；尽量减少外出；外出时要戴口罩，减少结核病传播风险。

（5）保持良好的心理状态；规律生活，合理膳食，适度锻炼，提高身体免疫力。

（赵星、谭朝霞）

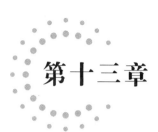

第十三章

子宫内膜异位症与子宫腺肌症

第一节　子宫内膜异位症

案例：邻居曾姐来串门，问我痛经有什么好办法没？一问痛经史，有好几年了。我问："你去医院检查了没？"曾姐说："前几年看过，没什么问题，这两年没去医院，一痛起来就吃止痛药就好了，最近实在是疼得厉害，疼得直打滚了。"我说："你赶紧去医院做个 B 超看看，是不是卵巢囊肿。"隔天曾姐把 B 超单给我一看，双侧卵巢上已经有两个很大的巧克力囊肿。终于知道平时痛经的缘由了。好在发现及时，囊肿一旦破裂，盆腔种植了更麻烦。身边的女性朋友们是不是也有痛经的经历，这种"巧克力囊肿"到底是什么病？

1. 卵巢"巧克力囊肿"与巧克力有关系吗？

从名字上看，有人认为巧克力囊肿是因为吃多了巧克力导致的。其实两者之间没一点儿关系，巧克力囊肿是比较常见的一种子宫内膜异位症。由于功能性子宫内膜细胞在卵巢上种植，病灶反复出血，形成囊肿，切开囊肿后里面会流出来类似巧克力的液体，由此形象地得名巧克力囊肿。流出来的液体有巧克力的成分吗？当然没有。其为一些破碎的子宫内膜和陈旧性血液混合物。卵巢巧克力囊肿虽为良性病变，但它具有种植、浸润、复发的能力。

2. 什么是子宫内膜异位症？

子宫内膜异位症是以腺体组织和子宫内膜间质在子宫腔以外的部位种植、生长、浸润，是一种以反复出血为特征的疾病。正常情况下，子宫内膜细胞生活在宫腔内黏膜层上，在雌、孕激素的共同作用下发生周期性脱落（常称为月经）。但是偶尔会有部分"调皮"的子宫内膜细胞离开宫腔，在其他部位"安营扎寨"。一般常见的部位有卵巢、直肠子宫陷凹、子宫骶韧带等，也可发生于胸腔、腹腔、脑部、四肢、肺部等。异位的子宫内膜同样会发生周期性出血及其周围组织纤维化，形成异位结节病变，因此病变部位会出现囊肿或临床表现。疼痛是其最主要临床特征之一。患有子宫内膜异位症的女性会出现各种疼痛症状，以痛经、性交痛、非周围性盆腔疼痛等多见。目前对于子宫内膜异位症发病机制的研究非常多，但原因仍不明确。

3. 如何发现子宫内膜异位症？

（1）痛经：子宫内膜细胞可以在盆腹腔内自由转运，有可能到达肺部，还有甚至到脑部。但是这种现象极少，多数情况下，子宫内膜细胞从输卵管伞端出来后便植入卵巢，然后慢慢形成一个或多个囊肿，即巧克力囊肿。囊肿的外面是一层完整的囊壁，囊壁内为子宫内膜样组织。这些组织会按照生理周期不断地出血和脱落。囊肿与子宫不同，子宫通过宫颈和阴道与外界相通，经血可以流出去；卵巢囊肿就无法排血，只能靠自体吸收，且吸收的量非常有限，自然会引起痛经。因此痛经是子宫内膜异位症最典型的症状。痛经可以发生在经期，也可以是月经前后。比较典型的是平时不疼，一到经期就疼痛难忍，有时候止痛药都不一定有效果，苦不堪言。疼痛的罪魁祸首主要是囊肿内部出血刺激局部组织发生炎性反应。同时，子宫内膜异位症的病灶本身可以使前列腺素的分泌量增加，导致子宫肌肉挛缩，加重痛经。

（2）月经异常：子宫内膜长在卵巢上形成巧克力囊肿，影响卵巢功能导致内分泌异常，主要表现为月经过多或者周期紊乱，进而影响排卵功能，出现月经推迟来的现象。

（3）不孕：巧克力囊肿影响卵巢的排卵功能，导致排卵异常，怀孕难度增加，让人头疼。不过令人更头疼的是，巧克力囊肿因为出血导致周围局部组织发生炎性反应，进而出现一系列连锁反应，如发生输卵管粘连。输卵管为一根细细的、长长的管道，一旦有轻微的粘连和压迫，易导致封闭，精子无法顺利到达，女方很难怀孕。

（4）同房疼痛：如果子宫内膜异位症的病灶在直肠阴道隔、直肠子宫陷凹的位置，则会引起性交痛。它是一种源自深部的触痛，并且会刺激到直肠。因此经期会表现为里急后重感、排便次数增加，并伴有明显的疼痛。

（5）其他：几乎任何地方都有可能出现子宫内膜异位症。如果出现在肺部，有可能会咯血；出现在脑部会不会每个月来月经的时候就出现疼痛呢？出现在膀胱，会影响排尿或者导致尿频、尿痛等。出现在剖宫产的切口上，则术后切口瘢痕也会出现周期性疼痛等。

4. 如何治疗子宫内膜异位症？

（1）药物治疗：按照上文逻辑，只要不来月经，就不会疼，可以想办法让患者不来月经。有两种自然情况可以使女性不来月经，一种是绝经，一种是怀孕。这两种情况都可以通过人工药物来实现，即人工假怀孕和人工假绝经。人工假绝经的药物有戈舍瑞林、亮丙瑞林、醋酸曲普瑞林等，价格比较昂贵。

（2）手术治疗：手术治疗一般是针对病灶较大，有明显的压迫、粘连的症状，有生育要求，长期药物控制不好等需要把病灶切除的情况。切除病灶的基本原则：凡是能看到的病灶都要切掉，但对于有生育要求的患者，可以选择把囊肿剥除；对于没有生育要求的患者，可以选择把整个卵巢切掉。术前医生会根据具体情况与患者沟通。

总之，对于痛经，不要盲目吃止痛药或者忍耐，一定要先去医院查明原因，以排除子宫内膜异位症。

5. 子宫内膜异位症会影响怀孕吗？

答案是会影响。目前子宫内膜异位症引起不孕的机制还不是很明确，但多数研究证实，不孕是子宫内膜异位症最常见的并发症。子宫内膜异位症与不孕的关系可以用两个1/3来解释：不孕的患者中可能有1/3患有子宫内膜异位症，大概有1/3子宫内膜异位症的患者会不孕。子宫内膜异位症可以从多个方面影响怀孕。首先，卵巢是子宫内膜异位症最常发生的部位。卵巢子宫内膜异位囊肿会破坏卵巢，影响排卵和黄体功能，导致卵泡不能正常排出。其次，盆腔子宫内膜异位症会逐渐引起盆腔粘连，导致输卵管粘连、扭曲甚至阻塞，精子不能顺利到达输卵管壶腹部。然后，子宫内膜异位症患者的腹腔内液体成分异常，可能对精子、卵子有毒性作用，其宫腔环境及机体的免疫状态都不利于胚胎和受精卵的着床和生长。最后，子宫内膜异位症引起子宫功能障碍、影响胚胎种植等也与不孕有着密切关系。

6.哪些药物可以预防子宫内膜异位的复发？

（1）地诺孕素：地诺孕素是第四代高效孕激素。作为一种新型孕激素，地诺孕素是目前预防子宫内膜异位症复发效果最好的药物。研究表明，术后连续使用地诺孕素 2 年可以避免子宫内膜异位症的复发，术后连续使用药 5 年可使子宫内膜异位症的累积复发率低至 4%。地诺孕素预防子宫内膜异位症复发的效果与其独特的作用机制有关，不仅能够直接作用于异位病灶，通过抗炎、抗增殖、抗血管生成等作用来缓解疼痛、缩小病灶；还能通过中枢中度抑制下丘脑-垂体-卵巢轴，维持雌激素水平在 30~50 pg/mL 的子宫内膜异位症最佳治疗窗内，利用外周和中枢的双重作用缓解疼痛、缩小病灶并预防复发。

（2）复方口服避孕药：在地诺孕素上市之前，由于没有更好的治疗药物，因此便宜而普遍的复方口服避孕药成为子宫内膜异位症术后治疗的常规用药。虽然在一定程度上可以预防复发，但效果并不理想。这可能与复方口服避孕药中的雌激素有关。它作为一种雌激素依赖性疾病，控制雌激素水平本来就是子宫内膜异位症治疗及预防复发的关键。而常用的口服避孕药中都含有或多或少的雌激素成分，仍然有可能刺激异位病灶的生长，影响术后子宫内膜异位症的控制。现在这种治疗方案基本上被淘汰。

（3）促性腺激素释放激素激动剂（GnRH-a）：过度激活下丘脑-垂体-卵巢轴，负反馈抑制自身的促性腺激素释放激素，从而抑制卵巢功能，使卵巢激素分泌减少至绝经后水平，还可直接抑制子宫内膜的增生。但是在发挥治疗作用的同时也会产生骨质丢失、潮热等更年期症状，因此不能长期使用，最多使用 6 个月，停药后子宫内膜异位症依然容易复发。据研究表明，GnRH-a 只能延缓子宫内膜异位症的复发，并不能减少其复发概率。

7.平时生活中，如何预防它的发生？

经血逆流是子宫内膜异位症的主要原因，具有活性的子宫内膜细胞会到处转运。逆流原因有先天性的，如阴道横隔、残角子宫、无孔处女膜、宫颈管闭锁或阴道狭窄等。这些先天性的原因无法预防，只能依靠及时发现和医治来减轻影响。后天性因素也容易导致经血逆流，为防止这种情况发生，应该注意以下几点。

（1）平时避免重力揉捏子宫，杜绝经期同房，在月经期避免过度劳动。

（2）尽量避免流产。如果医生的手术操作不熟练，在手术过程中，由于子宫内负压较大，一不小心可能使手术过程中脱落的子宫内膜和经血发生逆流至其他生殖器官上，容易造成子宫内膜异位症。另外有研究表明，20~30 岁是女性生育黄金期，生育孩子能够改进子宫内膜，增强免疫力，减轻子宫颈狭窄等问题。而晚婚、晚育、不育或多次人流，都会增加子宫内膜异位症的风险。

（3）增加运动量。常常参与运动的女性，身体免疫系统比较健全，体内的白细胞格外活跃，能吞噬和处理掉流窜经血和异位内膜。每周运动超过 2 小时的女人的子宫内膜异位的概率比很少运动者少了 1 倍。

子宫内膜异位症治疗的关键是早发现、早治疗，提早预防能更好地避免疾病对女性身心的伤害。

（赵星、谭朝霞）

第二节　子宫腺肌症

案例：周女士来住院的时候，面色惨白，皮肤蜡黄，一看就是重度贫血的样子。问及病史，说："月经量增多有十年了，每次来月经，一天一包卫生巾都不够。有时候还要用尿不湿才能解决问题。

每次来完月经后整个人虚脱了一样,走路都摇晃,要滋补一段时间才能有精气神。"我说你怎么不早来医院看呢?怎么搞得这么严重了才来。她说:"我看了医生,每次贫血严重后也来医院输了血,不然哪能活到今天。之前医生也给我看了,吃了避孕药,也上了曼月乐环。后来子宫慢慢增大,上环容易掉出来。我还年轻,又不想切子宫,所以只有自己熬一熬了,熬不住了再来医院输血。"周女士到底得了什么病?

1. 子宫腺肌症、子宫腺肌瘤和子宫肌瘤,这三种病有什么区别?

子宫腺肌症、子宫腺肌瘤、子宫肌瘤,不是同一种病,只是名字相近。其中子宫腺肌症和子宫腺肌瘤这两种病比较相近,虽然医学上把二者叫作两种病,但它们都属于子宫内膜异位症的一种,是子宫内膜异位到子宫肌层里面形成的病变。子宫腺肌症一般是弥漫性的病变,子宫腺肌瘤一般是相对局限性的病变。子宫肌瘤与子宫腺肌症、子宫腺肌瘤是完全不同的概念。子宫肌瘤与正常的子宫肌层之间有一个明显的分界线,手术时很容易剥除干净。子宫腺肌症和子宫腺肌瘤与正常的子宫肌层之间没有明显的分界线,不能完全地分辨出来,手术时处理比较麻烦。临床上,这三种病是可能同时出现的。

2. 子宫腺肌症的症状有哪些?

从临床上来看,子宫腺肌症的患者的年龄多在35岁左右,大多数是产后的女性。这是因为分娩过程会给内膜层和肌层交融创造发生的条件。除了分娩以外,人流、刮宫等行为都可以为此创造条件。因此,也就可以理解为何近些年来子宫腺肌症患者会有年轻化的趋势。子宫腺肌症的常见症状如下。

(1)月经失调:几乎一半以上的患者都是因为月经失调来院就诊的,其主要表现为经期延长、月经量增多、月经周期缩短等。有些患者的情况很严重,几乎天天有血,量很大。可以想象,一旦月经失调,贫血多半随之发生。

(2)痛经:这种痛经的特点是进行性加重,疼痛不断升级。月经前就开始隐隐作痛,经期达到高潮,月经结束后疼痛戛然而止。

(3)同房疼痛:这是一种源自深部的触痛,部分患者会有这样的症状。它与外阴撕裂或者裂伤不同,与宫颈病变导致的同房疼痛也不同。由同房导致的子宫摆动或者刺激会引起一种来自内脏的疼痛感,通常这也意味着子宫内膜异位病灶广泛存在。需要说明的是,部分患者没有同房疼痛症状,多数发现子宫增大或者有时候会摸到子宫有些发硬。

3. 引起子宫腺肌症的病因有哪些呢?

上文简单介绍了子宫腺肌症的症状,但关于其病因,学术界尚未给出准确解释。简而言之,靠近子宫肌层的那一部分子宫内膜因为异常增生,直接侵入子宫肌层,这些肌层的细胞发生代偿性增生、肥大,引起子宫腺肌症。这一过程有可能自发产生,但是分娩、人流、刮宫等情况会增加其发生率。有专家认为,经期同房也会增加子宫腺肌症的发生率,但最近的研究表明,两者之间并没有直接的关系。但仍不建议经期同房。

4. 子宫腺肌症要做哪些检查?

(1)B超检查:一般而言,阴道B超的准确性比较高。在B超下可以发现子宫呈均匀性增大,回声不均匀,这是由内膜层和肌层交融导致的。经阴道超声检查诊断子宫腺肌病的敏感度、特异度和准确率都高达90%左右。

(2)MRI检查:MRI检查费用比较高。在明确病变位置和范围的前提下做MRI检查更有指导意义，也有助于医生明确诊断。

（3）CA125 检查：CA125 是肿瘤标记物的一种，常常用来检查卵巢癌等疾病。子宫内膜异位症患者的常见表现之一也是 CA125 升高，这一指标对于诊断和治疗效果评估都有一定意义。

5. 子宫腺肌症有哪些手术治疗方式？

（1）子宫切除手术：对于有生育需求的年轻女性来说，子宫切除手术肯定不可取。手术切除子宫会造成女性内分泌的失调，使女性失去生育的权利，还会造成阴道干燥、骨质疏松、腹壁瘢痕、卵巢功能衰竭、性欲减退等。

（2）子宫内膜切除术：浸润较深的重度子宫腺肌症患者在术后有可能出现子宫大出血的症状。

（3）子宫体 H 型病灶挖除术：弥漫性子宫腺肌症患者在进行病灶切除术后可增加妊娠机会。手术时，医生在子宫体病灶处实行 H 型切口，可以减少切除病灶时宫腔被穿透的风险，较适合年轻且有生育计划的患者。但该手术的复发率还有待进一步研究。

（4）超声引导下的射频消融微创术：即海扶刀手术。该手术的操作原理是利用高频率的交流电磁波通过电极导入组织，然后经弥散电极形成回路，使其发生震荡，从而产生一种生物热；待局部温度达到 40~50℃ 时，可引起组织细胞蛋白凝固变性，使子宫内的供血被阻止，从而达到缩小子宫，减轻患者痛苦的治疗目的。研究表明，海扶刀手术在治疗子宫腺肌症方面效果比较明显，相对于其他治疗方式来说，创伤小，恢复快。

6. 做了海扶刀手术后可以运动吗？

海扶刀手术是一种无创手术，手术后经过医生评估，没有运动禁忌者可执行运动处方医嘱：运动频率为每天；运动方式为步行；运动强度为 7000 步，含 3000 步快走；运动时间为 30 分钟；运动总量为每周 150~300 分钟。

7. 绝经后子宫腺肌症会自愈吗？

子宫腺肌症是一种雌激素依赖性疾病，痛经是子宫腺肌症最典型的症状这是因为子宫的腺体以及间质入侵子宫肌层，令子宫周围的基层细胞出现不同程度的增生及增大，导致腹痛、子宫增大及月经量增大。女性绝经以后激素水平有所下降，子宫内膜出现萎缩，子宫腺肌症的症状逐渐消失。不过症状消失，并不代表此时子宫腺肌症就好了，仍需做好定期检查，每半年复查一次 B 超、CA125。虽然子宫腺肌症的恶变率很低，但不排除绝经后恶变的可能性。如果在绝经的情况下子宫明显继续增大或者 CA125 继续升高，就要特别注意提防子宫腺肌症癌变情况的发生。因此拖延到绝经的治疗方法不可取。

8. 曼月乐环是什么？为什么子宫腺肌症患者要用曼月乐环？上曼月乐环需要注意什么？

曼月乐环又叫曼月乐左炔诺黄体酮宫内节育系统，是一种局部药物避孕法。它拥有 1 个很小的黄体酮缓释布局，保证放置在子宫腔内往后的五六年内得到比较可靠的避孕效果。因它含有高效孕激素，可以天天向卵巢局部恒量释放少量的黄体酮，能让子宫内膜萎缩，月经量减少，常可用来治疗子宫腺肌症。但如果子宫腺肌症比较严重，子宫体积增大，导致宫腔体积增大，直接上曼月乐环容易出现节育环自行脱出的现象。因此需要先药物治疗，子宫体积缩小后再上环。

上曼月乐环的注意事项：最好在月经干净后的 3~7 天上环，也可以在月经最后 1~2，曼月乐环与普通环相比多了孕激素，所以可以治疗特发性的月经过多。但是曼月乐环也有一些副作用，比如月经淋漓不尽、发胖、孕激素导致的水肿、乳房胀痛、头痛等，也会造成糖耐量的异常。如果上环后出现这些并发症，应及时找医生进行检查。注意复查，检查是否出现环的下移、脱落等。部分子宫腺肌症患者，因为经量大等问题，会选择去上曼月乐环。曼月乐环的适应期在 3 个月左右，如果

3个月症状明显改善，可以继续上环。如果忍受不了其副作用，也可以考虑取环做其他治疗。

9. 有什么预防措施可以减少子宫腺肌症的发生？

（1）尽量避免妇科手术，特别是月经期间的手术。这极易诱发生殖器官炎症，导致子宫腺肌症。

（2）进行妇科检查时要选择合适的时间，尽量错过经期，防止子宫内膜被误挤入输卵管。

（3）做好避孕措施，避免流产手术操作不当致使血液倒流入腹腔，造成盆腔炎、子宫内膜异位症。

（4）每年体检，若发现子宫发育不正常，如生殖道畸形与子宫极度后屈，患者应及时接受治疗，避免发生经血逆流引发不必要的疾病。

（5）不可经期同房，避免经血倒流。

针对子宫腺肌症的治疗，药物治疗与手术治疗均有一定的风险。医生要根据患者的症状及需求对症治疗，可以应用不同药物联合提高疗效，减轻患者的不良反应。选择手术治疗的患者也应谨遵医生的相关建议。此外，女性还须做好预防措施，将患病、复发的风险降到最低。

（赵星、王琴）

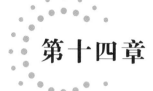

第十四章

女性生殖器发育异常

案例：艳艳，女，28岁。因一直无月经来潮，于2013年门诊就诊。B超发现子宫发育不良，由于患者年龄小，暂未进行手术治疗。2021年行染色体检查，核型结果为：46，XX；再次复查彩超，为"先天性无阴道无子宫，双侧卵巢大小正常"；诊断为：马凡综合征(MRKH综合征)。什么是马凡综合征？这种情况是不是俗称的"石女"呢？

1. 什么是马凡综合征？如何治疗马凡综合征？

马凡综合征是胎儿发育过程中双侧副中肾管发育不全或双侧副中肾管尾端发育不良所致，表现为先天性行无阴道，几乎所有的患者都合并无子宫或始基子宫，卵巢功能多为正常，其发生率为1/5000～1/4000。

临床表现：原发性闭经及性生活困难。因患者无子宫或始基子宫，因此无周期性腹痛，检查可见体格、第二性征及外阴发育正常，但无阴道口，或仅仅在前庭后部见一前凹。患者分泌检查为正常女性水平；染色体检查：核型为46，XX。

治疗方面来讲，一般建议患者18岁以后进行治疗。包括非手术治疗和手术治疗。非手术治疗有顶压法，即用阴道模具压迫阴道凹陷，使其扩张并延伸至接近正常阴道的长度。手术治疗为阴道成形术，简单地讲就是在阴道直肠间造穴，如生物补片法阴道成形术、腹膜法阴道成形术、乙状结肠法阴道成形术。

2. 什么是阴道纵隔？阴道纵隔对我们的生活有什么影响？

阴道纵隔是一种女性生殖道畸形疾病，简单而言就是阴道被一条纵行黏膜壁隔开，分成两条纵行通道，黏膜壁上端接近宫颈，如下端达到阴道口，成为完全纵隔；如下端未达阴道口，则称为不全纵隔。

阴道纵隔是女性生殖道畸形的一种情况，往往在妇科检查或产前检查时才被发现。完全纵隔对月经、性生活、分娩没有影响，不全纵隔可有性生活困难或不适，分娩时胎先露下降可能受阻。纵隔不影响性生活和生育时，可以不治疗。若影响性生活或者胎头娩出，可通过手术将纵隔切开。这种手术比较简单，不用太过紧张。

3. 什么是阴道斜隔综合征？阴道斜隔有几种类型？

阴道斜隔综合征(图14-1)是一种女性生殖道畸形疾病，确切发病机制尚未明确。目前国内外观点一致认为，其与胚胎发育过程中一侧副中肾管(苗勒管)向下延伸未达到泌尿生殖窦，从而形成盲端有关。胚胎早期，中肾管的后肾发育畸形引起输尿管芽的发育不全，导致泌尿生殖系统异常。

因此阴道斜隔的患者，多合并同侧泌尿系发育异常，表现为斜隔侧肾缺如。

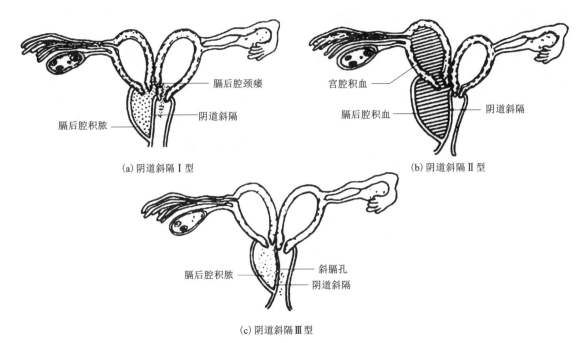

图 14-1　阴道斜隔综合征 3 种类型

(注：本图来源于《妇产科学》第 9 版，谢幸、孔北华、段涛主编，人民卫生出版社，第 273 页)

阴道斜隔的临床表现主要与阴道斜隔的分型、斜隔闭锁的程度、斜隔侧子宫发育的情况及年龄有关。临床可分为 3 种类型：Ⅰ型(无孔斜隔型)。阴道完全闭锁，隔后的子宫与另一侧子宫及外界完全隔离，宫腔积血聚积在隔后阴道腔内。Ⅱ型(有孔斜隔型)。一侧阴道不完全闭锁，隔上有一个直径数毫米的小孔，隔后子宫亦与对侧隔绝，经血可通过小孔滴出，但流出不畅。Ⅲ型(无孔斜隔合并宫颈瘘管型)。一侧阴道完全闭锁，在两侧宫颈之间或隔后阴道腔与对侧宫颈之间有一小瘘管，有隔一侧的经血可通过另一侧宫颈排出，但流出不畅。

4. 阴道斜隔综合征有哪些症状?

主要与阴道斜隔的分型、斜隔闭锁的程度、斜隔侧子宫发育的情况及年龄有关。在青春期前通常无症状，月经初潮后开始出现症状。其中，以无孔型阴道斜隔就诊时间相对最早，痛经是其主要的临床症状。典型临床表现如下。

(1)进行性加重的痛经：Ⅰ型患者多以痛经为主诉，发病年龄较小，而且初潮至发病时间较Ⅱ、Ⅲ型患者短。月经初潮后 3 年内月经周期通常不规则，大多数有阴道斜隔的患者在月经后立刻表现痛经。

(2)经期长或阴道流液、流脓：以Ⅱ、Ⅲ型为主，月经常淋漓不尽，久之并发感染；经期或经期后持续性流液、流脓。

(3)阴道壁肿物：各型均可出现。Ⅰ型明显，肿块较大；Ⅱ、Ⅲ型肿块较小，还可见到阴道顶端脓液流出。

(4)盆腔包块：Ⅰ型由于斜隔阻塞，侧阴道内经血倒流，可表现为宫腔积血和(或)输卵管积血，甚至出现腹腔内积血或盆腔内子宫内膜异位症。Ⅱ、Ⅲ型存在开口，经血引流不畅，可致阴道积血感染，形成盆腔积脓，可表现出急性发作的腹痛、发热和呕吐。此外，合并泌尿系统畸形还可表现为排尿困难、尿失禁等。

5. 阴道斜隔综合征有哪些治疗方法?

手术是目前治疗疾病唯一有效的方法，可以缓解症状和保留生育功能。宫腔镜下阴道斜隔切除术是最理想的手术方式，也是解除生殖道梗阻最有效且简易的方法。宫腔镜下手术尤其适用于未婚女性，因为简单且无创，大部分可保持处女膜的完整性。通常宫腹腔镜联合应用于手术，腹腔镜主要用于了解腹腔内子宫畸形状态、经血返流情况、输卵管积血程度、卵巢巧克力囊肿情况及盆腔子宫内膜异位情况；还可在腹腔镜下对子宫内膜异位病灶进行切除，如对侧子宫发育不良或反复感染造成子宫功能损伤，亦可行腹腔镜下一侧子宫切除术。如有条件，宫腔镜手术除进行腹腔镜下监测，可同时进行超声监测，保障手术的安全性，以更好地寻找阴道斜隔最佳切口位置。

（肖卓玲、童妤）

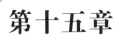第十五章

盆底功能障碍性疾病与生殖道损伤疾病

第一节 子宫脱垂

案例：王女士今年 51 岁，3 年前体检发现子宫脱垂。自诉长时间行走时外阴摩擦刺痛感，未发现外阴肿物脱出，至当地医院定期理疗 2 月，效果欠佳。1 年前解大便时发现外阴脱出一肿物，约鸡蛋大小，质软，平卧或休息后肿物可回缩至阴道内。近 2 月外露肿块慢慢增大，并且长期露在阴道口外不能回缩，严重影响日常生活。王女士为了治疗来到医院，经过检查诊断为：子宫脱垂Ⅲ度，阴道后壁脱垂Ⅰ度。什么是子宫脱垂？子宫脱垂与哪些因素有关系？

1. 子宫脱垂是怎么回事？

正常女性盆底组织由盆底肌肉群、筋膜、韧带及神经组成，可维持盆腔内器官(子宫、膀胱、直肠等)的正常位置。当组织退化或创伤时，盆底组织的支撑力下降，可发生盆腔脏器移位，子宫脱垂就是其中一种。从医学上来讲，子宫脱垂是指子宫从正常的位置沿阴道下降，宫颈外口达坐骨棘水平以下，甚至子宫全部脱出于阴道口以外，常常伴有阴道前、后壁膨出(图 15-1)。

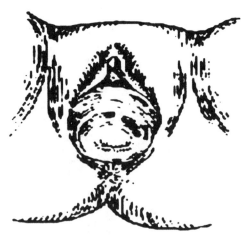

图 15-1 子宫脱垂

(注：本图来源于《妇产科护理学》第 6 版，郑修霞，人民卫生出版社，第 394 页)

2. 什么样的人容易出现子宫脱垂呢?

(1)多产、难产的女性,特别是阴道分娩时使用产钳或胎头吸引术助产的女性。因分娩过程中盆腔筋膜、肌肉及韧带过度地牵拉而被削弱支撑力量,导致日后容易发生子宫脱垂。

(2)产后过早参加重体力劳动的女性。因产后子宫未完全恢复至原来的位置,且盆底组织张力未恢复,过早劳动可能导致子宫有不同程度的下移,从而出现子宫脱垂。

(3)长期腹压增加的女性。如慢性咳嗽,长期便秘,长期重体力劳动,以及盆腔内巨大肿瘤、腹水、肥胖等,均能使腹压增加导致盆腔脏器脱垂。

(4)衰老。随着年龄的增长,尤其是绝经后出现的盆底组织退化、萎缩,在盆腔脏器脱垂的发生或发展中也具有重要作用。因此,子宫脱垂等疾病常见于老年女性。

3. "阴道松弛"是导致子宫脱垂的元凶吗?

一些妈妈觉得生完孩子以后阴道变得宽敞,失去了往日的紧致,因此子宫容易脱垂。《阴道松弛症诊断与治疗专家共识(2020年版)》中提到:"阴道松弛症的发生,可能与经阴道分娩、过度频繁的性活动、年龄增长及性激素水平降低等因素相关。"但在妇科体检中,很难准确地判断阴道的口径,检查者多用手指对阴道口径进行粗略估算。评估要求在截石位、静息、充分润滑状态下将手指放入阴道,以患者不感觉到疼痛不适为度。以放入2指为松紧合适、2指松为轻度松弛、3指为中度松弛、4指及以上为重度松弛。此类检测受检查医生手指粗细、患者是否放松,以及局部润滑是否充分等因素的影响。对于阴道的松紧度患者也可进行自我判断:将手洗净或戴一次性手套;选择平卧位或半卧位,屈膝分开双腿;将两根手指放入阴道内,感受阴道肌肉的收缩程度。如用力收缩阴道肌肉,但手指没有明显感觉,或者有收缩感但没有舒适的包裹感,说明阴道松弛;如手指能明显感觉肌肉收缩和舒适的包裹感,说明阴道松紧适中;若手指不能完全进入阴道,或者勉强进入后有明显的勒紧感或不适感,说明阴道过紧。

阴道松弛是子宫脱垂的元凶吗?当然不是。阴道壁内有大量的弹性纤维,可以保证阴道在一定范围内变宽、变长,没有那么容易松弛,但是阴道不松弛不代表盆底结构没有出现问题。怀孕期间盆底超负荷、年龄增长、激素水平降低、盆底结构老化……这才是子宫脱垂的直接原因,阴道松弛只是其中一种表现罢了。

4. 子宫脱垂会有哪些表现?

子宫脱垂是在多种因素的共同影响下发生的,症状随着作用时间的延长逐渐加重。一般轻度子宫脱垂没有明显症状,随着脱垂程度加重,会出现以下临床表现。

(1)腰骶部酸痛或下坠感:由于下垂的子宫对韧带的牵拉,盆腔充血,患者出现不同程度的腰骶部酸痛或下坠感。长时间站立或劳累后症状明显,卧床休息后症状减轻。

(2)阴道口肿物脱出:随着疾病进展,患者可发现有肿物自阴道脱出。起初在平卧休息时可变小或消失。严重者休息后不能回缩,需要用手回纳至阴道内。长期暴露在外的肿物与衣裤摩擦可出现宫颈与阴道壁溃疡,甚至出血,继发感染则有脓性分泌物。

(3)排尿、排便的异常:子宫脱垂常常合并阴道前、后壁膨出,阴道前壁膨出患者常伴有尿频、排尿困难、尿潴留或压力性尿失禁,容易并发泌尿道感染。若合并阴道后壁膨出,患者常常表现为便秘,甚至需要手助压迫阴道后壁帮助排便。

5. 怎么判断子宫脱垂的严重程度?

临床上通常以患者平卧最大用力屏气时子宫下垂的位置来评价子宫脱垂的严重程度。国际上多采用盆腔器官脱垂定量分期法(pelvic organ prolapse quantitation,POP-Q)进行评判,我国沿用传统分度方法。临床上在手术前后使用同一种方法即可。在此简单介绍我国的传统分度方法。我国一般将子宫脱垂分为3度(图15-2)。

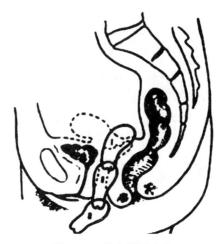

图 15-2　子宫脱垂分度

(注：本图来源于《妇产科学》第9版，谢幸、孔北华、段涛主编，人民卫生出版社，第282页)

(1) Ⅰ度：子宫颈下垂距处女膜<4 cm，但未脱出阴道口外。

轻型：宫颈外口距处女膜缘<4 cm，未达处女膜缘。

重型：宫颈已达处女膜缘，阴道口可见子宫颈。

(2) Ⅱ度：子宫颈及部分子宫体已脱出阴道口外。

轻型：宫颈脱出阴道口，宫体仍在阴道内。

重型：宫颈及部分宫体脱出阴道口。

(3) Ⅲ度：宫颈及宫体全部脱出阴道口外。

6. 子宫脱垂术前需要进行哪些准备工作?

对于尚未绝经的女性，子宫脱垂的手术与其他外科手术一样，仅需要避开月经期。对于绝经后的老年女性，由于绝经后雌激素水平降低甚至停止分泌，阴道黏膜变薄，皱襞消失，阴道弹性越来越差；阴道壁对细菌抵抗能力降低，易发阴道炎症，不利于术后伤口愈合。因此已绝经的患者，术前须进行阴道准备。即每天1∶5000高锰酸钾坐浴后，雌激素乳膏局部用药，改善阴道环境。患者经医生评估阴道局部情况后方能安排手术。术后也须遵医嘱继续口服或局部使用雌激素，保持体内激素水平，促进术后恢复。

7. 子宫脱垂术后需要注意什么?

为保证手术疗效，避免复发，子宫脱垂患者术后应注意：

(1)子宫脱垂术后最重要的就是休息：术后休息3个月，避免重体力劳动及剧烈体育运动，避免提重物；术后进行提肛运动，有助于术后恢复。

(2)注意外阴部卫生：术后3个月内要禁止性生活，盆底重建手术后阴道内有手术切口，回家后需要使用1∶5000高锰酸钾溶液坐浴。配置消毒液时应特别注意消毒液的浓度，避免灼伤。

(3)对于绝经后的老年女性，术后应立即开始局部或口服雌激素制剂。由于术后阴道内有切口，不再适合阴道内给药，手术后的患者可在高锰酸钾坐浴后将雌激素软膏涂于大腿内侧皮肤，每天2次，至少半年以上，切不可随意停药。

(4)术后饮食：术后须加强营养、平衡膳食，多吃蔬菜水果，多饮水；保持大便通畅，注意排便时间不可过长。

（5）预防及治疗基础疾病：积极治疗慢性咳嗽、便秘等使腹压增大的基础疾病。

（6）术后建议患者终生规律随访，以及时发现复发与手术后并发症。

8.除了手术以外，治疗子宫脱垂还有哪些方法？

对患有子宫脱垂的女性来说，非手术治疗应为首选方案。特别是症状轻、想保留生育功能，或者身体状况不能承受手术创伤的患者可以选择非手术治疗。通过祛除病因、盆底肌肉锻炼增强盆底肌肉的弹性，以及放置子宫托等方法，可达到缓解症状，预防子宫脱垂程度加深，避免或者推迟手术等目的。

（1）行为指导：指导患者合理安排工作和休息时间，避免重体力劳动与剧烈体育运动；积极治疗慢性咳嗽、便秘及腹腔肿瘤等增加腹压的疾病。

（2）盆底肌肉锻炼：可通过物理疗法或肌肉锻炼增加盆底肌肉群的张力。适用于国内传统分期轻度的患者，也可以作为手术前、后的辅助治疗方法。常用凯格尔运动锻炼盆底肌肉。

（3）放置子宫托：放置子宫托是子宫脱垂最常用的保守治疗方法，尤其适用于全身状况不适宜手术、妊娠期和产后的患者。常用的子宫托有喇叭形（图15-3）、环形和球形三种。重度子宫脱垂伴盆底肌肉明显萎缩及宫颈、阴道壁有炎症、溃疡者不适用，经期和妊娠期停用。

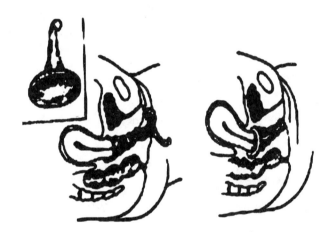

图15-3　喇叭形子宫托及其放置

（注：本图来源于《妇产科护理学》第6版，郑修霞，人民卫生出版社，第397页）

（4）中医治疗：中药和针灸可起到促进盆底肌张力恢复、缓解局部症状的作用。

9.什么是凯格尔运动？具体该怎么做？

凯格尔运动，又称骨盆运动，是美国的凯格尔医师于1948年公布的健体运动方法。它被认为是对女性治疗阴道脱垂及预防子宫脱垂的好方法。注意运动全程照常呼吸、保持身体其他部位放松。可以用手触摸腹部，如果腹部有紧缩的现象，表明运动的肌肉错误。具体运动步骤如下。

（1）平躺、双膝弯曲。

（2）收缩臀部的肌肉向上提肛。

（3）紧闭尿道、阴道及肛门（它们同时受骨盆底肌肉支撑），此感觉如尿急时必须闭尿的动作。

（4）想象用阴道吸引某种东西，如一种填塞物或者阴茎。先想象从阴道入口开始上提，再逐渐沿阴道上升，并保持3秒。重复10次为1组，每天3组以上，逐渐增加到25次为一组。其间可以用手指插入阴道，检查这一过程的效力。

（5）使阴道下降，想象将某种东西挤出阴道。保持3秒钟即放松，重复10次为一组，每天3组以上，逐渐增加至每组 25 次。

（6）保持骨盆底肌肉收缩 5 秒钟，然后慢慢放松。休息 5~10 秒后，重复收缩。

10. 怎么正确使用子宫托?

（1）使用子宫托治疗前一定要先进行专科检查，排除使用禁忌证。

（2）根据医生的建议和试用选择型号合适的子宫托，并学会自己上托、取托。

（3）不同子宫托的具体放置用法。

①环型带支撑型子宫托的上法（图 15-4）：洗净双手，平卧，两腿屈膝分开，将脱垂的子宫推入阴道内。将子宫托对折，可提前在子宫托的周围擦润滑剂以利于放入。一手将大小阴唇分开，把子宫托置入阴道内。手松开，子宫托自行打开。用一根手指沿着阴道的方向向后推子宫托，直至感觉推不动时停止。子宫托上好后，应站起或蹲下，并腹部用力增加腹压，试验子宫托是否脱出。如脱出，应更换一个较大的托，重新上托，直至子宫托不再脱出，又无压迫感，才为合适。

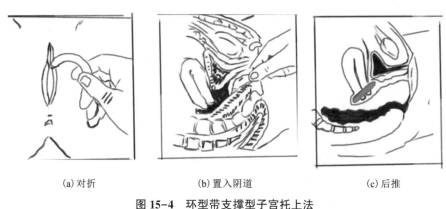

(a) 对折　　　　　　　(b) 置入阴道　　　　　　　(c) 后推

图 15-4　环型带支撑型子宫托上法

②牛角型子宫托的置入方法：手指抓住子宫托的把部，先圆盘的一半置入阴道内，再置入另一半。当圆盘全部进入阴道后，沿阴道方向将子宫托推向阴道顶端，挤出圆盘后部的空气，使圆盘吸附于阴道顶端（图 15-5）。最后轻轻向外拽子宫托的把部，若子宫托不会被拽出，说明子宫托已放置妥当。

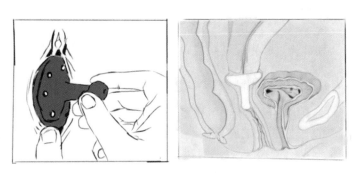

图 15-5　牛角型子宫托的置入方法

（4）取出子宫托的方法：取子宫托时患者取蹲位或侧坐位，取环型带支撑型子宫托时，中指伸入阴道，触及凹口处轻轻拽出即可；取牛角型子宫托时，用 2~3 根手指捏住子宫托的把部，轻轻晃动，去除圆盘部位的吸力后，将子宫托取出。如果感到取托困难，可以配合向下用力屏气的动作协助子宫托取出。

11. 使用子宫托的注意事项有哪些?

子宫托是支撑子宫和阴道壁,维持子宫不脱出阴道的工具。但使用不当也可能造成阴道刺激和溃疡,因此使用时应该特别注意如下几点。

(1)子宫托须每天晨起后放入阴道内,睡觉前取出消毒备用。切不可长时间不取,以免发生嵌顿,或导致阴道局部组织受压缺血、溃疡。

(2)放置前要监测雌激素水平,雌激素过低的患者不宜直接放置子宫托,可行性激素补充疗法或使用阴道雌激素乳膏,经医生评估阴道情况可行后方能使用子宫托,并在放托的过程中持续补充雌激素。

(3)保持会阴、阴道清洁,月经期和妊娠期暂不使用。

(4)子宫托为医用硅胶,使用寿命大约 3 年。应分别于上托后的第 1、第 3、第 6 个月到医院检查复查,以后每 3~6 个月检查一次。

12. 日常生活中怎么预防子宫脱垂?

(1)产后注意休息,避免早期重体力劳动;可行盆底功能恢复锻炼,如凯格尔运动或专业盆底功能康复仪进行康复治疗,促进盆底组织张力恢复。

(2)积极治疗导致长期腹压增加的基础疾病,如慢性咳嗽、便秘等;建议合理饮食,养成定时排便的习惯,保持大便通畅;避免长期重体力劳动,以及频繁进行久蹲的动作。

(3)抬举重物时要用腿部发力代替腰背部发力,避免腰背用力造成腹压增加。

(4)绝经后可遵医嘱进行激素治疗,也有助于预防子宫脱垂。

(孙淑娟、王琴)

第二节　压力性尿失禁

案例:谢女士 ,62 岁,绝经 15 年。本来谢阿姨的晚年生活非常满意,但逐渐发现自己的身体出现了问题。8 年前在一次剧烈运动时,她突然发现下身一阵热,裤子都湿了。"难道尿裤子了?"谢阿姨非常吃惊,回家一看还真的是尿裤子了。开始她想可能是偶尔一次,可问题越来越严重。现在轻微运动、咳嗽、快走、打喷嚏都会尿裤子,身上一股难闻的尿骚味。她觉得非常尴尬,再也不敢和老朋友一起玩了,甚至不敢喝水。大家都知道小孩子尿裤子很正常,怎么大人也会这样呢?谢阿姨为此伤透脑筋,终于鼓起勇气来到医院。经过妇科医生的检查,谢阿姨确诊为"压力性尿失禁"。什么是压力性尿失禁?如何才能拥有正常人的生活呢?

1. 什么是压力性尿失禁?是什么原因导致压力性尿失禁的发生?

简单来讲压力性尿失禁是指正常状态下不漏尿,但在腹腔压力升高时(如咳嗽、大笑等)出现小便不由自主地流出,也称为真性压力性尿失禁、张力性尿失禁、应力性尿失禁。2006 年中国流行病学调查显示,18.9%的成年女性患有压力性尿失禁。压力性尿失禁是一个重要的卫生和社会问题。

临床上 90%以上压力性尿失禁为解剖型压力性尿失禁,主要由于盆底组织松弛引起。目前广泛接受的是压力传导理论:压力性尿失禁的病因在于盆底支持结构缺损,使膀胱颈/近端尿道脱出盆底外;咳嗽时腹腔内压力不能被平均地传递到膀胱和近端尿道,导致膀胱内压力大于尿道内压力从而出现漏尿。不足 10%的患者为尿道内括约肌障碍型,是先天发育异常所致。

2. 怎么判断压力性尿失禁的严重程度?

压力性尿失禁的分度有主观分度和客观分度。客观分度主要基于尿垫试验,临床常用简单的主观分度。

(1)主观分度。根据患者的主观描述,将压力性尿失禁分为三级。

①Ⅰ级尿失禁:在产生剧烈压力下失禁,比如打喷嚏、咳嗽或慢跑。

②Ⅱ级尿失禁:在产生中度压力下失禁,比如快速运动或上下楼梯。

③Ⅲ尿失禁:在产生轻度压力下失禁,比如站立,但患者在仰卧位时可控制尿液。

(2)尿垫试验。规定时间内,受试者在主观抑制排尿的前提下,通过进行特定的运动后出现的尿液漏出而造成尿垫重量增加。目前临床常用 1 小时尿垫试验。试验一旦开始,受试者不能排尿,持续一小时。试验前预先在会阴放置已称重的干燥尿垫;试验初期 15 分钟内受试者喝 500 mL 白开水,卧床休息;随后的 30 分钟,试验者行走、上下台阶;最后 15 分钟受试者坐立 10 次、用力咳 10 次、跑步 1 分钟、拾起地面 5 个小物体再用自来水洗手 1 分钟。在试验 60 分钟结束时,将放置的尿垫称重,要求受试者排尿并测量尿量。尿垫净重(尿垫总重减自重)即为 1 小时漏尿量,1 小时漏尿量≥2 g 为阳性。

3. 压力性尿失禁患者在不同时期该如何应对?

(1)早期预防和轻度压力性尿失禁患者:可采用非手术治疗的方法,即行为治疗和物理治疗。包括:改变饮食,多饮水,多进食蔬菜水果,保持大便通畅,避免过度增加腹压;坚持适量运动,保持良好体形;保持良好生活习惯,避免久坐,避免长时间憋尿(超过 3 小时);运动前先排空膀胱;进行凯格尔运动锻炼尿道括约肌和盆底肌肉收缩能力,加强控制排尿的能力;还可以通过生物反馈、电刺激和阴道局部雌激素治疗等方法改善症状。

(2)中度和重度压力性尿失禁患者:可采用手术治疗,临床常用耻骨后膀胱尿道悬吊术和阴道无张力尿道中段悬吊术两种术式。手术操作简单,创伤小,并发症少,疗效肯定。如果患者合并盆腔脏器脱出者(子宫脱垂和阴道膨出),须行盆底重建术和抗压力性尿失禁手术。

(孙淑娟、王琴)

第三节 生殖道瘘

案例:患者张女士,46 岁。因"经期延长经量增多 6 年",诊断为子宫多发肌瘤,住院治疗。2021 年 12 月 8 日在腹腔镜下行子宫全切手术,手术后恢复良好出院。术后 20 天左右患者出现下腹痛、腰痛,伴阴道流液,有异味,尤其是小便时漏液加重。根据 CT 检查报告,考虑为:输尿管阴道瘘。为什么做妇科手术后会出现尿瘘呢?

1. 尿瘘和尿漏有什么区别?

生殖道瘘,是指各种原因导致生殖道与比邻器官之间形成异常的通道。临床上以尿瘘最为常见,其次是粪瘘。两者同时存在时,称为混合性瘘(图 15-6)。尿瘘与尿漏是一回事吗?

很明显不是的,两者有以下三方面的不同之处。

(1)两者根本不是同一个概念,具有本质的差别。

尿瘘是一种疾病,是指泌尿道与生殖道之间形成异常的通道,尿液自阴道自行排出,不受控制。

尿漏是一种现象,指小便不自主、不受控制地流出。

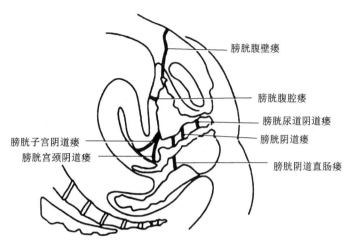

图 15-6 尿瘘及粪瘘

(本图来源于《妇产科学》第 9 版, 谢幸、孔北华、段涛主编, 人民卫生出版社, 第 286 页)

(2)两者病因不同。

尿瘘多由产伤和手术创伤所致, 根据解剖位置分为膀胱阴道瘘、膀胱宫颈瘘、尿道阴道瘘、膀胱尿道阴道瘘、膀胱宫颈阴道瘘及输尿管阴道瘘等。

尿漏的原因有很多, 如泌尿系感染、盆腔组织张力降低等, 均可导致尿液不自觉地流出。

(3)两者治疗方法不同。

尿瘘的治疗方法主要以漏孔的类型及大小来决定, 多以手术修补治疗为主。对于产后或妇科手术后 7 天内发生的膀胱阴道瘘和输尿管小瘘口, 可采用较长时间留置尿管或插入输尿管导管等非手术方法, 4 周至 3 个月有自愈的可能。肿瘤、结核所致尿瘘者应积极治疗原发疾病。

轻微漏尿的患者还可用膀胱训练或盆底肌的锻炼来改善症状。严重漏尿者可根据不同的漏尿原因进行相应的治疗。

2. 尿瘘的主要症状是什么?

(1)最典型的症状: 产后或盆腔手术后阴道无痛性、持续性流出尿液。根据瘘孔的位置不同, 可有不同的表现: 瘘孔位于膀胱的最低位置(三角区或膀胱颈部)表现为持续性漏尿; 较高位置的膀胱瘘孔, 常表现为体位性漏尿, 站立时可暂时无漏尿, 平卧时则漏尿不止。膀胱瘘孔较小者, 膀胱充盈时才出现漏尿, 即为充盈性漏尿。一侧输尿管阴道瘘者, 漏尿的同时仍有自主排尿。漏尿发生的时间也因病因的不同而不同: 坏死型尿瘘多发生在产后或术后的 3~7 天; 手术直接损伤者术后即可出现漏尿; 术中能量器械热损伤所致的尿瘘常在术后 1~2 周发生; 根治性子宫切除的患者术后 10~21 天发生尿瘘多为输尿管阴道瘘; 放射性损伤所致漏尿发生时间晚且常合并粪瘘。

(2)外阴瘙痒和疼痛: 由于局部刺激、组织炎症增生及感染和长时间尿液浸渍, 患者会感到外阴瘙痒和烧灼痛, 局部皮肤呈炎性改变。尿液刺激阴道顶端, 引起周围组织炎症、增生。妇科检查可触及局部增厚。

(3)尿路感染: 合并尿路感染者有尿频、尿急、尿痛及下腹部不适等症状。

(孙淑娟、王琴)

第四节　外阴、阴道创伤与阴道异物

案例一：患者王某，女，12 岁，学生。因骑单车时摔倒，下身骑跨在自行车座椅上，外阴疼痛3 小时急诊入院。入院时妇科检查见会阴部瘀青，左侧大阴唇可见一个 7 cm×8 cm 的紫蓝色隆起结节，局部表面无破口。入院诊断：外阴血肿，遵医嘱予以镇痛、止血，局部冰敷 24 小时。外阴撞一下怎么就会长出这么大的血肿？这种情况需要做手术吗？

1. 外阴血肿是怎么来的？

外阴血肿在临床上常见，患者多是活泼好动的女童和年轻人。因为外阴部位皮下软组织疏松，血液供应比较集中和丰富，一旦受到撞击，如跨越栏杆或座椅、骑自行车、摔伤或踢伤等，往往导致局部软组织和血管受损，但外阴表面却不一定有伤口。案例一就是典型的骑跨伤。

外阴受伤血肿形成后，患者会感到局部剧烈疼痛，行动不便。如血肿巨大，还会压迫尿道，导致排尿困难。进行妇科检查时，可见受伤处有紫蓝色肿块，压痛显著，质稍硬。血肿大小与血管破裂口径的大小、动脉和(或)静脉破裂及受伤的时间长短有关。

2. 外阴血肿该怎么处理呢？需要马上做手术吗？

外阴血肿的治疗与血肿的大小、是否合并其他部位的损伤有关。对于直径小于 5 cm，无阴道或尿道裂伤，无尿潴留现象的患者可以采取保守治疗；对于血肿较大或者保守治疗时血肿仍在增大的患者，可采取手术治疗。

保守治疗：受伤初期的 24 小时内进行局部冷敷，也可加压包扎，同时密切观察。如血肿不继续长大，24 小时后给予 50% 硫酸镁湿热敷，也可辅加超短波、红外线照射等物理治疗，促进血肿吸收。

手术治疗：如血肿较大或保守治疗时仍继续增大，则应手术切开，寻找出血点，结扎止血，并清理局部血块。术后可进行外阴局部加压包扎，防止创口出血再次形成血肿。

外阴血肿经过上述治疗后，基本上可以根治，无须过度紧张。无论是保守治疗还是手术治疗，患者都要保持会阴部清洁、干燥，勤换内裤和会阴垫。如外阴有伤口，每日须用络合碘消毒外阴2 次，大小便之后及时清洁消毒外阴。

案例二：患儿王某，女，6 岁。因间断发热、阴道分泌物异味 10 天，于 2021 年 12 月 8 日入院。患儿母亲诉：孩子因小时候高热导致大脑智力发育受损，不能与人正常沟通；10 天来患儿断断续续发热，洗澡时发现内裤上有带血丝的分泌物，有臭味，所以到妇科就诊。经过 B 超检查发现患儿阴道内有不透光的异物、宫腔积液。完善检查后，在宫腔镜下取出圆珠笔笔盖、发夹及数个小颗粒状玩具等物品，经抗感染治疗后出院。小孩子为什么会把各种各样的物品塞进阴道内呢？有什么办法可以预防这种事情发生吗？

3. 孩子为什么会把异物塞入下体？

临床上女童阴道异物的案例并不少见，与智力没有必然的联系，孩子会把异物塞入阴道主要与以下因素有关。

(1)好奇心：随着孩子长大，认知能力的增强，会逐渐对自己的器官产生好奇。有的孩子喜欢揪耳朵；有些孩子爱抓自己的私处；有些孩子，特别是男孩子想要解小便时会用手覆盖裆部或者想要将生殖器露出来。这都属于好奇心的一种。这需要家长告知孩子，有便意的时候要与爸爸、妈妈或者老师说。当然，这也是有意识地训练孩子独立大小便能力的最好时机。

（2）快感：当孩子触摸生殖器的时候，会感到快感。有时候家长会发现男孩子阴茎会有勃起的现象。对于幼儿来讲，这既不是性经验也不是情感体验，只是感到愉快的正常反应。对于健康的小男孩来讲，是很正常的。还有儿童擦腿综合征，女孩比较常见，多在入睡前、醒后或玩耍时发作。发作时，女孩喜坐硬物、手按腿或下腹部、下肢伸直夹紧。这其实就是孩子通过擦腿引起兴奋的一种行为，分散注意力后就会终止。因此，家长发现这种情况时不要批评，更不要责骂孩子。

（3）心理因素：学龄前或者学龄期儿童可能因学校的事情、陌生环境等因素引起情绪紧张而导致的。这需要家长细心观察，经常与孩子沟通，耐心地询问，尽量消除引起孩子紧张的根本原因。

4.作为家长该怎么做才能预防孩子将异物塞进阴道内呢?

在一个家庭里面，孩子都是父母的掌中宝。孩子生病住院手术，家长肯定非常心痛，甚至会责怪自己看管不好。我们应该怎么做才能减少这种事情的发生呢?

首先，家长要放松心态。对于孩子触碰生殖器，在6岁以前，无论男孩还是女孩，刺激生殖器都是一种正常现象，家长不必有过激的反应。如果对孩子又是批评又是责骂，会让孩子觉得这种行为不好，他自己很坏，甚至会对以后性格、心理造成影响。家长要从心理上接受孩子正常的好奇心。给她足够的陪伴，分散孩子的注意力。

其次，给孩子穿上纸尿裤。夏季因为天热，有些家长担心纸尿裤太热太闷而选择不穿。如果去沙滩或者商场里的决明子池中玩耍的话，这些异物很容易进入私处或者肛门。平常尽量不要给宝宝细小的玩具，宝宝身边的小东西也要定期检查。一旦不明地消失，就要引起警惕。要知道，宝宝不只可能往私处塞，吃掉或是往鼻孔里塞的情况也不少见。

然后，尽早给宝宝做性知识普及。客观、简单地让孩子认识自己的身体及性器官，并且学会保护自己的身体。现在有很多关于性教育的动画及绘本，家长如果不知道怎么解释，可以与孩子一起看看。

最后，多陪伴。平时多陪伴孩子，多与孩子沟通，消除孩子心理上的压力；善于发现孩子的兴趣爱好并给予足够的支持；鼓励孩子参与各种游戏活动，分散注意力。

（孙淑娟、王琴）

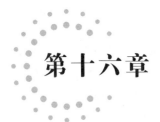

第十六章

外阴病变

案例一：患者王某，女，61 岁。2021 年 12 月就诊，患者自诉已绝经 11 年，6 年前无明显诱因外阴瘙痒；曾在某医院就诊，诊断为"外阴白斑"，给予西药治疗后症状有所好转，但经常发作；近半年外阴瘙痒较前明显加重。妇科检查：外阴皮肤粗糙萎缩，有抓痕，阴蒂、小阴唇上皮肤黏膜色素减退。医生诊断为"外阴营养不良"，又称"外阴白斑"。王女士非常不解，因为外阴、阴唇变白，很容易理解"外阴白斑"诊断，但为什么被称为"外阴营养不良"呢？是不是平时吃得不够好？

1. 什么是外阴营养不良？是因为平时饮食不够营养吗？

外阴白色病损(外阴白斑)是一种女性常见的外阴色素减退性疾病，由于外阴白斑的发生主要是外阴营养不良，因此国际外阴病研究会于 1975 年将外阴白斑更名为"慢性外阴营养不良"。根据其组织病理变化，分为增生型营养不良、硬化苔藓型营养不良和混合型营养不良。经外阴局部活组织病理检查，增生型和混合型营养不良又分为：无非典型增生和非典型增生两种类型。

外阴营养不良是因为平时的饮食不够营养吗？当然不是。有学者认为局部神经、血管营养障碍、内分泌失调是外阴营养不良的病变基础，主要与以下几方面因素有关。

(1)全身性疾病因素，如代谢功能障碍性疾病(甲亢、糖尿病等)、黄疸、自身免疫性疾病等。

(2)卵巢功能减退、雌激素水平降低，因老年女性绝经、卵巢早衰或过度减肥等雌激素水平不足，都可能导致疾病发生。

(3)外阴局部因素，主要因外阴长期慢性刺激，如潮湿、炎症、化纤或污染的内衣裤过敏等。其中外阴局部因素是导致本病发生的重要因素。

2. 外阴营养不良有哪些临床表现？

外阴营养不良有以下常见临床表现。

(1)外阴瘙痒：外阴瘙痒是外阴营养不良患者最早出现、也是最显著的症状。病损部位大多位于肛门、大阴唇、小阴唇、阴蒂包皮及阴唇联合周围。瘙痒尤以夜间为重，程度与月经、时间、食物、环境、情绪等有关。瘙痒通常间断性发作，发作时患者感到奇痒难忍，严重者影响其学习、工作和生活。

(2)外阴疼痛：外阴营养不良患者还常出现外阴疼痛，主要是因为搔抓致使外阴局部发生溃疡、皲裂、溃烂和继发性感染。患者常常感到局部灼热疼痛，尤其是阴蒂、小阴唇等敏感部位。

(3)外阴变白：外阴营养不良患者外阴局部色素减退，外阴皮肤、黏膜出现局限性或弥散性脱色、变白，皮肤有的组织增厚似皮革状，有的变薄容易破裂。

(4)外阴萎缩：外阴营养不良患者也可出现外阴轻度萎缩的现象。严重时阴蒂、大小阴唇萎缩、粘连，小阴唇部分或全部消失，后联合缩紧，阴道口狭小、弹性消失，甚至影响排尿和性生活。

3. 生活中怎么区别外阴营养不良和妇科炎症?

从医学上，外阴营养不良和阴道炎是两种完全不同的疾病，不能混为一谈。

(1)从病因和发病部位不同：阴道炎是指发生在阴道内部的疾病，有明确的病原体，如阴道毛滴虫、假丝酵母菌、阴道内细菌等。外阴营养不良是发生于外阴的疾病，主要由于局部神经、血管营养障碍、内分泌失调等因素，不是病原体导致。这是两种疾病之间极明显也很容易辨别之处。

(2)临床表现不同：阴道炎的患者会出现白带量及性状的改变，患者感觉瘙痒和程度不一的痛感，甚至在性生活时也会有痛感。外阴营养不良的典型表现为外阴奇痒难忍、夜间瘙痒加重，以及皮肤逐渐变白、变得粗糙等；疾病导致阴道口挛缩狭窄，导致性交时疼痛明显、性交困难等。

(3)发病时间长短不同：急性阴道炎一般在感染病菌后几天或者几周之内发病，慢性阴道炎病发过程则需要一段时间。外阴营养不良发病时间长短不一，有的几个月，有的长达几年甚至十几年，外阴局部才慢慢出现明显变化，如外阴发白、皮肤粗糙、皲裂等。

(4)危害程度不同：阴道炎属于炎症，虽然容易复发，但治疗的难度不大，对女性健康的危害相对有限。外阴营养不良如果不及时治疗，后期会出现性生活困难、小便困难，甚至还有癌变的风险。此外，外阴营养不良可能会遗传。

女性外阴不适不可轻视，特别是感觉外阴有瘙痒或者会阴、阴道口皮肤发白，哪怕只有轻微的瘙痒或少许的发白，都应该及时就医治疗。

4. 如何治疗外阴营养不良?

外阴营养不良是常见的女性疾病，严重影响患者的日常生活。其治疗方法主要有药物治疗、物理治疗和手术治疗。患者还须改变以下不良生活习惯。

(1)生活习惯方面：保持会阴部清洁、干燥，每晚使用清水清洗外阴，避免使用各种洗液和香皂等，以免刺激局部皮肤；避免穿紧身衣，尽量选择透气好的棉质内衣裤；卫生巾的选择也应格外注意，使用透气性良好、无添加剂的品牌，也可以选择使用卫生棉条；饮食方面需要控制辛辣、刺激和易过敏的食物。

(2)药物治疗：常用药物有丙酮酸油膏、黄体酮油膏和维A酸软膏，也可使用糖皮质激素软膏或免疫治疗。这种治疗方案只能缓解症状，停药后易复发，须长期用药。

(3)物理治疗：物理治疗方法主要有微波、激光、冷冻或高强度聚焦超声治疗，通常在前两种方案无效或治疗效果不好的情况下选择使用。一般需要多个疗程的治疗，治疗效果十分理想。

(4)手术治疗：患者药物或物理治疗没有效果、病情严重、反复时，可以考虑手术治疗。切除局部病灶的同时可进行组织病理检查，排除外阴的恶性病变。

5. 日常生活中怎么预防发生外阴营养不良?

外阴营养不良在生活中非常常见。其容易引发严重瘙痒且很难治愈，对患者的生活造成很大困扰。大部分女性朋友都不知道外阴营养不良该如何预防，以下为一些有关外阴营养不良的方法，希望帮助到有需要的朋友。

(1)女性平时一定要注意控制自己的情绪，保持每天心情的愉快。要学会有效调节情绪的方法，如果遇到不愉快或者不顺心的事情应及时宣泄出来，避免长期处于高度紧张或者高度压抑的状态。

(2)饮食方面可以多吃富含维生素、新鲜的食物，比如水果、蔬菜等都含有丰富的维生素。不挑食、偏食，科学搭配食物，确保营养全面、充足，避免营养不良。

(3)平时穿衣注意宽松、舒适，最好穿棉质的衣服，尽量避免紧身衣裤。尤其是内裤不要过紧，并且要经常换洗，单独清洗。

（4）注意性生活卫生和经期卫生。月经期选用透气性好、无添加的卫生巾。月经之后阴道内残留的血液非常适合细菌滋生，因此需要做好护理措施。

（5）养成良好的个人卫生习惯，每天温水清洗外阴，但不要过于频繁。因为过于频繁清洗可能会导致外阴阴道环境受到破坏。最好不使用洗液、私处护理液、香皂等刺激性的洗浴用品，以免对局部皮肤产生刺激。

案例二：患者赵女士，45岁。8年以来一直有外阴瘙痒，因能够忍受，未引起重视。2年前发现右侧大阴唇有一个"鹌鹑蛋"大小的肿块，不疼，无发红、流脓的现象，不影响正常的生活，未到医院就医。2个月前突然出现外阴疼痛，来院就医。入院后体格检查发现右侧大阴唇中下段可见4 cm×3 cm×3 cm大小的肿块，质硬，与周围边界不清，活动度差，无破溃流脓，触痛明显。入院诊断考虑"外阴肿瘤"，进一步盆腔MRI增强扫描证实了医生的猜测。赵女士非常后悔，应该早点来医院检查的。外阴肿瘤是怎么引起？有没有前兆可以早期发现？

6. 什么外阴癌？外阴癌是哪些因素引起的？

外阴癌是发生于女性外阴（如大阴唇、小阴唇、阴蒂等部位）的恶性肿瘤，发病率不高，仅占所有女性生殖系统恶性肿瘤的3%～5%。其主要病理类型为鳞状上皮细胞癌，常见于绝经后妇女。

外阴癌的发病机制尚不明确。以最常见的外阴鳞癌为例，目前认为有两种主要的病理生理过程，主要与人乳头瘤病毒（HPV）感染、外阴硬化性苔藓等有关。

（1）外阴角化型鳞癌：常见于老年女性，通常与外阴硬化性苔藓和（或）分化型外阴上皮内瘤变（VIN）有关。

（2）疣状/基底鳞状细胞癌常见于年轻女性，病因为高危型HPV（尤其是HPV 16、HPV 18、HPV 31及HPV 33型）持续感染，鳞状上皮内瘤变是其癌前病变。外阴病灶常为多点，可能合并下生殖道其他部位（如宫颈、阴道、肛门）鳞状上皮内病变。

7. 外阴癌有哪些症状？

外阴癌可无症状，但大多数患者可能出现以下临床表现。

（1）长时间持久不愈的外阴瘙痒，是外阴癌最常见的症状。

（2）外阴任何部位可出现不同形态的肿物，如菜花状、结节状、溃疡状。

（3）肿物合并感染可出现疼痛、渗液、出血等。

（4）外阴可能出现异常丘疹、斑块或外阴黑色素沉着等。不同病理类型的外阴癌临床表现有差别：外阴黑色素瘤常由外阴色素痣恶变而来，外观呈蓝黑色或棕褐色的隆起样或扁平结节，也可表现为乳头样或息肉样结节；晚期肿瘤还可表现为溃疡状；外阴Paget病以外阴环形、孤立、湿疹样红色斑片为特征。

（5）若癌肿已转移至腹股沟淋巴结，可扪及一侧或双侧腹股沟有增大、质硬、固定的淋巴结。

（6）伴随症状：如肿瘤侵犯直肠或尿道，可产生便秘、便血、尿频、尿急、尿痛、血尿等。

8. 外阴癌常见的治疗手段有哪些？

临床外阴癌以手术治疗为主，辅以放射治疗与化学药物治疗。

（1）手术治疗：是外阴癌的主要治疗手段。手术范围取决于临床分期、病变部位、肿瘤细胞的分化程度、浸润的深度、患者的身体情况及年龄等。一般采取外阴癌根治术及双侧腹股沟深浅淋巴结清扫术。

（2）放射治疗：适用于不能手术或手术风险性大，癌灶范围大不能完全切除干净或者切除困难的患者；晚期病例术前先行放疗，待病灶缩小再行保守手术的患者；术后局部残留病灶及复发癌的患者。

(3)化学药物治疗：用于较晚期或复发癌的综合治疗手段。

9. 外阴癌患者手术后有哪些注意事项?

(1)外阴癌手术一般为外阴局部或广泛切除，双侧腹股沟深浅淋巴结清扫术后外阴局部和腹股沟区都有手术切口。术后应多取平卧双腿外展屈膝位，可在膝下垫软枕，减少腹股沟和外阴部的张力，以利于伤口的愈合。

(2)切口观察及护理：注意观察会阴部切口情况，包括切口敷料是否干燥，切口有无红肿、渗血渗液，以及局部分泌物的量、性质、有无异味及颜色情况等。保持外阴部清洁干燥，勤更换会阴垫及内裤；术后遵医嘱进行高锰酸钾坐浴、红外线照射灯，每次排便后都需要清洗、消毒外阴。

(3)饮食方面：术后给予无渣饮食，应控制首次排便的时间；注意加强营养，多进食蒸蛋、鱼肉等易消化富含蛋白质的食物；术后嘱患者勿用力排便，以免用力大便时腹压增加，导致伤口裂开。

(4)淋巴水肿预防及护理：外阴癌根治术常因双侧腹股沟深浅淋巴结清扫后继发性出现下肢淋巴水肿，因此术后患者不要长期站立或久坐，避免剧烈运动和下肢损伤；保持肢体皮肤卫生，勤剪趾甲；积极治疗足癣，预防和减少感染。

10. 外阴癌放疗患者自我护理时应该注意什么?

(1)放射野皮肤护理：患者放射野皮肤使用清洁柔软毛巾轻轻蘸洗，清洗时动作轻柔，避免皮肤破损，不使用肥皂等刺激性洗浴用品；内裤柔软干净，纯棉制品最佳；减少摩擦，局部可涂抹皮肤保护剂。

(2)注意个人卫生，勤剪指甲，避免抓伤皮肤。感觉瘙痒时切忌抓挠，可轻拍局部。皮肤若出现水泡，有分泌物渗出，及时告知医务人员，遵医嘱治疗，勿自行处理。

(3)饮食方面宜进食高蛋白、低纤维素、易消化食品，忌辛辣刺激性食物；多饮水、多吃新鲜蔬菜及水果。

(4)肠道反应的护理：外阴癌放疗最易损伤的脏器是直肠，可出现不同程度的腹痛、腹泻等。因此患者应尽量避免吃易产气的食物，如糖、豆类、碳酸类饮料。严重腹泻者须行全静脉营养或暂停放疗。

11. 外阴癌的预后好吗?

外阴癌治疗效果尚可。有调查显示外阴癌患者5年生存率可达85.4%，10年生存率仍在60%左右。其中未发生淋巴结转移的患者5年生存率可达到96%，有淋巴结转移则下降至70.8%。同时外阴癌的生存期与病理类型密切相关：如外阴基底细胞癌预后较好；而外阴恶性黑色素瘤易发生转移，预后差。

(孙淑娟、王琴)

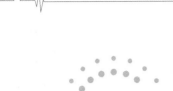

第十七章

子宫颈肿瘤

| 第一节　宫颈上皮内瘤变（CIN）　|

案例： 王女士，三十多岁，已婚，生完二孩一年。单位体检发现宫颈细胞学检查有非典型细胞活跃，建议做进一步检查。来院后行 HPV 和阴道镜检查，发现 HPV：高危型 52 型阳性，阴道镜活检显示 CIN Ⅰ 级。王女士来院就诊强烈要求做手术，把子宫切掉，说自己已经是癌症了，不能再耽误病情。CIN 是一种什么病？需要切除子宫吗？

1. CIN 是一种什么病？

CIN 是宫颈上皮内瘤变（cervical intraepithelial neoplasia）的英文缩写，它是与子宫颈浸润癌相关的一组子宫颈病变。主要是因为持续感染高危型人乳头瘤病毒，引起宫颈鳞柱状交界移行带上皮发生异型。宫颈上皮内瘤变分为低级别病变（CIN Ⅰ）和高级别病变（部分 CIN Ⅱ、CIN Ⅲ），低级别病变大部分无须治疗就可以自然消退。但是高级别具有癌变潜能，可能发展为浸润癌，被视为癌前病变。CIN Ⅰ 级群体基数大，处于宫颈癌筛查异常结果人群这一金字塔的底部。临床工作中大量患者为 CIN Ⅰ 级，闻癌色变，自觉焦虑、恐慌，甚至影响工作、家庭生活及夫妻和睦。因此不恰当的处理不仅会增加宫颈癌的风险，而且过度治疗有可能增加并发症的风险，以及患者精神、经济负担。

2. 宫颈上皮内瘤变会变成宫颈癌吗？

很多患者听到宫颈上皮内瘤变是宫颈癌的癌前病变时，担心会得宫颈癌。子宫颈癌前病变一定会发展成子宫颈癌吗？

子宫颈癌的主要根源是持续高危型 HPV 感染，从感染到癌前病变再发展为子宫颈癌是个漫长的过程。一般来说，从 HPV 感染发展到癌前病变（CIN）需要 1~5 年，从 CIN 发展到癌需要 5~10 年较长的时间。感染 HPV 病毒，不一定会发生 CIN，这取决于个人身体状况。即便已经确诊了 CIN，也不一定会变成宫颈癌。临床调查显示，14%~40% 的 CIN Ⅰ 级可能进展为子宫颈癌；71%~73% 的 CIN Ⅲ 级可能进展为子宫颈癌。这个过程需要很长一段时间，因此子宫颈癌前病变不一定会发展成子宫颈癌。但是要遵医嘱定期随访，早期发现中重度病变，早期治疗，预防宫颈癌的发生。

3. CIN Ⅰ 级的患者怎么选择合适的治疗手段？

CIN Ⅰ 级患者存在不经过治疗自然消退或逆转的情况，因此目前已公认不属于癌前期病变。大部分患者只需定期随访。但 CIN 发展成为原位癌为正常的 20 倍，发展成为浸润癌为正常的 7 倍。因此还是要引起足够的重视与关注。CIN I 级患者具体如何治疗，应根据患者对生育的要求、年龄、随诊条件等具体情况而定。

（1）针对普通人群、绝经期后、免疫功能低下的 CIN I 的治疗原则。

对于细胞学的结果≤LSIL，且阴道镜检查满意的 CIN I 患者，可以暂时观察，12 个月后重复联合筛查；如果细胞学的结果≤LSIL，但阴道镜检查不满意的患者，则需要在阴道镜下进行宫颈管搔刮，以明确宫颈管内有无高级别病变，再决定下一步的治疗方案。

（2）针对妊娠期女性 CIN I 的治疗原则。

对于已经怀孕的妇女来讲，发现宫颈病变势必会比较焦虑。如果活检结果为 CIN I 级，细胞学的结果≤LSIL，无论阴道镜检查满意或不满意，都可以不暂时进行治疗。产后 6 周再次进行宫颈细胞学和阴道镜的检查评估，决定治疗方法，无须过度紧张。

（3）对于青春期或年轻未生育的 CIN I 级患者都可以选择保守治疗，定期复查。

4. CIN I 级除了随访外还有哪些治疗方法?

（1）切除性治疗：根据 2012 版 ASCCP 指南，如果阴道镜检查不满意，之前的细胞学为 ASC-H 或者 HSIL，宫颈管取样有 CIN II 级以上，消融治疗后 CIN I 级复发者，建议诊断性宫颈锥切（图 17-1）。

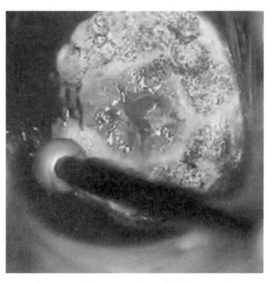

图 17-1 LEEP 手术

（2）消融治疗：2016 年《英国 NHS 医院：预防医院感染循证指南（第三版）》提出消融治疗的 4 个指征。

①整个转化区皆可见（即 1 型转化区）；②无腺上皮异常的证据；③无浸润性病变的证据；④细胞学和组织学结果之间无重大差异（主要指细胞学比组织学更严重）。2001 版 ASCCP 指南则建议 CIN I 级行消融治疗前做宫颈管取样。此外，消融治疗比较适合病灶范围较小的 CIN I 级患者。假如病灶范围较大，累及多个象限，消融治疗前须注意点活检以外的其他部位存在更严重病变的可能。

5. 多久时间才算持续性 CIN I 级?

文献中没有找到一个明确的公认的定义。例如，2006 版及 2012 版 ASCCP 指南均指出，"如果

CIN I 级持续超过 2 年，继续随访或者给予治疗都是可接受的"。第三版英国 NHS 指南则指出，"如果 CIN I 级持续超过 24 个月，应该与患者讨论治疗问题"。间接推断，可以认为这个持续时间为 2 年。2001 版 ASCCP 指南中指出，"对于 CIN I 级随访超过 24 个月，会发现累计的自然逆转率更高，同时进展为 CIN II 级和 CIN III 级的比例也会越高。对于依从性好的妇女，目前没有研究数据提示 CIN I 级持续超过 24 个月继续随访是不安全的"。2001 版 ASCCP 指南中指出，"虽然很多的大型研究都观察到 CIN I 级有进展为浸润癌的可能，但事实上这种情况更可能发生在失访的病例中"。因为 CIN I 级是否为持续性并不重要，关键在于 CIN I 级的诊断是否准确，有没有遗漏更高级别病变甚至是宫颈浸润癌的可能。

6. 如何治疗 CIN II 级、CIN III 级?

（1）对于妊娠期的 CIN II 级、CIN III 级的患者，通常不予以治疗；建议每 2 个月进行一次阴道镜检查，产后 6~8 周再次进行评估处理。

（2）根据 CIN I 级 I、CIN III 级患者的不同情况及不同合并症状进行不同的治疗方案。建议患者进行 HPV 检测，会有助于 CIN 的诊断和随访。

（3）予以 LEEP 刀或锥切治疗后，一般每 3~6 个月进行一次细胞学或 HPV 检测；连续 3 次正常后可选择每年 1 次的 HPV 或细胞学检测，必要时阴道镜随访检查。

在 CIN 早期浸润癌的连续发展过程中，对 90% 的妇女来说，从宫颈病变到癌的自然演变一般需要 5~10 年。这是一段很重要的、不可忽视的时间，正确治疗可以阻断这一过程。CIN 患者只要早发现、早诊断、早治疗，无须担心宫颈癌变。

（余晓芳、王琴）

第二节 子宫颈癌

案例：陈阿姨，56 岁，绝经 3 年。半年前有同房出血，当时没在意，以为偶尔一次应该也没关系，每年的妇科防癌普查也没去做。最近突然阴道大出血，晕倒了，被家属送到医院，一检查已经是宫颈癌 III 期。陈阿姨这样的例子不少，很多妇女特别是年纪大一点的阿姨，有的自觉身体好不用检查，有的怕浪费钱财。各种理由导致她们不会按时到医院进行体检，直到自己出现异常症状才到医院就诊。这个时候疾病已经发展到比较严重的程度了。就像陈阿姨一样，其实宫颈癌的发生需要经历比较长时间，如果按时体检完全可以做到早发现、早诊断、早治疗。本节科普一下宫颈癌方面的知识，希望能帮助到大家。

1. 什么是子宫颈癌?

顾名思义，子宫颈癌又称宫颈癌，是指发生在子宫颈部位的恶性肿瘤，是女性生殖道常见恶性肿瘤之一。研究表明，宫颈癌的发生与人乳头瘤病毒感染有直接关系，此外还与妇女早婚、早育、多产及性生活紊乱有关。近年来子宫颈细胞学筛查（TCT）的普遍应用，使宫颈癌和癌前病变得以早期发现和治疗，宫颈癌的发病率和死亡率已明显下降。随着宫颈癌疫苗的问世与推广，宫颈癌有望成为第一个被消灭的恶性肿瘤。

2. 宫颈癌有什么先兆吗?

宫颈癌是一个发展性的疾病，需要经历癌前病变到宫颈癌的过程。随着疾病的进展，会出现一些先兆。女性朋友多注意观察自身的健康状况，尽量做到早发现、早诊断、早治疗。

（1）接触性出血：常见的是同房后或者妇科检查后出血，这是比较有特征性的表现。

（2）异常的阴道流血：宫颈癌出血也可以表现为不规则阴道流血，或者经期延长、经量增多等。老年患者常为绝经后不规则阴道流血。但这一表现需要与子宫内膜癌、子宫内膜息肉等疾病相鉴别。

（3）白带异常：白带为白色或血性、淘米水样、有腥臭味等。如果有感染可能出现脓性恶臭味白带。

（4）根据癌灶累及范围，还可能出现腰痛、下肢水肿、尿少、便秘等症状。

3. 如何筛查宫颈癌？

宫颈癌是妇科最常见的恶性肿瘤，是一种发展性疾病，可通过早期筛查发现。目前常采用子宫颈细胞学筛查和（或）HPV 检测、阴道镜检查、子宫颈活组织检查的"三阶梯"程序，进行宫颈癌的筛查与诊断。

（1）宫颈细胞学筛查：建议在性生活开始 3 年后或 21 岁以后定期复查。

（2）HPV 检测：可与细胞学联合应用于 25 岁以上的女性，也可以用于 21~25 岁女性细胞学初筛为 ASC-US 的分流，也可以作为 25 岁以上女性的子宫颈癌初筛。

（3）阴道镜检查：子宫颈细胞学筛查和（或）HPV 检测发现有异常的建议行阴道镜检查。

（4）子宫颈活组织检查：是确诊子宫颈鳞状上皮内病变和子宫颈癌的可靠方法。对于可疑病灶应活检确诊，甚至行宫颈管搔刮术。

4. 宫颈癌的发生与哪些因素有关系？

宫颈上皮内瘤变和宫颈癌的发生与人乳头瘤病毒感染、多个性伴侣、早产、早婚、过早性生活，以及长期吸烟等因素有关。

（1）HPV 感染：目前已知的 200 多种型别的 HPV 病毒中，13~15 种与宫颈上皮内瘤变和宫颈癌的发生有关。高危型 HPV 病毒产生的病毒癌蛋白可使患者的抑癌基因失活或降解，导致癌变，约 70% 宫颈癌与 HPV 16 和 HPV 18 两种型别感染相关。随着 HPV 疫苗的应用，可以实现宫颈癌的一级预防。

（2）性行为与分娩次数：HPV 主要通过性传播，如过早性生活（<16 岁）、多个性伴侣，以及与高危男子（阴茎癌、前列腺癌或伴侣曾患宫颈癌的男性）发生性关系时可能导致宫颈的损伤、刺激甚至感染。另外，早产、多产及多次人流可能损伤宫颈。这为病原微生物的入侵提供机会，在宫颈自行修复的过程中发生异常增生，引起宫颈上皮内瘤变，甚至癌变。

（3）其他因素：宫颈癌的发生还与长期吸烟、机体免疫力降低、经济状况低下等因素有关。

5. 没有性生活会不会得子宫颈癌呢？

宫颈癌的发生与性生活史有很大关系，没有性生活史的女性基本不会得宫颈癌。宫颈癌的发病与过早性生活、多孕早产、多产、性生活紊乱及病毒感染等因素有关。年轻女性由于宫颈还未发育成熟，若性生活对象为 HPV（人乳头瘤病毒）携带者，这种病毒会感染尚未成熟的宫颈组织。近年来，年轻人初次性行为的年龄显著提早，部分有多个性伴侣，却不懂得保护自己，容易感染 HPV。所以宫颈癌患者年轻化趋势很明显，做好青少年性健康教育对预防宫颈癌至关重要。

6. 宫颈癌手术治疗方式有哪些？

手术的优点是年轻患者可保留卵巢及阴道功能。主要用于早期子宫颈癌（ⅠA-ⅡA）患者①ⅠA1 期：无淋巴血管间隙浸润者行筋膜外子宫切除术，有淋巴血管间隙浸润者按ⅠA2 期处理。②ⅠA2 期：行改良广泛性子宫切除术及盆腔淋巴结切除术，或考虑前哨淋巴结绘图活检。③ⅠB 期和Ⅱ

A1 期：行广泛性子宫切除术及盆腔淋巴结切除术，或考虑前哨淋巴结绘图活检，必要时行腹主动脉旁淋巴取样。④部分ⅠB2 期和ⅡA2 期：行广泛性子宫切除术及盆腔淋巴结切除术和选择性腹主动脉旁淋巴结取样；或同期放、化疗后行全子宫切除术；也不用新辅助化疗后行广泛性子宫切除术及盆腔淋巴结切除术和选择性腹主动脉旁淋巴结取样。未绝经<45 岁的鳞癌患者可保留卵巢。要求保留生育功能的年轻患者，ⅠA1 期无淋巴脉管间隙浸润者可行子宫颈锥形切除术(至少 3 mm 阴性切缘)；ⅠA1 期有淋巴脉管间隙浸润和ⅠA2 期可行子宫颈锥切除术加盆腔淋巴结切除术，或考虑前哨淋巴结绘图活检，或与ⅠB1 期处理相同；一般推荐肿瘤直径<2 cm 的ⅠB1 期行广泛性子宫颈切除术及盆腔淋巴结切除术，或考虑前哨淋巴结绘图活检。但若经腹腔镜途径手术，肿瘤直径也可扩展至 2~4 cm。

7. 为什么宫颈癌术后导尿管需要保留至少 2 个星期？

一般宫颈癌术后导尿管至少需要保留 2 周，有的甚至几个月。这让很多患者苦恼，为什么术后导尿管一定要保留这么长时间呢？这要从宫颈癌根治手术的范围说起。宫颈癌根治手术范围包括子宫、部分阴道、宫底韧带、膀胱宫颈韧带等。支配膀胱功能的部分神经会被切断，同时手术中还需要分离膀胱，游离输尿管。这样可能会造成泌尿系统损伤，导致患者术后 2 周内不能自行排尿，因此需要留置导尿管。拔除导尿管后，须进行膀胱残余尿量测定。若残余尿量大于 100 mL，说明膀胱功能尚未完全恢复，需要继续留置导尿管。

8. 宫颈癌术后留置导尿管期间要怎么护理？

宫颈癌术后留置导尿管至少要 2 周，在这期间该怎么护理呢？首先，要保持导尿管的通畅，避免导尿管受压、扭曲、堵塞。在正常输液的情况下，导尿袋内几个小时未见尿液流出，应及时找护士解决；因夜间摄入较少，尿液浓缩，夜间容易出现尿管堵塞的情况，睡前最好喝一大杯水；导尿管引流袋的位置，应该低于耻骨联合，防止出现尿液反流，引起尿潴留；在翻身过程中，一定要防止翻身幅度过大扯拽导尿管，导致排尿系统损伤。其次，每天应对尿道口及周围进行消毒，避免长时间留置导尿管引起尿路感染。每天用碘伏或者 0.1% 的新洁尔灭消毒两次，如尿道口分泌物多，有恶臭味，要及时告知医生，排除感染，必要时行高锰酸钾坐浴消毒；观察尿液的颜色及量，定期更换引流袋，留置导尿管的时间是 2 周，如果需要留置更长时间则须重新更换导尿管。再次，要进行膀胱功能的训练。一般术后第 5 天开始，指导患者在床上保持卧位进行肛门括约肌、阴道及尿道的舒张和收缩锻炼，一般为 5~10 分钟每次，每天 3 次。最后，要保护患者的隐私。留置尿管下床活动的时候可以穿较长的衣服遮挡尿袋，尽最大能力维护患者的自尊心；多开导患者，做好适应有异物在体内的准备；多鼓励患者，树立战胜疾病的信心。

9. 使用高锰酸钾坐浴有哪些注意事项？

首先给大家讲个真实的事例。王奶奶，79 岁，宫颈癌术后出院回家遵医嘱使用高锰酸钾坐浴。医院已告知患者家属高锰酸钾注意事项，未对老人进行宣教，住院期间王奶奶坐浴由家属严格遵医嘱执行。回到家后，由于家属有事外出，只是简单告诉王奶奶行坐浴的步骤，没有详细说明坐浴溶液的浓度、颜色等要求。王奶奶把高锰酸钾片放进水里直接进行坐浴，还未坐浴一分钟，王奶奶的屁股就被烧伤了。为什么呢？因为王奶奶把高锰酸钾片放进水里并未完全溶解完，而且也没观察溶液的颜色，未判断坐浴溶液的浓度就直接坐进水里，被未溶解的高锰酸钾直接烧灼了屁股。所以，对患者进行高锰酸钾坐浴宣教的时候一定要反复交代注意事项，避免上述事故再发生。具体注意事项如下。

高锰酸钾的功效有减轻局部疼痛、水肿炎症，使患者清洁、舒适。在妇科主要用于长期留置导尿管和外阴手术后的患者。首先，坐浴溶液的配置。溶液配置的浓度是 1∶5000，也就是 500 mL 水放 0.1 g 的高锰酸钾片。一定要用量杯量好水的容积，如果家里没有量杯，可以用 550 mL 矿泉水瓶代替。溶液浓度过高会引起皮肤的烧伤，配置浓度过低会达不到消毒效果。有人会问，能用热水泡吗？答案是不能。因为泡制好的溶液通常只能保存 2 小时，并且热水会使其分解失效，所以可用温水泡，在冬天行坐浴时要注意保暖。其次，要选择适合臀部大小的坐浴盆。坐浴时间一般是 15 ~ 30 分钟，时间不能太短。这是因为高锰酸钾放出氧的速度慢，所以要达到一定浸泡时间才能起到消毒杀菌的作用。最后，高锰酸钾属于高危药品，只能外用绝不能口服。药物一定要存放在高处，防止小朋友误服；如果一旦误服，应立即催吐和洗胃，情况严重者须立即送医院抢救。

10. 为什么宫颈癌术后会阴部和腿脚会肿？

宫颈癌根治手术常规进行盆腔淋巴结清扫，由于淋巴管遭到破坏，术后容易造成淋巴回流不畅，引起盆腔淋巴囊肿、会阴水肿及下肢水肿；且由于肿瘤患者为下肢深静脉血栓的高危人群，同时术后卧床时间长，可能发生下肢深静脉血栓，以及下肢水肿(图 17-2)。此时须完善下肢静脉彩超，排除血栓形成。

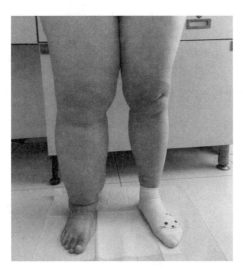

图 17-2　淋巴水肿

11. 宫颈癌手术后发生下肢淋巴水肿，有哪些注意事项？

淋巴水肿虽然不会影响疾病的预后，但严重影响患者的生活质量。随着手术技术的提升，淋巴水肿发生的情况已较前减少，但临床中还是时有发生。一旦发生，患者须注意以下几点。

(1)注意局部皮肤清洁，保持湿润；避免出现局部损伤；蚊虫叮咬；日晒，以及感染。

(2)选择宽松、舒适的衣物，避免穿踝袜；重新测量脚尺码，选择大小合适的鞋子。

(3)营养均衡：过量的脂肪会压迫淋巴管，导致淋巴液流动不畅。因此术后切勿过量补充营养，调整饮食结构，合理进食。

(4)避免过度疲劳、久坐、久站，可进行适当运动：下肢淋巴水肿的患者休息时可抬高下肢促进回流；起床活动时，可以佩戴弹力袜或穿着弹力服装；适当活动腿部关节，可有效改善淋巴回流，减轻水肿。

12. 得了宫颈癌，还能同房吗？夫妻生活会受影响吗？该怎么办？

癌症一经确诊，及时治疗就成了最重要的事。而平时，为人们带来天大乐趣的"性"，似乎立刻变得微不足道了。一旦治疗结束，随着身体的恢复，回归"性"福生活的愿望又开始强烈起来。然而，癌症及抗癌治疗对患者身心带来的不良影响，又会让这一愿望的实现变得困难重重。性器官

(比如卵巢和子宫)及其周围结构(比如直肠和膀胱)的健康,对于性交的完成十分重要。一旦发生病变,可能导致性生活质量下降。比如:高潮唤起困难、性活力和性欲丧失、性交痛、阴道缩窄和干涩等。为了重获"性"福,宫颈癌患者又可以做些什么呢?首先,在治疗开始前,针对具体疗法,咨询主治医生,充分了解其对性生活可能产生的影响。同时,在生理和心理上,做好准备,勇敢面对。其次,如果癌症治疗已经对性生活带来了不良影响,应立即寻找具体原因,反馈给医生及时处理。自己的身体,自己最了解。建议患者多与外界交流,说出自己的困扰、担心和愿望,倾听各种意见,积极解决问题。

(1)向医护人员倾诉,告诉医生,治疗对性生活产生了哪些影响,并寻求专业意见。部分患者觉得面对面谈性会尴尬,为了解决问题,告诉医生感受,可以用笔写下这些问题并拿给医生看。另外,可以要求治疗团队中的其他成员,比如护士给予适当协助。

(2)向伴侣倾诉,让伴侣知道你现在所经历的困境,并一起努力克服它。比如,使用润滑剂来缓解阴道干涩,以及调整体位来避免性交疼痛等。积极面对,努力尝试,总能找到让"性"福体验重返巅峰的办法。

(3)向病友倾诉。可以通过网络社区,联系其他癌症患者。既可避免当面聊天的尴尬,又有匿名的便利,更有助于无保留地谈心。

(4)多尝试其他的亲密途径,性交并非性生活的全部内容,也非维持亲密关系的唯一途径。长久的拥抱、温柔的爱抚、倾心的交谈,不仅能缓解焦虑的情绪,还能增进彼此的关系。

13. 日常生活中怎么预防宫颈癌的发生?

随着对宫颈癌病因的研究,以及宫颈细胞学筛查的普遍应用,宫颈癌及癌前病变得以早期发现与治疗。因此接种宫颈癌疫苗和定期妇科检查是预防宫颈癌最重要的手段。除此之外,日常生活中,女性朋友也应做到以下几点,以达到远离宫颈癌的目的。

(1)注意饮食,保持营养均衡:可多吃含有胡萝卜素、维生素 A、维生素 C、维生素 E 的食物。

(2)保持外阴清洁:平时注意私处卫生,不要过度清洗,每天用清水清洗即可;尽量选择透气性好的衣裤和卫生用品,避免发生生殖系统炎症。

(3)注意性卫生和经期卫生:适当节制性生活,杜绝多个性伴侣;性生活前后清洗生殖器官;安全套的使用可起到一定的保护作用。

(4)对于包茎或包皮过长的男性,应注意局部清洗,最好行包皮环切手术。这样既能减少妻子患子宫颈癌的风险,也能预防阴茎癌的发生。

(谭朝霞、赵星)

第三节　人乳头瘤病毒(HPV 病毒)

案例:张女士,25 岁。婚前体检时发现 HPV 阳性,回家上网一查,被吓了一跳——感染 HPV以后还能不能生宝宝?以后会得宫颈癌吗?是不是因为男朋友有问题?为此张女士还差点和男朋友闹得不愉快。经过医生的耐心讲解,她如释重负,听从医生的建议,积极治疗,改变生活习惯。再次复查时 HPV 转为阴性,她也顺利晋升为宝妈。随着 HPV 疫苗的研发与应用,广大女性朋友对HPV 病毒与 HPV 疫苗的关注度也越来越高。本节介绍关于 HPV 病毒与 HPV 疫苗的相关知识。

1. 什么是 HPV 病毒?是通过什么途径感染的?

HPV 病毒,中文为人乳头瘤病毒,是一种非常容易感染人体表皮和黏膜鳞状上皮的病毒它广泛存在于自然界中，主要通过性行为传播感染。还可通过直接接触传播，比如：手接触了HPV污染的物品后，如厕、沐浴时就有可能将病毒带入生殖器官；或者是生殖器官接触到带有HPV污染的浴巾、内衣等(图17-3)。

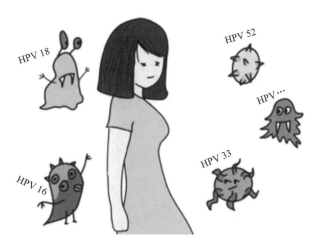

图17-3　HPV感染

HPV感染其实很常见，约80%的人一生中都可能会被HPV病毒感染。医生常常戏称它是"宫颈的感冒"。感染HPV后，机体的免疫系统会针对HPV病毒作出反应并将其清除。也就是说，绝大多数HPV感染都是一过性的，不会有临床症状。大约90%的HPV感染会在两年内消退。

2. 感染HPV病毒就会得宫颈癌吗?

感染HPV病毒一定会患宫颈癌吗? 不一定。大约90%的HPV感染者都会依靠自身的免疫功能将病毒自动清除，所需的时间主要由感染的HPV型别决定。低危型消退需要5~6个月，高危型HPV消退需要8~24个月。感染低危型HPV一般不会发展为宫颈癌，即使持续感染(一般定义为两年)高危型的HPV，也仅有10%的人经过5~10年的时间才可能发展为癌前病变和宫颈癌。低级别病变不做任何治疗也可以消退，但一定要随访；高级别病变一定要及时治疗(妊娠期除外)。因此，只有对于自身免疫无法自然清除的高危型HPV病毒，持续感染且错过了宫颈癌前病变可治疗的阶段，最终才会发展为宫颈癌。

3. 感染HPV还能怀孕吗?

HPV病毒在外界普遍存在，多以一过性感染为主，只是单纯的HPV感染仍然可以怀孕。但是在HPV的家族中有两个最坏的"坏蛋"——HPV 16和HPV 18。如果是这两种类型的感染，须先进行阴道镜检查排除宫颈病变。通俗地说就是医生用一个放大镜(阴道镜)，肉眼观察宫颈局部有无病变。也可借助特殊染色颜料让病变部位显示出来，取下一点宫颈组织做切片检查。如果检查没有问题，则可以正常怀孕。总的来说，宫颈细胞学检查正常，未感染HPV 16、HPV 18就可以怀孕；如果感染HPV 16、HPV 18，阴道镜检查正常也可以怀孕；如阴道镜检查不正常，需要后续治疗以后再怀孕。

4. 感染HPV病毒是因为不洁性行为吗?

很多人存在一个误区，认为HPV感染是一种性病，是因为丈夫或者妻子不洁性行为感染的，严重影响了夫妻感情。实际上，很多女性只有一个性伴侣但依然感染HPV病毒。这是为什么呢?

性传播是HPV病毒的主要传播途径，不洁性行为、多个性伴侣是感染的高危因素，但并不是唯一途径。HPV病毒可通过皮肤—皮肤直接传播，许多患有HPV病毒的人不知道自己感染了这种病毒；有的可能与感染人士发生性行为多年以后出现，无法追究何时感染。

5. 感染 HPV 病毒需要药物治疗吗?

很多女性朋友体检后一旦发现HPV病毒阳性非常焦虑，有的觉得自己很不卫生，有的怀疑老公在外面鬼混，有的担心以后会得宫颈癌。感染HPV病毒后该怎么办，需不需要抗病毒治疗呢?

答案是：不需要。因为HPV是一种无包膜双链环状DNA病毒，它免疫原性较低，容易形成持续感染；同时，感染仅停留于局部的皮肤和黏膜中，不进入血液循环产生病毒血症，临床上常规抗病毒治疗方式无效。但这不意味着宫颈发生癌变。HPV病毒分为高危型和低危型，无论高危型还是低危型都是可以通过自身抵抗力清除。90%可以在两年内转阴，即使有10%没有转阴，也不必过分担心宫颈癌的问题。HPV阳性，离宫颈癌还有十万八千里。因此，单纯的HPV感染，确实不需要治疗，但仍需要重视，定期检查宫颈是否发生病变。如果有人说能用药物清除HPV病毒，千万不要盲目相信。

6. 听说宫颈癌疫苗能预防宫颈癌, 什么是宫颈癌疫苗?

该预防性疫苗是人工合成的、不同HPV型别的病毒衣壳蛋白L1组装而成的基因工程疫苗。该疫苗病毒样颗粒不含DNA，不具备复制能力，接种后没有病毒感染的风险，但可刺激人体产生抗体。此抗体能中和入侵的HPV病毒，阻止HPV感染。另外疫苗中还添加了免疫增强剂，进入机体后缓慢释放。这样延长机体产生免疫反应的时间，机体会产生更多抗体。目前已证实接种疫苗10年后对病毒的仍有抵抗能力。目前已问世的HPV疫苗共有二价、四价、九价三种类型的疫苗。

7. 二价、四价、九价宫颈癌疫苗有什么区别?

目前市场上的宫颈癌疫苗有二价、四价和九价三种(图17-4)，这三种疫苗之间有什么区别呢?二价疫苗是预防HPV 16、HPV 18型感染，可以预防70%的宫颈癌；四价疫苗除了预防HPV 16、HPV 18外，还增加了HPV 6和HPV 11两种低危组的亚型，可以避免尖锐湿疣；九价疫苗可预防九种型别的HPV病毒，包括HPV 16、HPV 18、HPV 6、HPV 11, HPV 31、HPV 33, HPV 45、HPV 52、HPV 58，可以预防90%的宫颈癌。通常9~26岁的女性推荐使用二价、四价和九价疫苗。9~26岁的男性推荐使用四价和九价的疫苗。

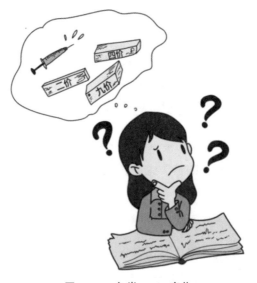

图 17-4　各类 HPV 疫苗

8. 接种宫颈癌疫苗就不会得宫颈癌了吗？

是否有人认为打了宫颈癌疫苗就一劳永逸，不会再得宫颈癌了呢？这种想法是错误的。因为目前发现的 HPV 病毒种类有 200 多种，而九价疫苗仅针对导致宫颈癌发生的 9 个亚型；并且宫颈癌发病原因复杂，即便接种了疫苗也应进行宫颈癌筛查，如持续细胞学和 HPV 阴性按筛查指南可延长筛查时间，一旦出现异常信号，须及时检查。

9. 接种宫颈癌疫苗有什么不良反应吗？

像其他任何疫苗一样，绝大部分人接种 HPV 疫苗后没什么症状，只有极少数人会出现不良反应。最常见的不良反应是轻微的，包括注射部位的疼痛、发红、发痒、肿胀，还有头晕、头痛、恶心、发烧、晕厥、肌肉和关节酸痛。晕厥在青少年中多见，为了防止晕厥导致受伤，在接种疫苗期间，建议青少年坐着或躺下，并在疫苗接种后休息观察 15 分钟。

严重的不良反应极其罕见，但也可能会发生，比如严重的过敏反应。接种疫苗也有禁忌证，具体情况可以在接种前咨询接种点的医生。

10. 三种疫苗可以相互替换吗？

目前国内获批的三种 HPV 疫苗均不推荐在各自的免疫程序内进行替换接种。常规建议：根据 2017 年 WHO 立场文件，有关 3 种 HPV 疫苗互换使用的安全性、免疫原性或效力的资料十分有限。这些疫苗在特性、组分和适应证方面各不相同。可选择一种或多种疫苗后，做到统一接种程序的各剂次，使用同一种疫苗。特殊情况：世界卫生组织（WHO）建议，如果不清楚上一剂次接种的是何种疫苗或已无法获得该种疫苗，可允许接种任何一种 HPV 疫苗以完成推荐的免疫程序。

11. 接种疫苗前需要做 HPV 检查吗？

接种疫苗前不需要 HPV 检查。因为即使已经感染 HPV 病毒，疫苗对其他未感染类型仍有预防作用，现在感染的类型通过自身免疫力清除后对再次感染同样也会起到预防作用。如果是高危型 HPV 持续阳性，特别是 HPV16/HPV18 型，应找专科医生检查或直接做阴道镜检查，以及早发现宫颈病变或宫颈癌。HPV 疫苗对 HPV 感染只有预防作用，对已感染者没有治疗作用。

12. 虽然疫苗能够起到很大预防效果，但是在生活中还需从源头杜绝宫颈癌的发生，那该怎么做呢？

宫颈癌在早期没有明显症状，很难发现，因此做好预防和定期筛查显得尤为重要。生活中注意以下方面，可以有效减少宫颈癌的发生。

（1）规律生活，提高免疫力：HPV 在人群中的感染比较普遍，万一感染无须要恐慌。保持良好的心态，适当锻炼；不要吸烟酗酒，尽量不要熬夜；这些好的生活方式可以提高免疫力。

（2）洁身自好，注意性卫生：性行为也是一个关键因素，避免性行为混乱，注意性卫生，尽量用避孕套，可有效避免病毒感染。

（3）接种 HPV 疫苗：通过小年龄段，在早期打疫苗的方式来避免 HPV 的感染，防止宫颈癌的发生。

（4）提高警惕，做好二级预防：建议 21~29 岁有性生活史女性做细胞学检查，每 3 年一次。30~65 岁做细胞学检查加 HPV 联合检查，每 5 年一次。早期发现宫颈癌前病变，进行治疗阻断，可以很好地预防宫颈癌的发生。

最后，需要注意的是 HPV 病毒主要通过性行为传播，因此男同胞也应该从源头上预防感染 HPV 病毒，时刻为一家人的健康着想！

（张婷、谭朝霞）

第十八章

子宫肿瘤

子宫是女性的一个非常重要的生殖器官，同时也是女性情绪感知的重要器官。所有长在子宫上的肿瘤，都可以统称为子宫肿瘤。

第一节　子宫肌瘤

案例一： 32 岁的刘女士手持单位体检报告单忧心忡忡地来到某市一家大型三甲医院的妇产科门诊，5 年前已婚的刘女士在这家医院顺产生下一名健康的大胖小子。刘女士怀孕与生产过程非常顺利，产后身体恢复得很快，成了一边带娃一边驰骋职场的当代女性。以往每年单位体检身体都没有查出什么问题，平时也未见异常，可前几天体检结果提示刘女士子宫后壁内长了一个 20 mm× 30 mm 大小的肌瘤。因为刘女士计划要怀一个二胎宝宝，担心这个肌瘤会耽误她怀孕的计划。刘女士在网络上搜索发现有很多人与她有同样的疑惑，还有人说子宫肌瘤会恶变成癌症。刘女士越想越害怕，赶紧挂了个号找专业的医师来解答心里的疑惑。子宫肌瘤患者能不能怀孕？子宫肌瘤会不会变成癌症？为什么平常身体很好的女性会突然检查出子宫肌瘤？子宫肌瘤能不能在生活中预防呢？带着这些疑惑，一起来了解子宫肌瘤这个妇科肿瘤吧。

1. 什么是子宫肌瘤？

子宫肌瘤是女性生殖器最常见的良性肿瘤，也称子宫纤维瘤、纤维肌瘤其由平滑肌及结缔组织组成，常见于 30~50 岁妇女。据统计，30 岁以上的育龄妇女约 20% 患有子宫肌瘤。多数子宫肌瘤一般不出现或很少出现临床症状，临床上发现的肌瘤远低于真实的子宫肌瘤发病率。子宫肌瘤的确切病因尚未明确。但这个疾病好发于生育期，青春期前少见，绝经后或萎缩或消退。这表明子宫肌瘤的发生可能与女性激素相关。雌激素是促使肌瘤生长的主要激素。还有学者认为生长激素也与子宫肌瘤的生长有关；而妊娠期子宫肌瘤的生长速度加快推测除了妊娠期高激素环境有关外还可能与人胎盘催乳素有关。细胞遗传学研究显示，25%~50% 子宫肌瘤存在细胞遗传学的异常。另外，由于卵巢功能和激素代谢都受到高级神经中枢调节的原因，有学者认为神经中枢的活动对肌瘤的生长发育也起到了重要作用。从子宫肌瘤患者的病史中不难发现，很多患者为育龄、丧偶或性生活不协调的状态，所以长期性生活失调引起盆腔慢性充血可能也是诱发子宫肌瘤的原因之一。

2. 子宫肌瘤有哪些类型？

根据子宫肌瘤与子宫肌层的关系，主要可将子宫肌瘤分为 3 类(图 18-1)。

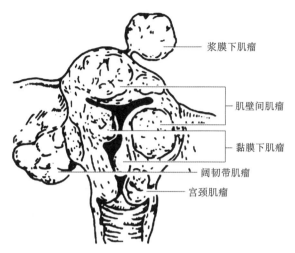

图 18-1　子宫肌瘤分类

(图片来源于《妇产科护士规范化培训用书》，周昔红，319 页，图 16-1)

（1）浆膜下子宫肌瘤：这类肌瘤向子宫浆膜面方向生长，突出于子宫表面，通过一条长长的窄蒂连接子宫。随着子宫肌瘤慢慢长大，可出现局部的压迫症状。这类肌瘤占 20%。

（2）肌壁间子宫肌瘤：这类肌瘤位于子宫肌壁间，被子宫的肌层包围。这是子宫肌瘤最常见的类型，占 60%~70%。

（3）黏膜下子宫肌瘤：这类肌瘤表明被子宫黏膜层覆盖，向子宫腔方向生长，突出于宫腔。月经量改变是这类肌瘤常见的临床表现，约占 10%~15%。

子宫肌瘤可单发也可多发，不同类型的肌瘤生长在同一个子宫内，称为多发性子宫肌瘤。

3. 子宫肌瘤可能会出现哪些症状或不适？

子宫肌瘤的患者会出现哪些症状呢？或者说身体出现了哪些不适时需要去医院就诊呢？其实多数的子宫肌瘤没有明显症状，很多人都是在体检时发现。随着肌瘤的增大，慢慢会表现出相应的症状。肌瘤长的位置不同，出现的症状也不一样。临床上最常见的症状如下。

（1）经量增多及经期延长：这是子宫肌瘤最常见的症状。多见于体积大的肌壁间肌瘤及黏膜下肌瘤。事实上很多人经常因为月经异常而去医院就诊，事先并不知道身体里有肌瘤的情况。肌瘤的增大使子宫内膜面积增加，影响子宫收缩；同时肌瘤长大后挤压到附近的静脉，使子宫内膜附近的静脉丛充血扩张，导致经量增多和经期延长。长期月经过多可导致继发性贫血，出现面色苍白、心悸、乏力等症状。

（2）下腹肿块及压迫症状：身体内的肌瘤较小时，一般在腹部，摸不到肿块。当浆膜下肌瘤不断生长使子宫超过 3 个月妊娠大小时，可以在下腹部摸到肿块；特别是在膀胱充盈的情况下，患者可以指压感知到腹部包块，能够活动，用力按压也无明显的疼痛感。同时，增大的子宫肌瘤会压迫周围器官。因为子宫肌瘤生长的位置不同，可以出现不同的压迫症状。子宫前壁下段肌瘤压迫膀胱时可出现尿频、尿急的情况；宫颈肌瘤过大时压迫膀胱可出现排尿困难，严重时可出现尿潴留的情况；子宫后壁肌瘤压迫后面的直肠肠管可出现下腹坠胀感、便秘、排便后不适等情况；宫颈肌瘤及阔韧带肌瘤向一侧生长时可压迫输尿管，导致输尿管扩张，严重时出现肾盂积水。综上所述，子宫肌瘤瘤体小时不容易发现，也不会有明显的症状；当肌瘤不断增大就会随之出现一系列不适感。值得警惕的是子宫肌瘤如果发生了扭转或变性的情况，患者会出现急性的腹部疼痛；子宫肌瘤生长过程中如果并发了其他疾病，也可出现不同的症状；如同时合并子宫内膜异位症会出现痛经症状，严重影响患者生活质量。

（3）白带增多：随着肌壁间肌瘤及黏膜下肌瘤的生长，子宫的宫腔面积增大变形，子宫内膜腺体分泌增加，导致阴道分泌物增多；由于盆腔内充血，子宫黏膜下肌瘤如果伴有感染坏死的情况，阴道可出现不规则的流血，或大量脓性白带，或伴有恶臭的血脓样阴道分泌物。

（4）不孕、流产：有一部分子宫肌瘤患者会出现不孕或容易发生流产，肌瘤对受孕和妊娠结局的影响可能与肌瘤的大小、肌瘤个数及生长部位有关。增大的子宫肌瘤可导致子宫变形，对受精卵着床及胚胎的生长发育产生不利因素；还可压迫输卵管导致输卵管不通畅。黏膜下肌瘤还可影响精子进入宫腔，妨碍受精卵着床。

（5）其他：子宫肌瘤可出现下腹坠胀、腰背酸痛等不适。

鉴于子宫肌瘤会引起身体诸多不适，影响生活质量。故建议有性生活的女性应每年进行一次妇科体检，尤其是有不规则阴道出血或者月经异常的女性都应该做妇科 B 超检查。子宫肌瘤超过 5 cm 或短期内肌瘤体积明显增大甚至腹部摸到肿块者，月经量增大、经期延长者，或者出现排便变化时，应及时去医院就诊。

4. 子宫肌瘤会癌变吗？

随着妇科体检的普及，越来越多的女性都能定期体检。但是一看到体检单上的"瘤"字，不免内心慌张，害怕与癌症相关。面对凭空出来的疾病，第一反应就是上网查询，想要了解这到底是疾病，那么子宫肌瘤会变成癌症吗？

子宫肌瘤是女性生殖器最常见的一种良性肿瘤，约 99% 都是良性的，通常不会直接癌变。随着年龄的增加或者时间的延长，子宫平滑肌组织会有恶变的风险。比如绝经以后的子宫肌瘤，若该萎缩的时候没有萎缩，反而增大，则会有潜在风险；其他类型的肌瘤，突然增大速度非常快，造成了明显的压迫症状，则有可能出现恶变的情况。子宫肌瘤能恶变成肉瘤，子宫肉瘤属于妇科生殖道恶性肿瘤，恶性程度高。所以一旦发现患有子宫肌瘤，应定期复查，观察肌瘤生长的速度。无症状者，若肌瘤生长缓慢，继续观察即可，不需要特殊处理；若肌瘤在短期内生长迅速，甚至出现了异常的腹痛、阴道出血等症状，应高度警惕肌瘤恶变的风险，及时进行 B 超、肿瘤标志物、盆腔核磁检查，必要时可通过手术切除肌瘤送病理检查，以明确肌瘤的性质。

5. 子宫肌瘤变性就是子宫肌瘤恶变吗？

有的子宫肌瘤的患者在随访的过程中发现子宫肌瘤变性，那什么是子宫肌瘤变性？是不是子宫肌瘤发生恶变呢？子宫肌瘤变性，是指子宫肌瘤失去原有的典型结构。常见的变性有：玻璃样变、囊性变、红色变性、肉瘤样变性、钙化。下面简单介绍这几种情况。

（1）玻璃样变：是最常见的一种子宫肌瘤变性，指子宫肌瘤剖面旋涡状结构消失，代之以均匀透明的物质，显微镜下病变区肌细胞消失，因此又称为透明变性。

（2）囊性变：是玻璃样变的延续发展，是指变性组织出现坏死、液化，肌瘤内出现许多大小不等的囊腔。其间有结缔组织相隔，囊腔内含清亮无色的液体，也可以凝固成胶冻状。此时子宫肌瘤变软，很难与妊娠子宫或卵巢囊肿鉴别。

（3）红色变性：多见于妊娠期或产褥期，可能是子宫肌瘤内的小血管，发生退行变。小血管内形成血栓或溶血，血红蛋白散入肌纤维中间，引起红色变性及肌瘤组织的坏死。红色变性是子宫肌瘤的一种特殊类型坏死。患者可能出现剧烈腹痛，伴有恶心、呕吐、发热及白细胞升高。如果在妊娠期发生，需要及时到医院就诊。经过积极治疗以后，大部分患者能够缓解，保胎至足月妊娠。

（4）肉瘤变性：肉瘤变性比较罕见，占 0.4%~0.8%，是子宫肌瘤发生恶变，多见于绝经后子宫肌瘤患者。肌瘤恶变后，肌瘤组织变软变脆，切面呈灰黄色，似生鱼肉状，与周围组织分界不清。如果绝经后女性出现腹痛和阴道的出血，B 超提示瘤体增大、有变性，此时应尽早就诊，警惕肌瘤恶变的可能。

（5）钙化：多见于绝经后妇女的子宫肌瘤及蒂部细小、供血不足的浆膜下肌瘤。X光片可看到清楚的钙化影，显微镜下可以看见钙化区为层状沉积，有深蓝色微细颗粒，呈圆形。

6. 子宫肌瘤的手术方式有哪些？

子宫肌瘤的手术治疗有很多不同的方式可选择，比如宫腔镜手术、腹腔镜手术，以及经阴道、经腹手术等。医生会根据患者的年龄、有无生育要求、肌瘤生长部位、大小及医院现有医疗技术条件等因素来给患者推荐手术方式。

（1）子宫肌瘤切除术：这种手术方式可以保留子宫进行肌瘤瘤体的剔除，有生育要求患者的首选。但术后不排除有残留或复发的可能，所以须遵医嘱按时复查随访。

（2）子宫切除术：这种手术方式适用于没有生育要求或者怀疑恶性病变的患者，切除范围可以是全子宫切除，也可以是保留宫颈切除子宫体。手术前应完善检查，排除子宫颈和子宫内膜部位的恶性病变。

（3）其他治疗：随着医学科学的发展，临床上出现了新的微创治疗方法。如：子宫动脉栓塞术，通过阻断子宫动脉的血供，来延缓肌瘤的生长而缓解症状。这种治疗方式可能导致卵巢功能损伤并有可能在下次怀孕时增加相关妊娠并发症的风险，有生育要求的患者不建议使用。子宫内膜切除术，通过宫腔镜切除子宫内膜以达到减少月经量或造成闭经的目的。高强度聚焦超声治疗，这是一种新型无创治疗子宫肌瘤的方法。这些治疗方法各有优缺点，疗效因人而异。

7. 除了手术开刀治疗子宫肌瘤外，还有其他治疗方法吗？

超过半数的子宫肌瘤为隐匿性生长且以良性居多，治疗须根据患者的年龄、出现症状的不同、有没有生育要求，以及肌瘤的类型、大小、数目综合考虑并全面评估，对于有生育要求的患者应该尽可能保留其生育能力。目前有以下几种治疗方式。

（1）随访观察：无明显临床症状的肌瘤属多数，在肌瘤瘤体小、生长缓慢、生长部位没有特殊的情况下一般不需要治疗，首先考虑随访观察。如接近绝经期的妇女发现了肌瘤同时没有临床症状，则可以定期随访观察。绝经后肌瘤随着激素水平的下降，一般会萎缩和或者症状消失。观察处理的患者每3~6个月随访一次，若出现临床症状、肌瘤快速增长，则应听取医生专业意见，可考虑进一步治疗。

（2）药物治疗：现在有一些药物可以帮助控制肌瘤，适合于那些症状轻或接近绝经年龄或全身情况不适宜做手术的患者。

①促性腺激素释放激素类似物：这种治疗是采用大剂量连续或长期非脉冲式给药，可抑制促黄体素和促卵泡刺激素分泌，降低雌激素至绝经后水平，达到缓解肌瘤生长带来的临床症状并抑制肌瘤生长使其萎缩，但停药后又会逐渐增大至原来大小。这些药物服用后会引起绝经综合征，长期使用可导致骨质疏松等副作用，故不推荐长期用药。应用指征：缩小肌瘤以利于妊娠；术前用药控制症状，纠正贫血；术前用药缩小肌瘤，降低手术难度，或使经阴道或腹腔镜手术成为可能；对近绝经妇女，提前过渡到自然绝经，避免手术。一般应用长效制剂，每月1次。

②其他药物：米非司酮口服用药，一般可作为术前用药或提前绝经使用，但不推荐长期使用。因为米非司酮拮抗孕激素后，子宫内膜长期受雌激素刺激，增加子宫内膜病变的风险；另外从传统医学来说，某些中医药对子宫肌瘤也有非常好的治疗效果，能通过保守治疗的方式很好地控制肌瘤生长。

（3）高强度聚焦超声治疗：即海扶刀治疗，这是一种不用切除子宫、非侵入性的治疗方式。其与传统的开腹手术、腔镜手术相比，具有无创伤、无须麻醉、不流血、预后快等特点，但需要根据患者年龄、子宫肌瘤的位置来确定能否进行治疗。

8. 有子宫肌瘤的女性，在饮食上该注意些什么？

子宫肌瘤的形成可能与长期大量雌激素刺激有关。动物实验表明，高脂肪食物促进了某些激素的生成和释放，故肥胖妇女子宫肌瘤的发生率明显升高。培养良好的饮食习惯，对子宫肌瘤有一定的抑制作用。下面总结了"2类不要吃，3种要多吃，4个可以吃"，供大家借鉴。

（1）两类不要吃。

第一类：任何会让你变胖的食物。比如常见的薯片、薯条、油炸食品等高热高脂高糖的食物。

第二类：不要喝酒。已经证实酒精能刺激肌瘤生长，有饮酒习惯者须戒酒。

（2）三种要多吃。

第一种：多吃水果、绿叶蔬菜，坚持低脂肪饮食。

第二种：多吃五谷杂粮，如玉米、豆类等。

第三种：多吃富有营养的干果类食物，如花生、芝麻、瓜子等。

（3）四个可以吃。

第一个：鸡肉可以吃。有人担心现在喂养的鸡肉里面有激素，但其激素含量与人体含量相差不大，经过正常烹饪后，人体能吸收的激素含量可以忽略不计。

第二个：豆制品。日常的豆浆可以喝两三杯。豆制品中含有植物雌激素为大豆异黄酮，其激素活性为人体雌激素的万分之一，不用担心对身体有危害。

第三个：海鲜。对于中国人来说，根深蒂固地认为海产品是发物，尤其长了肌瘤的患者不能吃。其实海产品中含有优质蛋白，建议可以适量吃一点。对于可能重金属超标的海产品，适量进食即可。

第四个：蜂蜜、蜂王浆。经权威部门检测，正规的蜂蜜和蜂王浆产品激素含量很少，不过蜂蜜、蜂王浆有一定含糖量，所以适量进食。其次还有其他一些补品，比如燕窝、阿胶等，只要是通过正规渠道购买的，可以适量吃。

综上所述，对于子宫肌瘤的患者，饮食上有一些需要注意的：应该多吃新鲜蔬菜水果，谷物杂粮，含优质蛋白类食物；注意荤素搭配，营养均衡；对一些富含激素的食物尽量少吃或不吃，像辛辣、刺激的食物，生冷、寒凉类食物尽量少吃；可以尝试服用一些活血化瘀作用的中成药调理。

9. 备孕时发现有子宫肌瘤，需要做手术吗？

有些女性本来准备怀孕，却在检查时发现了子宫肌瘤。作为"妇科第一瘤"，子宫肌瘤在很大程度上是雌激素依赖性肿瘤，是育龄期妇女的常见疾病。那么，在带瘤怀孕与先治疗肌瘤后怀孕之间该怎么选择呢？

目前对于多大的肌瘤是否该手术治疗还没有明确的标准。一些医疗单位（如北京协和医院）认为，如果子宫肌瘤直径不超过4厘米且为肌壁间或浆膜下肌瘤，患者可以考虑怀孕。但需要注意的是，怀孕期间肌瘤可能迅速长大，引起流产或早产。

对于位于子宫腔内的黏膜下肌瘤，有可能妨碍受精卵着床，导致流产。因此，即使无症状（通常都有月经过多或者月经淋漓不尽的症状）也建议在怀孕前行手术治疗。目前认为，黏膜下肌瘤最好通过宫腔镜进行手术，因为没有腹部创伤，术后恢复快。如果肌瘤位于子宫的下端（如子宫颈），即使直径小于4 cm，但患者有不孕历史或多次自然流产、又找不到其他明确原因时，也可以先做子宫肌瘤剔除再怀孕。但患者需要知道，怀孕期间子宫血液供应变化，肌瘤可能会迅速增长，发生缺血导致的红色变性；或者子宫位置变化时，浆膜下肌瘤发生扭转，导致剧烈腹痛，引发流产或早产。

10. 孕期发现子宫肌瘤，我该怎么办？

怀孕了发现有子宫肌瘤该怎么办呢？（图18-2）绝大多数情况下是采取保守治疗及期待治疗。

如果随着孕期进展情况比较危急，最终只能够采取子宫肌瘤手术的方式进行治疗。如果采取手术治疗的方式，则须终止妊娠。

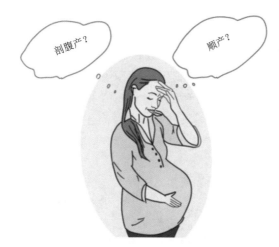

图 18-2 孕期子宫肌瘤患者

（1）除非迫不得已，一般采取保守治疗。

保守治疗其实是不治疗的另一种形式。也就是说子宫肌瘤是良性的肿瘤，恰好在怀孕期间被发现。最理想的处理方式是不对子宫肌瘤进行任何处理，但一定要定期去医院检查，密切关注肌瘤大小的变化情况。同时也要注意孕妈有无出现肌瘤压迫的症状，对子宫内胎儿的生长有没有影响。原则上，除非发生某些迫不得已的情况，怀孕期间一般不进行子宫肌瘤手术，需等分娩时或分娩后再处理。其主要顾虑有妊娠期肌瘤剥除手术可能引起术中失血量过多；可能导致流产及早产；手术造成的子宫创口可能在妊娠晚期或分娩时发生子宫破裂。

（2）期待治疗。

期待治疗是在孕妇和胎儿情况都比较稳定的时候，在医生的指导下观察肌瘤变化及自身症状，必要时可遵照医生指导服用某些药物来抑制肌瘤的生长或抑制肌瘤带来的临床症状。由于服用药物对孕妇和胎儿都有风险，所以一定要慎重。

（3）手术治疗。

发现子宫肌瘤生长导致蒂扭转或发生异常情况直接压迫到盆腔内环境影响胎儿的继续生长时，如果不进行处理可能会发生肌瘤的红色样变，则须及时进行手术治疗。子宫肌瘤手术会造成子宫出血，胎儿在此时可能存在不保。所以对于孕妇来说，在孕期发现子宫肌瘤时一定要定时检查，发现问题及时作出决定。

（4）"剖"还是"顺"？

"剖"还是"顺"，应该每一个怀孕的女性朋友们在心里都曾经悄悄问过自己这个问题吧？对于妊娠合并子宫肌瘤的患者，一般多数也能自然分娩，但应预防产后出血的情况。如果肌瘤阻碍胎儿下降应行剖宫产，术中是否同时切除子宫肌瘤，须根据肌瘤的部位、大小及孕妇的自身情况而定。

11. 如何在日常生活中预防子宫肌瘤的发生？

由前文可知，子宫肌瘤可能属于雌激素依赖性疾病，好发于育龄女性。如何有效预防疾病发生呢？首先在日常生活中夫妻双方需要采取积极的避孕措施，减少人工流产的次数，过多的宫腔操作会导致子宫肌瘤发生；其次避免过早的性生活，避免经期同房，同房时应注意性卫生；再次由于子宫肌瘤早期大部分没有明显症状，所以建议已婚育龄女性每年进行一次妇科检查，20岁以上的未婚女性朋友每年做一次妇科 B 超检查，对于发现早期子宫肌瘤非常有意义；最后建议合理使用性激素类药物及保健品，饮食上注意均衡营养，荤素搭配，多食水果蔬菜及五谷杂粮，日常生活中养成规律的作息，健康的生活方式，加强锻炼提高机体的抵抗力。

案例二：李女士今年 43 岁，4 年前发现子宫肌瘤，大小为 2~3 cm。定期复查肌瘤逐渐增大，去年增长至 6 cm，伴有月经量增多。当地医院予以诊断性刮宫排除内膜病变，静滴多西环素预防感染。但李女士出现皮疹、胸闷、气促伴口角发麻、耳朵胀痛等不适，予以抗过敏治疗才逐渐缓解。再次询问病史后得知，李女士 20 年前行剖宫产时使用普鲁卡因，术中出现血压下降，一度测量不出；另外还对"头孢类、克拉霉素"等多种药物过敏。考虑李女士为高敏体质，转诊至省内某三甲医院诊治。全院大会诊一致认为目前处于高敏时期，无法对药物进行过敏实验检测，建议暂缓子宫肌瘤手术治疗。李女士及家属要求暂不手术，先出院观察。出院后李女士定期复查，月经量较前稍多，肌瘤进一步长大。她迫切想解决子宫肌瘤这一难题。在得知这家三甲医院引了 HIFU 技术后，时隔一年李女士怀着激动的心情再次来到教授的门诊，要求 HIFU 技术治疗。作为高敏体质人群手术，麻醉是一个棘手的问题。围术期不能使用抑制组胺释放的阿片类、肌松类及含过敏原成分的药物，因此术前准备要成分。使用合适的麻醉药物，预防性使用抗过敏药物至关重要。

由于李女士高敏体质的特殊性，主管教授结合病情及患者自己强烈保留子宫的愿望，建议采用 HIFU 技术一次性消融子宫肌瘤病灶。在手术前请麻醉科会诊协助围术期诊治，为她制定个体化治疗方案及相应预案，围术期尽可能减少药物使用避免诱发超敏反应甚至过敏性休克等情况。术前核磁共振检查及治疗消融前后禁用造影剂类药物。开始治疗前与麻醉科协作调整镇静镇痛方案，使李女士在放松的状态下，仅使用少量芬太尼接受了神奇的 HIFU 手术。经过 3 h 精心治疗，病灶被大范围消融，且子宫内膜及浆膜得到满意保护。术后结合超声图像评估完美消融，治疗效果极佳。李女士仅感觉下腹部轻微胀痛，完全可以忍受。术后即刻就能下床活动，术后第一天就出院回家了。

李女士超声影像图对比：术前前壁肌瘤大小为 68 mm×79 mm×64 mm，边界清楚，内血流较为丰富。治疗结束即可定位病灶内发生整体灰度改变，病灶内无血流信号，消融满意。李女士在手术后 4 月复查超声影像图与术前对比，治疗后 4 月病灶明显缩小，体积缩小率为 68%，病灶内未见明显血流信号（图 18-3）。

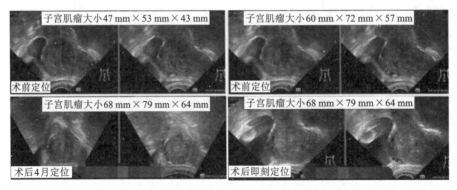

图 18-3　术后 4 月超声影像检查结果

（注：本图来源于"中南大学湘雅二医院公众号"2021 年 11 月 28 日推送文章）

面对这一复查结果，李女士不禁感慨，她作为一名基层医务人员，由于自己是高敏体质，提到手术要打麻醉非常紧张。HIFU 技术让她轻松、安全地度过围术期并且解决了子宫肌瘤。术后病灶吸收缩小效果显著，没有开刀，肌瘤消融，让她作为一名患者，就医体验感非常棒。

12. 什么是海扶刀？

高强度聚焦超声治疗（又称 HIFU 技术），俗称海扶刀。它并不是一把真的刀，而是类似于小孩子玩放大镜聚焦太阳光于一点，然后使白纸燃烧。它利用超声波聚焦性和可穿透性，通过高温效应、机械效应、空化效应，将体外低能量的超声波聚焦到体内病灶处；在靶区"焦点"处瞬间达到 65~100℃ 的高温，使病灶组织发生不可逆的凝固性坏死，达到精准消融病灶的目的。

子宫肌瘤进行 HIFU 消融后不是立即消失不见，只是在原位被消融坏死（类似于生鸡蛋煮成熟鸡蛋）。坏死后的病灶会被人体免疫系统中巨噬细胞吞噬逐渐缩小，精准消融病灶而不损伤周围脏器，相当于"隔山打牛"。

13. 海扶刀治疗前患者要做哪些准备？

（1）治疗前 3 日禁止性生活，确保已经取出避孕环；入院前一周多喝水，每次憋尿至无法忍受才去解小便。

（2）治疗前饮食准备。

①治疗前 3 天吃清淡少渣不产气饮食：如面条、稀饭、米汤、鱼汤、菜汤、葡萄糖水（葡萄糖粉兑水）；不要吃豆类、奶类及蔬菜类等含纤维丰富的菜品，不要吃太辛辣、油腻的食物。

②治疗前 2 天：吃稀饭、米汤、鱼汤、菜汤、葡萄糖水（葡萄糖粉兑水）。

③治疗前 1 天：吃米汤、鱼汤、菜汤、葡萄糖水。下午 5~7 点：遵医嘱口服缓泻剂，之后仅可进食白开水或者葡萄糖粉兑水。

（3）治疗前 1 天晚上 10 点以后禁食禁饮（包括第 2 天早晨）；治疗当日早上护士会为患者清洁灌肠。

（4）治疗中患者趴在治疗床上，脱光衣裤；由于腹部皮肤要接触冷水，患者要做好思想上的准备并自备睡袍。

（5）治疗当天不要化妆（如有指甲油需要清除干净），不要将手表、首饰、钱夹、手机等贵重物品带入治疗室。

（6）治疗结束 2 小时后或听从医生告知，可先喝温开水；如无呕吐反应，可进流质饮食，如稀饭、鱼汤、菜汤、肉汤等（暂不喝牛奶）。

14. 海扶刀治疗时要怎么配合医生？

（1）治疗过程不开刀，不流血，全程安全的。患者可以安心睡觉。

（2）治疗过程中保持不动，否则增加治疗时间、影响治疗效果甚至可能造成严重的并发症（用药过后保持不动是很容易的事情）。

（3）治疗过程中可能会出现小腹疼痛（如痛经样）、皮肤热烫、肛门坠胀（或大便感）、骶尾部疼痛等不舒服的感觉，这些都是正常的反应，不用担心。不要移动身体躲避，告诉医生疼痛部位及疼痛性质，医生会及时处理。

15. 海扶刀治疗后有哪些注意事项？

海扶刀是一种无创伤治疗方式，在恢复过程中少数患者可能出现以下情况，需要注意如下几点。

（1）腹壁、腰腿部皮肤灼热、疼痛，甚至有少数人有麻木感，多在一周左右自行消失，极少数人需要服用止痛药。

（2）少数患者可能有阴道分泌物增多，甚至可能为血性或者肉样组织排出。此时须保持外阴清洁，防止感染。如有腹痛加重、流血增多、发烧等情况，及时联系医生并到医院就诊。

（3）B 超检查有少量盆腔积液，多在 5~7 天自行吸收，无须特殊治疗。

（4）治疗后第一、第二次月经可能增多或经期延长；治疗后症状明显改善一般需 3 个月。

（5）治疗后至下一次月经结束前禁止性生活（如术后很快行月经须再等一个月经周期）。

（6）每日清洗外阴（清水，无须用药），保持个人卫生，防止感染；注意保护腹部皮肤，穿宽松的衣裤；术后一个月内禁止按摩、热敷腹部皮肤，避免造成皮肤的擦伤和损伤（洗澡的时候不要搓揉腹部皮肤）。

（7）治疗后经过一个月经周期后可恢复性生活；建议术后3个月内使用工具避孕；根据复查情况指导后续备孕方案；放置宫内节育器（上环）须在3次正常月经过后，在此期间避免行宫腔操作（严格避孕，避免人流）。

（8）经过医生评估，没有运动禁忌者可执行运动处方医嘱：运动频率：每天；运动方式：步行；运动强度：7000步，含3000步快走；运动时间：30分钟；运动总量：每周150~300分钟。

（9）随访时间：治疗后1月、3月、6月、1年、1年半、2年门诊复查，以后每半年左右复查1次。每次复查时须提前憋尿。

16. 哪些患者不能接受海扶刀治疗？

目前临床上海扶刀是治疗子宫肌瘤比较常见的手段之一，但并不适合所有的子宫肌瘤患者。如患者有以下问题则不能做海扶刀治疗。

（1）合并严重重要器官器质性病变：不能控制的高血压、有脑血管意外的病史、心肌梗死病史，以及严重的心律失常、心力衰竭、肾功能衰竭和肝功能衰竭等。

（2）伴有胶原结缔组织病史和下腹部放疗史。

（3）合并盆腔或生殖道的急性炎症。

（4）合并宫颈、卵巢等生殖器官的非良性病变。

（5）可疑肌瘤肉瘤变。

（6）声通道上有异物置入者。

（7）不能俯卧1小时者。

（赵星、谭朝霞）

第二节 子宫内膜癌

作为女性生殖道三大恶性肿瘤之一的子宫内膜癌指发生于子宫内膜的一组上皮性恶性肿瘤，以来源于子宫内膜腺体的腺癌最常见，占女性全身恶性肿瘤的7%，占女性生殖道恶性肿瘤的20%~30%。近年来其发病率在世界范围内呈上升趋势。平均发病年龄为60岁，其中75%发生于50岁以上妇女。子宫内膜癌分为雌激素依赖型（Ⅰ型）和非雌激素依赖型（Ⅱ型）两大类。Ⅱ型预后不良，以来源于子宫内膜腺体的腺癌最常见。

案例： 58岁的柳女士已绝经6年，因为姐姐有乳腺癌的病史，所以柳女士对身体健康特别看重。柳女士定期体检，一直维持着健康的生活方式，周期性运动，饮食上也特别注意。前段时间柳女士无意中发现内裤上有少量淡红色分泌物，警觉的她马上来到医院检查。在完善了一系列检查后医生建议她做宫腔镜检查。柳女士听从了医生的建议，宫腔镜检查后病理组织检查结果显示：符合子宫内膜样腺癌。柳女士看到报告单吓得不行，自己平常非常注意怎么会突然得癌症呢？

1. 哪些人容易罹患子宫内膜癌？

子宫内膜癌的发病原因不十分清楚，Ⅰ型子宫内膜癌为雌激素依赖型。其发病原因可能为在雌激素长期作用下，没有孕激素拮抗而发生子宫内膜增生、不典型增生进而发生子宫内膜的病变。这一类病人通常比较年轻，常伴有肥胖、高血压、糖尿病、不孕、绝经延迟，或伴有无排卵性疾病、长期服用单一雌激素、功能性卵巢肿瘤等病史。Ⅱ型子宫内膜癌为非雌激素依赖型，其发病原因与雌激素无明确关系。这一类属少见类型，多见于老年女性，可能与基因突变有关。以下这些高危因素会增加罹患子宫内膜癌的概率(图18-4)。

(1)年龄因素：子宫内膜癌的发病高峰年龄为50~55岁。中国女性平均发病年龄为55岁，有研究显示，大部分子宫内膜不典型增生发展为子宫内膜癌的时间在15年内增长15%~20%，子宫内膜癌的发病率呈上升趋势。

(2)初潮早、绝经晚：女性≥52岁未绝经者称为延迟绝经。雌激素刺激内膜增生，月经的年龄延长会增加内膜癌变的概率。12岁或12岁以后初潮者患病机会相对少于更年轻者，初潮早与绝经晚均增多雌激素刺激的机会，且均与排卵异常有关。

(3)孕育因素：有研究显示，未孕者比生过一个孩子的人群增加2~3倍的危险性，在子宫内膜癌的患者中有15%~20%的患者有不孕史。这也就说明了无排卵性的不孕患者或者多囊卵巢的患者，罹患子宫内膜癌的发病率会大大增高。因为体内持续雌激素的作用，缺乏孕激素的对抗与调节会引起子宫内膜增生和癌变。

(4)肥胖：26%~47%的子宫内膜癌可能与肥胖有关，约有80%子宫内膜癌的患者体重超过正常平均体重的10%。肥胖者体内脂肪会导致雌激素增加和存储，缓慢释放入血的同时缺少孕激素的抵抗，导致子宫内膜病变。

(5)高血压：单纯的高血压不增加子宫内膜癌的发生，但高血压患者常并发肥胖及糖尿病，高血压的形成与肥胖、糖尿病息息相关。三者统称为子宫内膜癌高危三联征，可不同程度地增加子宫内膜癌的高发风险。

(6)糖尿病：子宫内膜癌常伴发2型糖尿病。糖尿病患者罹患子宫内膜癌的风险比正常人增加1.2~5.6倍。高血糖促使胰岛素代偿性增加，导致发生高胰岛素血症。高胰岛素血症可使体内雄激素水平升高，高雄激素通过芳香化酶转化成雌激素，促使子宫内膜的病变与发展。

(7)他莫昔芬的服用：三苯氧胺(TAM)又名他莫昔芬，是一种非甾体类抗雌激素的药物，广泛应用于乳腺癌患者的内分泌治疗。长期使用此药的患者发生子宫内膜癌为绝经女性的1.7~7倍。

(8)大多数子宫内膜癌为散发性，研究显示，约有5%与遗传有关，其中最密切的遗传综合征为林奇综合征，与年轻女性的子宫内膜癌发病相关。

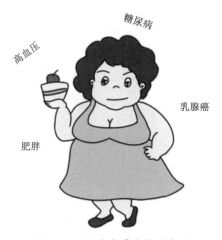

图18-4 子宫内膜癌易患人群

2. 得了子宫内膜癌一般会有哪些征兆？

（1）异常阴道流血：尤其是绝经后的阴道流血，量一般不多，但无论量多量少，都须积极就诊。未绝经的患者则表现为月经量增多、月经周期延长或者出现月经紊乱。

（2）阴道异常排液：尤其是米汤样、水样分泌物，或者夹带血丝的阴道分泌物。如果合并感染则伴有恶臭异味，因为出现异常阴道排液而来医院就诊的患者约占25%。

（3）下腹痛及其他：如果肿瘤影响到宫颈内口可引起宫腔积脓，会出现下腹部胀痛及痉挛样疼痛；如果肿瘤浸润了子宫周围组织或者压迫了神经，会引起下腹及腰骶部疼痛；晚期还会出现贫血、消瘦及食欲差等恶病质相应症状。

（4）绝经后激素替代治疗中异常子宫出血或体检时发现子宫内膜增厚，应积极就诊。

3. 增生期子宫内膜与子宫内膜增生是一个意思吗？

有人看到病理报告提示增生期子宫内膜，心中惶恐不安。无须担心，这就是正常的子宫内膜。"增生期子宫内膜"和"子宫内膜增生"是两个完全不同的概念。

子宫内膜分为功能层和基底层，功能层受卵巢雌激素变化的调节，周期性脱落形成月经；基底层不受雌激素的周期性调节，不发生剥脱，但在月经后，基底层再生，形成新的功能层。从子宫内膜的变化来讲，一个正常的月经周期包括增生期、分泌期、月经期。增生期子宫内膜就是月经来潮后在雌激素作用下修复生长的子宫内膜；分泌期子宫内膜就是排卵后在孕激素影响下变得松松软软的子宫内膜。若提示为"增生期"或"分泌期"，说明子宫内膜正常，没有发生任何不好的病理性改变。

4. 子宫内膜病变保守治疗患者需要注意什么？

保守治疗主要用于保留生育功能的子宫内膜非典型增生和早期子宫内膜癌的患者，也可作为晚期或复发子宫内膜癌患者的综合治疗方法之一。在保守治疗的过程中，患者应注意以下几点。

（1）保守治疗以长期、大量应用高效孕激素为宜，至少应用12周以上方可评定疗效。因此保守治疗的患者需要有耐心。

（2）须严格遵医嘱定期随访。随访内容主要是进行子宫内膜活检，一般采用治疗3~6个月后行内膜活检一次，至少有连续2次间隔6个月的组织学检查结果为阴性后，可考虑终止随访。

（3）在治疗结束后如再次出现异常出血，则提示可能复发，建议进行进一步检查、治疗。

5. 子宫内膜增生会影响妊娠吗？

子宫内膜增生一般分为子宫内膜增生（不伴非典型增生）、子宫内膜非典型增生两类。故子宫内膜增生的患者，须手术病理确诊排除子宫内膜癌后，方可考虑怀孕。子宫内膜病变若不合并子宫内膜癌，非妊娠绝对禁忌证，子宫内膜病变逆转后（至少一次内膜活检）转阴，要尽快妊娠。但很多子宫内膜增生的患者存在排卵障碍，自然妊娠率较低，所以建议积极进行促排卵治疗或者辅助生育技术。对于近期无生育要求的患者，建议孕激素保护内膜，预防疾病复发。

6. 子宫内膜癌真的有那么可怕吗？

对于谈癌变色的今天，一些患者在确诊了子宫内膜癌后不去正规医院治疗，而是听信一些传言去尝试偏方，或者使用一些夸大功效的保健品。甚至有些年纪大的患者一听到癌症就觉得命不久矣，拒绝治疗。这都是非常不科学且不可取的。子宫内膜癌并不是一种可怕的癌症，据统计有70%的病人发现都是早期，预后也比较好。即便是晚期五年，存活率也能达到将近30%。只要做到早发现、早诊断、早治疗，子宫内膜癌的治疗和预后是非常乐观的，所以一旦患病，不要害怕，不要慌张，要有十足的信心去乐观地面对，积极地配合治疗，才能起到最好的效果。

7. 子宫内膜"厚"一定会有子宫内膜病变吗？

子宫内膜病变主要有子宫内膜增生和子宫内膜癌。子宫内膜病变患者多数会有子宫内膜增厚，但不一定所有子宫内膜"厚"就有子宫内膜病变。那么，什么情况的子宫内膜增"厚"才认为会有子宫内膜病变呢？从子宫内膜厚度来说，没有统一标准。除了看子宫内膜厚度外，还要看子宫内膜的形态(例如：B超提示多个小无回声、回声杂乱或增强等)，以及是否伴有不规则阴道出血。当然，也不是所有的不规则阴道出血会有子宫内膜病变。如果不仅有不规则阴道出血且用孕激素治疗无效，则高度警惕子宫内膜病变，须做诊刮或宫腔镜送病理检查做最后的诊断。

总之，单纯子宫内膜"厚"，B超示内膜形态正常，月经周期规律正常，没有出现不规则阴道出血，或者有不规则阴道出血但用孕激素治疗可以控制阴道出血，则无须纠结子宫内膜增"厚"的问题。如果临床高度怀疑子宫内膜病变，则须做诊刮或宫腔镜送病理检查做最后的诊断。如果病理检查排除子宫内膜病变，则无须因为子宫内膜"厚"而反复做诊刮或宫腔镜，有生育要求的夫妻可尽快怀孕。

8. 子宫内膜癌的治疗方式有哪些？

对于子宫内膜癌来说，手术是最主要的治疗方法。早期子宫内膜癌患者的手术目的是为手术-病理分期，准确判断病变的范围及预后，术后根据高危因素选择辅助治疗。晚期患者采用手术、放疗和药物等综合治疗。根据影像学评估，肿瘤发病组织局限于子宫内膜、高分化、年轻的子宫内膜样癌患者，可考虑采用孕激素治疗为主的治疗方案，以保留生育功能。

(1)手术治疗：子宫内膜癌的标准术式为筋膜外全子宫切除和双侧附件切除术。伴有高危因素的患者，应同时行盆腔和腹主动脉旁淋巴结清扫术。若病变范围超出子宫，则实施肿瘤细胞减灭术，尽可能切除所有肉眼可见的肿瘤组织。

(2)放疗：是治疗子宫内膜癌有效方法之一，分为近距离照射和体外照射两种。单纯放疗仅用于有手术禁忌证或无法手术切除的晚期患者；对术后辅助放疗，可降低局部复发，延长无瘤生存期。

(3)化疗：属于全身治疗，适用于晚期或复发的子宫内膜癌患者，也可以用于术后有复发高危因素的患者，以减少盆腔外的远处转移。

(4)内分泌治疗：对于强烈要求保留生育功能、年轻的早期子宫内膜癌患者，须经医生全面评估后可选择孕激素治疗。同时孕激素治疗也是晚期或复发子宫内膜癌患者综合治疗方法之一。以长期、高效、大剂量应用为宜，至少应用12周以上，有血栓性疾病史的患者慎用。

9. 如何预防子宫内膜癌？

预防子宫内膜癌要注意改善生活方式，定期妇科检查，合并有高危因素或相关家族病史应提高警惕。具体预防方法如下。

(1)重视绝经后阴道流血和围绝经期妇女月经紊乱的治疗。

(2)对有高危因素的人群，如长期应用雌激素及他莫昔芬、肥胖、绝经延迟、不育等，应定期体检，密切随访和监测。

(3)患有林奇综合征的女性，建议在30~35岁后，每年进行一次妇科检查、经阴道超声和子宫内膜活检，甚至建议在完成生育后预防性切除子宫和双侧附件。

(4)围绝经期进行激素治疗时，一定到妇科内分泌专科就诊，切不可自行用药。

(谭朝霞、赵星)

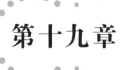

第十九章

卵巢肿瘤、输卵管肿瘤及原发性腹膜癌

| 第一节 卵巢囊肿 |

案例：每年的三月份是体检的高峰期，刚刚工作的小丽参加了单位组织的体检。在做妇科 B 超检查的时候，医生和她说："你的左侧卵巢长了一个囊肿，大小为 3 cm×2 cm"。小丽忧心忡忡地来到妇科就诊，带着哭腔询问医生："我都没生小孩，为什么会长囊肿，我该怎么办？"像小丽这种情况的患者在妇科门诊比比皆是。没有医学背景的女性朋友发现体内长东西了，急得像热锅上的蚂蚁。年轻的，会担心影响生育；年纪大的，怕产生恶变。这种担忧的心情是可以理解的。那什么是卵巢囊肿呢？为什么会长卵巢囊肿呢？这个情况严重吗？

1. 什么是卵巢囊肿？

卵巢囊肿是女性体检报告中非常常见的一个诊断，可出现于各个年龄阶段的女性。但同样是囊肿，有的人需要立即手术治疗，有的人却不需要处理，定期复查。为什么差异如此之大呢？其实，卵巢囊肿不是一个单一的病种，而是 B 超检查时观察到卵巢内存在囊性肿物的总称，是一个描述性诊断。根据卵巢囊肿的形成是否与月经周期有关，分为功能性和非功能性囊肿两大类。大部分的卵巢囊肿是由月经周期造成的，称为功能性卵巢囊肿。而与月经周期无关的囊肿（非功能性卵巢囊肿）比较少见。

2. 功能性的卵巢囊肿有哪些？

功能性囊肿也称为生理性囊肿、卵巢瘤样病变。通常不会损害健康，很少引起疼痛，往往在 2~3 个月经周期内就会自行消失。功能性的卵巢囊肿又分为滤泡囊肿和黄体囊肿。

（1）滤泡囊肿：又称卵泡囊肿，是最常见的功能性囊肿。正常情况下，在每个月经周期，卵泡会发育成熟并释放卵子。但是如果卵泡未破裂、不释放卵子，则会导致卵泡液潴留形成囊肿，发展到一定程度可自行消失。

（2）黄体囊肿：卵泡释放成熟的卵子后会形成黄体，激素紊乱可使黄体腔内含有较多的液体或在黄体血管形成期出血，形成黄体囊肿。

3. 非功能性卵巢囊肿又有哪些？

（1）皮样囊肿，又称成熟畸胎瘤，是一种良性肿瘤。囊内充满油脂和毛发，也可见牙齿或骨质。

该类型是由胚胎细胞形成的，很少恶变。卵巢成熟囊性畸胎瘤恶变率为2%~4%，多见于绝经后的妇女。

（2）囊腺瘤，如浆液性囊腺瘤、黏液性囊腺瘤等，是卵巢的良性上皮性肿瘤。其生长在卵巢表面，囊内可能充满了淡黄色清亮液体或黏液样物质。

（3）卵巢子宫内膜异位囊肿，指异位的子宫内膜在卵巢内生长、周期性出血，经血无法排出，聚集在卵巢而形成囊肿。可形成单个或多个囊肿，囊肿表面呈灰蓝色，大小不一，直径多在5 cm左右，大的可达10~20 cm。典型者囊内有咖啡色黏稠液体，似巧克力样，俗称"卵巢巧克力囊肿"。

4. 发现卵巢囊肿要怎么办呢？

首先，不要慌，平复好自身的情绪。可以从以下几个方面对卵巢囊肿作初步判断。

（1）大小：如果初次发现囊肿不大，大小为4~5 cm，且B超提示囊肿完全为液性，不含乳头等实性成分，大可不必过分恐慌。这类囊肿大多数是生理性的。但不代表不用管它，还是需要定期随访观察，毕竟仅凭一次B超检查也不能明确是生理性囊肿还是病理性囊肿。如何确定定期随访的时间呢？做B超的时机也是大有讲究的，生理性的滤泡囊肿和黄体囊肿都发生在月经周期的后半期，为准确鉴别，须在月经周期前半期做，即月经刚刚干净的时候。有时考虑到生理性囊肿消失也需要过程，所以不要太着急，一般来了两次月经再去复查也无大碍。如果囊肿消失了就无须处理；如果只是缩小，则持续复查几个周期，暂时观察处理；如果囊肿增大，则须结合抽血查看肿瘤指标，持续存在的囊肿超过5 cm时大多需要手术。

（2）年龄：发生在月经初潮前和绝经后的囊肿，一旦出现须更谨慎对待，积极处理。生理性囊肿都是在卵巢有卵泡成熟和排卵的情况下发生的，而上述两个年龄段都没有卵泡成熟和排卵，因此病理性囊肿的可能性很大。

（3）有无症状：如果伴随着腹痛腹胀、阴道流血或者发热等，则有可能出现囊肿破裂、感染、蒂扭转，需要马上去医院就诊。

（4）其他特征：最主要的是B超表现和肿瘤标志物指标。如果B超提示双侧发生的囊肿，里面含有实性成分，囊肿周围的血流丰富，以及合并腹水等，则高度提示可疑恶性肿瘤，需要进一步做增强CT或MRI检查，抽取腹水查看腹水中有无癌细胞存在。与卵巢密切相关的肿瘤标志物有CA125、CA199、AFP、HE4等，在某些良性肿瘤中会有轻中度的升高；在恶性卵巢肿瘤中肿瘤标志物升高的水平与病情缓解或恶化相关，80%卵巢癌症患者血清CA125水平升高。许多卵巢肿瘤单靠上述检查不能明确其性质，须进行手术探查；手术中取部分肿瘤标本进行快速病理化验判断其性质，进而确定手术方式、手术范围及后续治疗方案等。

5. 卵巢囊肿会变成卵巢癌吗？

卵巢囊肿大多为良性肿瘤，恶变率低。如果发现有卵巢囊肿，一是不要过于恐惧，二是要给予高度重视。一般先在下一次月经来潮的第四、第五天复查，诊断其是生理性囊肿还是非生理性囊肿。

6. 卵巢囊肿可以预防吗？

卵巢囊肿是由多种因素导致的，原则上没有直接避免的因素。但积极锻炼身体、保持良好的心理状态可能有助于减少其发生，定期的盆腔检查也很重要。所以建议大家做到如下几点。

（1）定期体检。上至老妇下至儿童都可能悄无声息地患有卵巢囊肿。所以，每年做个妇科B超的确很有必要，无论结是否结婚，有无生育。

（2）锻炼身体。加强体育锻炼有利于促进新陈代谢及血液循环，延缓器官衰老，如散步、瑜伽、慢跑等都是对卵巢有益的运动。

(3)保持良好的心态。压力可以诱发卵巢囊肿，因此平时应劳逸结合，注意缓解不良情绪，保持乐观、平和的心态。

(4)经期及产褥期注意调养。经期及产后应注意调养，做好保暖工作，避免受寒。

（赵星、孙淑娟）

第二节 卵巢肿瘤

案例：公司白领李小姐虽年纪轻轻，但工作上非常拼命。最近几个月，李小姐时常感觉腹胀腹痛，刚开始，李小姐以为应酬时吃坏了肚子，自己服用点通便药就好。谁知道症状并没有改善。于是遂前往消化科就诊，服用胃药后症状稍有好转，但是不久又复发了。随后，李小姐在医生的建议下做了一个胃镜，被诊断为"慢性浅表性胃炎"。但是再次服用药物，效果没有明显改善。"你可能需要到妇科看一下！"复诊时，医生的建议让李小姐心里犯嘀咕："腹胀腹痛关妇科什么事呀？不会是医生医术不行吧？"妇科检查后，发现李小姐的右侧卵巢有一个大小为 83 mm×55 mm 的包块。医生为其做了手术，术后诊断为卵巢浆液性癌。什么是卵巢癌？得了卵巢癌会出现什么症状呢？

1. 什么是卵巢肿瘤？

卵巢肿瘤是指发生于卵巢部位的肿瘤，是最常见的女性生殖器官肿瘤，可发生于任何年龄，有良性、交界性和恶性之分。卵巢位于盆腔深部，恶性肿瘤早期病变不易发现，晚期病理缺乏有效的治疗手段，故卵巢恶性肿瘤的致死率居妇科恶性肿瘤首位。

2. 哪些人容易得卵巢肿瘤？卵巢肿瘤有哪些高危因素？

(1)年龄：卵巢肿瘤可以发生在任何年龄段，但多见于 50 岁至 60 岁女性。

(2)遗传基因突变：一小部分卵巢肿瘤是由于遗传基因突变引起的，目前已知的基因有乳腺癌基因 1（BRCA1）和乳腺癌基因 2（BRCA2）等。

(3)饮食：高脂饮食可增加卵巢肿瘤的患病风险。

(4)有卵巢肿瘤家族史：有两个或两个以上近亲患有卵巢肿瘤的家族遗传史，患卵巢肿瘤的风险更高。

(5)接受过雌激素治疗：特别是长期和大剂量使用雌激素。

(6)月经初潮早和(或)结束时间晚：月经初潮早（12 岁之前）或者绝经晚（50 岁之后），都有可能增加卵巢肿瘤的风险。

(7)其他：近几年研究还发现未婚、未育、不哺乳、不孕妇女比经孕妇女患原发性卵巢癌的概率高 1.7 倍，且不孕年限越长，其危险性越大。

3. 什么是卵巢良性肿瘤？哪些属于卵巢良性肿瘤？

排除生理性囊肿的情况，也就是黄体囊肿，黄体囊肿与月经有关；另外也有可能与怀孕有关系。卵巢良性肿瘤主要是在 B 超上表现为：囊性改变，主要包括上皮性肿瘤，如黏液性囊腺瘤、浆液性囊腺瘤或性索间质肿瘤等；瘤样病变，如纤维瘤、卵泡膜纤维瘤、生殖细胞肿瘤、成熟畸胎瘤等；可行药物治疗，除部分直径小于 5 cm 的瘤样病变，如单纯卵巢囊肿、子宫内膜异位囊肿、卵巢巧克力囊肿等，卵巢良性肿瘤较小时多无症状，肿瘤增大时可以感到腹胀或腹部扪及肿块。当肿瘤增大至盆腹腔时可以出现尿频、尿急、便秘等；压迫到胸腔会出现心悸等压迫症状。患者要预防良性肿瘤蒂扭转、破裂及感染的风险，定期到医院复查。如果卵巢肿瘤呈双侧，并且生长迅速，应考虑有恶变的可能，须尽早手术。但是最终的确诊还是以病理诊断为金标准，所以发现卵巢囊肿，要及时就医。

4. 如何治疗卵巢良性肿瘤？会不会发生恶变？

卵巢良性肿瘤的治疗，以手术治疗为主。直径小于 5 cm 的单纯卵巢囊肿，可短期随访，并给予避孕药口服 2~3 个月。治疗后部分囊肿可缩小，甚至消失。子宫内膜异位囊肿可给予促性腺激素释放激素或孕激素治疗。

一般来说，肿瘤的发生与它的生物学行为相关。大部分良性肿瘤不会发生恶变，但是也不能排除完全不会恶变的可能，只是概率相对会小点。发现卵巢肿瘤的时候，一定要到医院抽血化验肿瘤标志物，做盆腔的核磁或者 CT 综合分析肿瘤的性质。如果是良性的肿瘤，肿瘤直径小于 5 cm，没有任何的症状，可以定期观察随访。发现后每 3 个月做盆腔彩超，观察卵巢肿瘤的生长情况。如果卵巢肿瘤生长得比较迅速，出现其他临床症状，比如腹痛，腹胀，腰酸，腹水等情况，不排除恶变的可能。须及时手术治疗，术中切除组织物做病理检查，以便明确诊断。

5. 卵巢良性肿瘤会影响生育吗？

卵巢良性肿瘤有可能影响生育。如果卵巢肿瘤体积比较大，占据了大部分的卵巢组织，使得正常的卵巢组织消失，从而影响排卵，最终会影响怀孕。有一些卵巢肿瘤会干扰内分泌导致排卵出现问题，也会影响生育，造成不孕的发生。这种情况下就需要行手术治疗将卵巢肿瘤切除，使其恢复正常的生理功能，以便更好地受孕。

6. 生活压力过大会长卵巢囊肿吗？

随着社会的发展与进步，当代年轻人的生活压力也在随之增长。生活压力过大会导致卵巢囊肿吗？当然有可能，但也不是绝对。大脑作为人体很重要的中枢神经系统，其中有着一个重要的器官叫下丘脑。下丘脑指挥着垂体通过血液将排卵的指令送到卵巢。卵巢接受指令，在每个月的固定时间发育卵泡，开始排卵，为孕育下一代做准备。卵泡在发育的过程当中，会释放出女性特有的雌激素。雌激素在子宫里供养子宫内膜增长变厚，然后耐心等精子孕育下一代；如果没有精子，子宫内膜就会周期性脱落，形成月经。这样一个循环是身体各个器官的相互合作，子宫听从卵巢指挥，而卵巢又听从大脑指挥。但是如果生活、工作压力特别大，脑子里事情多了乱了压抑了，下丘脑和垂体就会开始出现不协调。等排卵指令到达卵巢，卵泡的发育变得不规律，不断发育。但没有成熟卵子可排出，最终长出好多这种小卵泡，称为多囊卵巢。多囊卵巢作为常见疾病，与精神的压力确实有一定的关系。工作生活压力过大容易导致体内的激素水平发生紊乱，而卵巢囊肿和内分泌与生活方式、饮食习惯等都有一定的关系，长期压力过大对激素水平会有影响，增加患有卵巢囊肿的概率。

7. 卵巢肿瘤会破裂吗？破裂的原因是什么？

约有 3% 的卵巢肿瘤会发生破裂，分为自发性破裂和外伤性破裂。

(1)自发性破裂：当肿瘤生长过快导致瘤体内压力不断增高，加上肿瘤生长侵入并穿破局部血供不足的囊壁；或者卵巢囊肿蒂扭转后，瘤体内高度充血、淤血或血管破裂出血，瘤体内压力增加，加之瘤体坏死，导致囊壁破裂。

(2)外伤性破裂：腹部遭受重击，或在跌倒、撞伤、性交、穿刺后发生破裂；或者妊娠或分娩时，胀大的子宫或胎头压迫盆腔内的肿物而破裂。

8. 卵巢肿瘤破裂会有哪些表现？

卵巢肿瘤的破裂症状轻重取决于破裂口大小、流入腹腔囊液的量和性质。小的囊肿或单纯浆液性囊腺瘤破裂时，患者仅有轻度腹痛；大囊肿或畸胎瘤破裂后，患者常有剧烈腹痛伴恶心呕吐等症状。破裂还可能导致腹腔内出血、腹膜炎及休克。体征会有腹部压痛、腹肌紧张，可有腹腔积液，盆腔原存在的肿块消失或缩小。诊断肿瘤破裂后应立即手术，术中尽量吸净囊液，并涂片行细胞学检查，彻底清洗盆、腹腔，切除的标本送病理学检查确定其性质。

9. 什么是卵巢囊肿蒂扭转？

卵巢囊肿蒂扭转是指患有卵巢上皮性囊肿、卵巢畸胎瘤等疾病的患者，在剧烈运动或妊娠期间，出现病变的囊肿或瘤体扭转，导致瘤体或囊肿血液回流受阻，出现突发一侧剧烈下腹疼痛，常伴恶心呕吐，严重者会出现休克等症状的一种妇科疾病，是妇科最常见的急腹症。约有10%的卵巢肿瘤可发生蒂扭转，好发于瘤蒂较长，中等大、活动度良好、重心偏于一侧的肿瘤。有时不全扭转可自然复位，腹痛也随之缓解。卵巢囊肿蒂扭转的原则是一经确诊，尽快手术。

10. 卵巢癌的发病率高吗？

卵巢恶性肿瘤的发病率仅次于子宫颈癌和子宫内膜癌，死亡率却超过宫颈癌与子宫内膜癌的总和，占妇科肿瘤首位。在美国，大约每70名妇女中就有1名罹患卵巢癌，每100名妇女中就有1名死于卵巢癌。据统计，卵巢恶性肿瘤总的5年生存率约为50%。如果能做到早期诊断。则5年生存率可达92%。不能早期诊断卵巢恶性肿瘤的原因主要有两个方面：①因为卵巢深藏于盆腔内，即使长了肿瘤，也不易被发觉；②卵巢恶性肿瘤生长相对较为迅速，不易捕捉到早期警告性症状，待确诊时往往已至晚期。

11. 卵巢癌会出现哪些症状？

早期的卵巢癌通常无特异性的症状，人们应及时发现卵巢癌亮出的"黄牌"警告。

（1）月经过少或闭经：多数卵巢癌患者无月经的变化。若卵巢正常组织均被癌细胞破坏，患者全身状态欠佳，可出现月经过少或闭经。

（2）腹胀：腹胀堪称是卵巢癌"红牌"警告，常在未触及下腹部肿块前即可发生。这是卵巢癌患者最多见的症状，容易被误认为是消化不良。由于常伴有腹部渐膨隆，也常被患者自认为是"发福"。究其原因在于，肿瘤本身压迫，并在腹腔内牵扯周围韧带所致；加之腹水的发生，患者常有腹胀感。因此，有不明原因腹胀的妇女（尤其是更年期妇女），应及时做妇科检查。

（3）腹痛、腰痛：卵巢癌浸润周围组织，或是肿瘤扭转、破裂、出血、感染，又或者与邻近组织发生粘连，压迫神经可引起腹痛、腰痛。其性质由隐隐作痛到钝痛，甚至较剧烈的疼痛。

（4）下肢及外阴部水肿：卵巢癌肿在盆腔长大固定，可压迫盆腔静脉，或影响淋巴回流。长此以往患者出现下肢、外阴部水肿。

（5）性激素紊乱：卵巢癌的病理类型复杂多变，有些肿瘤可分泌雌激素。由于雌激素产生过多，可引起性早熟、月经失调或绝经后阴道流血。有些肿瘤可产生过多雄激素，使女性出现男性化征象。

（6）不明原因的消瘦：卵巢恶性肿瘤逐渐长大，腹水形成，可机械性压迫胃肠道，引起患者食量减少及消化不良等不适。除此之外，癌细胞大量消耗人体养分，使患者日益消瘦，贫血乏力，面色无华。

（7）肿瘤转移的表现：如肺转移可引起咳血、呼吸困难；肠道转移可引起肠梗阻、大便改变、便血等。如果上述任何症状持续2~3星期以上，请立即去医院就诊。

12. 卵巢癌的转移途径有哪些？

卵巢癌主要通过4个途径转移。

（1）直接蔓延：一般是癌细胞穿破卵巢包膜或外生型癌细胞脱落，使之散落在盆腔内。常见受累部位是输卵管、子宫、膀胱、直肠、乙状结肠及其他盆腔腹膜等。其中盆腔腹膜是卵巢癌最常种植的部位；另外是子宫直肠转移，肝表面、膈肌下、肠系膜表面、肠壁、大网膜及各壁腹膜等也会出现卵巢癌转移灶。

（2）淋巴转移：卵巢癌通过卵巢门血管转移到腔内外血管表面淋巴结，通过子宫圆韧带转移到腹股沟淋巴组织。

（3）血行转移：较少见，可通过血液系统转移到肺、肝脏实质等。

13. 卵巢癌的药物治疗方法有哪些？

药物治疗方法主要包括化疗和靶向治疗。

（1）化疗药物：化疗是卵巢癌术后的最主要的辅助性治疗措施，必须及时、足量和规范，是手术疗效的保证，包括静脉给药和腹腔给药两种方式。化疗主要适用于：①初次手术后辅助化疗，以杀灭残余癌灶、控制复发，以缓解症状、延长生存期；②新辅助化疗使肿瘤缩小，为达到满意手术创造条件；③作为不能耐受手术患者的主要治疗，但较少应用。常用的化疗药物有：顺铂、卡铂、紫杉醇、美法仑、环磷酰胺、甲氨蝶呤等。

（2）靶向药物治疗，主要包括抗血管生成类药物和PARP抑制剂。

14. 化疗对于卵巢癌的治疗起到什么样的作用？

化疗对于卵巢癌术后辅助治疗非常重要。手术联合化疗可较大提高患者术后的生存率，提高预后。卵巢癌手术无法达到完全切除所有肿瘤，需要辅助铂类药物为主的化疗。首选铂类加紫杉醇类的静脉化疗方案。化疗的疗程数，早期（Ⅰ~Ⅱ期）主要是Ⅰ期的患者可以使用3~6个疗程，晚期（Ⅲ~Ⅳ期）的患者最新的建议是使用6~8个疗程。每次化疗时间为3天，每21~28天为1个疗程周期。

15. 什么是卵巢癌靶向治疗？

靶向治疗，是针对已经明确的致癌位点（肿瘤细胞内部的一个蛋白分子或一个基因片段）设计相应的药物。这种药物进入体内会直接对致癌位点起作用，促使肿瘤细胞灭亡，而不会波及周围的正常组织细胞。因此分子靶向治疗又被称为"生物导弹"。卵巢癌的致癌位点中，有两个大名鼎鼎的基因，即BRCA1/2抑癌基因。这两个抑癌基因的功能是修复受损的DNA，防止组织发生癌变。但如果它们中的任何一个发生基因突变，就无法发挥抑癌作用，导致患乳腺癌和卵巢癌的风险大大增加。这种基因突变还具有遗传性，子女患乳腺癌和卵巢癌的风险也会显著高于其他普通人群。因此，针对这种致癌位点，应用卵巢癌靶向药物，通过阻断致病位点，杀灭肿瘤细胞。这个过程就是靶向治疗。

16. 卵巢癌靶向药物有哪些？

目前，卵巢癌的靶向治疗主要包括抗血管生成药、PARP抑制剂、免疫调节剂等。

（1）抗血管生成药：肿瘤组织会自发迅速地生成血管，为自身的生长提供大量血液支持。基于肿瘤的这种特点，抗血管生成药通过抑制肿瘤血管的生成，切断肿瘤赖以生存的营养通路，达到杀灭肿瘤细胞、抑制肿瘤生长的作用。抗血管生成单抗药物中目前效果最好的是贝伐珠单抗，主要与紫杉醇和卡铂联合应用于手术后晚期卵巢癌患者的维持治疗，或者是应用于耐铂药的复发性卵巢癌患者。

（2）PARP抑制剂：PARP抑制剂是针对BRCA基因这个致癌位点研发的药物。目前全球范围内上市的PARP抑制剂有奥拉帕尼、尼拉帕利、帕米帕利、鲁卡帕利等。其中在我国获批上市的一线维持治疗药物有奥拉帕尼和尼拉帕利，并且都已纳入医保范围。目前 PARP 抑制剂主要作为单药疗法，治疗伴随恶性或疑似恶性 BRCA 基因突变的、经过三周期以上化疗治疗的末期卵巢癌患者，或用于铂敏感复发的卵巢癌的维持治疗。

（3）免疫调节剂：正常的人体内每天都有癌变的细胞，人体的免疫系统（T 细胞）会对异常细胞进行清除。但有些狡猾的癌细胞能够逃避机体的免疫机制，诱发癌症。免疫调节剂就是通过激活人体的免疫机制，导入带有肿瘤特异抗原的 T 细胞为手段，来杀灭肿瘤细胞。但由于卵巢癌组织浸润的 T 细胞少，功能弱，免疫治疗药物找不到作用靶点，无法发挥治疗效果。但仍然是卵巢癌最具有潜力的疗法之一。

目前靶向治疗已经成为卵巢癌治疗的研究热点，靶向治疗的价值是显而易见的，相比传统治疗方法，它副作用比较小，安全性比较高，大大降低了卵巢癌患者的死亡风险，延长了患者的生存时间；有些靶向药治疗期间患者可以在家用药，不必频繁往返医院。就像高血压、糖尿病患者一样，靶向药让卵巢癌的治疗转向了慢病管理的模式。

17. 卵巢癌结束治疗后应注意哪些问题？

大多数上皮性卵巢癌的患者经过理想的分期手术或肿瘤细胞减灭术和化疗后，在治疗结束时已没有病灶。但这并不代表可以"一劳永逸"了。恶性肿瘤与一般疾病的不同之处就在于前者有复发、转移的可能。因此康复后患者须坚持定期复诊，了解肿瘤控制的情况，以便及时发现肿瘤复发并进行处理。这对于晚期的患者尤其重要。因为尽管卵巢癌的患者经过标准方案系统治疗后约 50% 可达到完全缓解，但是晚期患者仍有超过 60% 会出现复发。所以需要定期复诊，在治疗结束后的第一年里每月复诊一次；若无复发，则第二、第三年内每三个月复诊一次；第四、第五年每半年复诊一次；以后每年复诊一次。

18. 卵巢癌复查时，主要要做哪些检查？

卵巢癌易复发，需要长期随访与检测。复诊的内容主要包括盆腔检查、血清肿瘤标志物检测和影像学检查。

（1）盆腔检查：即专科医生进行的妇科检查。该检查虽然简单易行，但具有重要意义。卵巢癌属于一种腹腔内肿瘤，其复发多以盆、腹腔为主，其中盆腔复发约占 60%。根据大多数妇科肿瘤医师的经验，盆腔检查对阴道残端复发的诊断要优于 CT。盆腔检查有时难以鉴别术后盆底的瘢痕结节与复发结节，此时应结合其他指标（如 CA125）及影像学检查结果综合分析，必要时反复检查并动态观察。

（2）肿瘤标记物检测：血清 CA125 是目前最常用的监测卵巢癌的肿瘤标记物。CA125 由恶性肿瘤细胞分泌，理论上随体内癌组织的清除（手术切除+化疗）CA125 应转为阴性。有研究发现，93% 的患者 CA125 的变化与病情基本一致。因此检测 CA125 的动态变化可作为卵巢上皮性癌手术及化疗疗效评价的指标。在无临床症状的单纯血清 CA125 升高的患者中，55%～70% 存在卵巢癌复发。因此卵巢癌随诊中 CA125 轻度升高就应警惕肿瘤复发。但 CA125 特异性较差，要注意排除盆腔炎症、腹腔结核，以及某些消化道肿瘤的可能性。

（3）影像学检查：用于卵巢癌病情监测的影像学检查手段包括超声、CT 和 MRI。究竟应采用哪种影像学检查，并无统一标准。①超声检查是三者之中最经济、简便且无创的，也是临床上常使用的检查方式。超声检查对肝、脾、肾等实质性器官转移的诊断有一定价值，但无法发现较小的复发灶，对卵巢癌病情监测和早期复发诊断有一定的局限性。②CT 具有较高的分辨率，也是卵巢癌患者随诊的一种常用手段。CT 对实质性器官显像较好，对盆腔脏器及阴道残端病变诊断率较低，对胃肠道、腹膜表面的 5～10mm 种植灶，以及<1 cm 的淋巴结的诊断均不可靠；但对淋巴结转移、腹腔肿块的敏感性较高，尤其是对肝脾实质的转移。应该指出的是，CT 扫描阴性并不能排除腹腔镜下存在

复发病变，因此 CT 检查不能代替剖腹探查手术。③MRI 对软组织肿块和 1～2 cm 的病灶诊断优于CT，但价格昂贵。目前尚缺少 MRI 用于卵巢癌复发诊断的研究报道。④PET-CT 检查是一种放射性成像的新技术，其独特的成像原理可以区分恶性肿瘤组织和正常组织。PET-CT 应用于卵巢癌患者的随诊时间尚短，但已有研究显示 PET 在卵巢癌复发的诊断价值优于 CT；对于不伴 CA125 升高且超声检查不能发现的复发灶，PET-CT 也可检出。PET-CT 对卵巢癌随诊的价值已经引起了人们的重视，相信在不久的将来会有更多相关研究来进一步论证其意义。

19. 卵巢癌会遗传吗？

卵巢癌和大多数肿瘤一样，它的致病因素具有与遗传有关，但卵巢癌并不是遗传病，只有 5%～10% 的卵巢癌患者有遗传背景，超过 90% 的卵巢癌都是散发。遗传性卵巢癌，特指表现为常染色体显性遗传的聚集性卵巢癌家族，同时可能还有其他种类的癌症。这种类型通常称为遗传性卵巢癌综合征。比如说，如果一个母亲患有卵巢癌，疾病不会直接遗传给女儿；但其女儿是属于卵巢癌家族史者，患卵巢癌的概率相较于正常人会明显升高，尤其是携带有 BRCA1 和 BRCA2 基因突变的人。因为这种基因突变是可以遗传给子女的，携带有基因突变者患卵巢癌的概率要明显大于健康人群。当然遗传性卵巢癌比较罕见。大约 7% 的卵巢癌患者家族史阳性，而真正属于遗传性卵巢癌者尚不足卵巢癌患者总数的 1%。但有卵巢癌家族史，属于高危因素，必须加强警惕。

20. 卵巢癌可以预防吗？

卵巢癌作为女性恶性肿瘤病死率最高的肿瘤，目前暂无很好的方法可以预防。但研究发现，某些措施可以减少罹患卵巢癌的概率。目前最常见的办法就是高度重视遗传性卵巢癌。对于明确携带 BRCA 基因突变的女性，建议她们在 35～40 岁接受预防性手术切除卵巢+输卵管来预防和降低卵巢癌的发生。

其他的普通女性可以通过以下方法来尽量预防卵巢癌的发生。

（1）定期检查：定期进行妇科检查。医生能及时发现卵巢和子宫的大小是否出现了异常。医生可能会对患者进行的检查包括抽血检测 CA125 和阴道超声检查。目前尚无推荐的卵巢癌筛查方式，这些检查只能起提示作用。

（2）母乳喂养：相较于未怀孕的妇女，在 26 岁之前怀孕的女性患卵巢癌的风险较低。母乳喂养也会降低卵巢癌的发生风险。

（3）计划生育：口服避孕药可降低卵巢癌的风险。服药时间越长，风险相对就越低。避孕药停用后，这种收益仍可持续很多年，但建议尽量在医生的专业指导下进行，同时不要与紧急避孕药混淆。其他形式的节育措施，例如输卵管结扎和宫内节育器的使用，也与降低某些类型卵巢癌的风险有关。

（4）健康饮食：多吃水果和蔬菜、全谷类食物，少吃烟熏肉、加工肉，能预防多种癌症的发生，包括卵巢癌。

21. 什么是卵巢癌高危女性人群？

卵巢癌发病高危女性人群一般是指具有乳腺癌或者卵巢癌家族史、子宫内膜癌或者结肠癌家族史等需要进一步接受遗传咨询或评估的女性；或者已知携带有卵巢癌相关遗传基因突变的女性，如BRCA1/2（乳腺癌易感基因 1/2）或林奇综合征相关基因（错配修复相关基因）等突变的女性。虽然缺乏足够的证据支持卵巢癌筛查会给高危女性人群带来获益，但是目前专家共识仍推荐对尚未接受预防性输卵管-卵巢切除手术的高危女性进行定期筛查，以期望早期发现卵巢癌。高危女性人群筛查策略通常为，女性在 30～35 岁，可以开始接受经阴道超声检查与血清 CA125 的联合筛查。

（孙淑娟、赵星）

第三节　输卵管肿瘤及原发性腹膜癌

案例：姚女士今年48岁，好端端的身体，突然发现阴道流液。开始很少，仅在内裤上，之后渐增多，常常弄得裤子一片湿淋淋的。在丈夫的再三催促下，才来到医院。经过B超及血清化验检查发现，姚女士患了不常见的输卵管癌。由于治疗及时，命总算保住了。什么是输卵管癌？怎样及时地发现它呢？

1. 什么是输卵管癌?

输卵管癌是出现在女性卵巢旁输卵管上的恶性肿瘤。它是一种不常见的女性生殖器官恶性肿瘤，1000个女性生殖器官恶性肿瘤患者中有2~16个患输卵管癌。大多数输卵管癌患者的发病年龄为40~60岁。原发性输卵管癌因早期诊断困难，5年生存率仅为40%左右。因此，对于输卵管癌我们应提高警惕，早发现早诊断早治疗，以提高生活质量和延长生存期。

2. 输卵管癌会出现什么症状?

输卵管癌常见的症状如下。

（1）阴道流液：患者的自诉为白带较前明显增多，或者阴道排出浆液性或浆液血性液体，量多量少不等，通常无臭味。大约七成左右的输卵管癌患者会出现阴道流水的现象，亦有四成左右的病人有阴道流血的情况。

（2）下腹部疼痛：多数患者会有腹痛的感觉，出现大量阴道流液后，患者诉腹痛有明显的缓解，此乃诊断输卵管癌的特征。可能由于肿瘤在输卵管腔内缓慢生长，肿瘤体积增大、分泌物聚集致使输卵管承受压力增大，引起输卵管痉挛而导致腹痛。

（3）盆腔包块：肿瘤在输卵管腔内不断生长，形成肿块，因输卵管位于盆腔，因此称为盆腔包块。妇科检查或B超发现盆腔包块，位于子宫一侧或者后方，活动度受限制或固定不动。肿瘤因液体自阴道排出后缩小，后因液体聚集再增大。

以上为输卵管癌患者三种最主要的临床表现，被称为输卵管癌"三联征"。此外，还包括其他不常见临床表现，如腹水、腹胀、压迫症状等。

3. 为什么会得输卵管癌呢?

至今输卵管癌的病因尚不明确。但是，多数医学研究者认为，7成左右的输卵管癌患者曾有过慢性输卵管炎的病史，5成左右的输卵管癌患者曾经有不孕的病史，亦有些患者曾患过急性输卵管炎。因此推测慢性炎症刺激可能是输卵管癌的发病诱因。换句话说，输卵管癌的发生可能同输卵管的炎症有关系，但最终的发病因素仍未有准确的定论。

4. 输卵管癌可以预防吗?

输卵管癌是较罕见的女性生殖道的恶性疾病，其发病的原因可能与输卵管炎症的刺激有关。因此，目前能够预防的措施仅是及时治疗输卵管的炎症，尽可能避免输卵管炎症的发生；保持良好生活习惯，适当锻炼身体，注意生殖道卫生，达到预防输卵管癌的目的。

5. 怎么早期发现输卵管癌?

一般来说，妇女不论是否有输卵管炎症，每年应该进行1~2次的妇科检查，以达到及时发现女性生殖道肿瘤的目的。如果妇女出现上述的输卵管癌"三联征"的情况，即出现阴道流液（黄水、血水等）、下腹部疼痛或盆腔包块现象时，应考虑是否有患输卵管癌的可能。及时到专科医院进行检查，以排除或诊断输卵管癌的可能，达到早期诊断、早期治疗的目的，提高患者的生存质量，延长患者的生命。

输卵管癌要怎么治疗？

一般而言，输卵管癌的发病率比较少见，其治疗与卵巢癌的基本相同。治疗通常宜在肿瘤专科医院进行或在妇科专科医生的指导下进行规范的治疗。治疗主要以手术为主，辅助化疗、放疗的综合治疗。手术范围主要是肿瘤细胞减灭术，化疗方案与卵巢癌的化疗相同。国际上使用比较多的方案是紫杉醇加顺铂或卡铂，化疗期间要严密观察化疗的不良反应。

（周玉静、孙淑娟）

第四节　腹腔热灌注化疗

案例： 小李的妈妈3个月前自诉饭后胀气，以为是消化不良，未及时就医检查。上个月开始妈妈的肚子逐渐增大，还引起了呼吸不顺畅。小李认为妈妈的身体出了问题，立即带着大肚子的妈妈来到医院就诊。小李妈妈从消化科开始检查，辗转就诊了好几个专科，最后来到了妇科门诊。在完善了一系列的检查后妇科医生告知小李，妈妈的病诊断为卵巢肿瘤，需要住院手术治疗。小李不敢耽搁，听从医生的嘱咐办理了住院手续。住院后在管床医生和主管护士的沟通中，小李慢慢了解到妈妈所患的疾病叫卵巢恶性肿瘤，俗称卵巢癌。这个病不好治，除了需要很大一笔费用，还需要患者很好地配合医生进行诊疗。小李对妈妈患病后的前景非常担忧。虽然家庭经济条件并不好，小李和家人商量后决定接受医生的建议，首先给妈妈手术治疗。庆幸的是在这个过程中，小李和妈妈都与医护人员有良好的互动沟通，尤其是妈妈特别信任自己的管床医生和护士。小李很欣慰，因为这样一来后面很多治疗和护理方面的事妈妈会更愿意听取他们的意见，自己抚慰妈妈的压力就小了很多。从手术室回病房后，小李发现妈妈身上布满了各种各样的管道，有尿管、氧气管、输液管、引流管等。其中肚子上插着四根引流管，管道里流出血性液体。小李不明所以，难道这就是医生在手术前说的腹腔灌注管道？医生说这管道能把妈妈身体里残留的肿瘤细胞杀死，有加强手术治疗效果的作用。小李想到妈妈在经历了这次大手术后还需要进行腹腔灌注治疗，身体能受得了吗？会不会很痛呢？带着这些疑问，让我们走进本节内容——腹腔热灌注化疗。

1. 腹腔热灌注化疗是怎么一回事？

在聊腹腔热灌注化疗之前，首先了解什么是体腔热灌注化疗。体腔热灌注化疗是指将大容量灌注液或含有化疗药物的灌注液加热到一定温度，并持续循环恒温灌注入患者体腔（胸腔、盆腹腔、膀胱）里，维持一定时间，通过热化疗的协同增敏作用和大容量循环液机械冲刷杀灭、清除体腔内残留癌细胞和微小病灶的一种新的肿瘤辅助治疗方式。国内外大量研究数据证实，与传统治疗方式相比，体腔热灌注化疗可以提高进展期胃癌、大肠癌、卵巢癌等疾病导致的腹腔种植转移恶性肿瘤患者的5年生存率10%~15%，治疗恶性胸腹水有效率90%以上。目前在全球多国广泛开展这项技术。腹腔热灌注化疗则是将大量灌注液或含有化疗药物的灌注液加温后循环注入腹腔，通过维持时间杀灭腹腔内残留癌细胞和微小病灶，达到治疗效果。目前腹腔热灌注化疗用于治疗的妇科肿瘤有卵巢癌（初始治疗、复发性卵巢癌）、腹膜假黏液瘤、伴有腹水或播散性腹腔转移的其他妇科恶性肿瘤、使用碎瘤器或碎宫器后发现的子宫肉瘤、卵巢黏液性肿瘤术前或者术中破碎、大量黏液溢出污染腹腔时等。

2. 为什么腹腔热灌注治疗系统能够杀灭癌细胞？其抗肿瘤的机制是什么？

（1）热疗：说得通俗一点就是烫死癌细胞。为什么癌细胞会被烫死？这是因为人体的正常组织在47℃的温度下可以耐受1小时，但肿瘤细胞由于其独特的生物性特性对热不耐受，在43℃下1小时就开始死亡了。所以腹腔常用热灌注的温度维持在43℃，持续60~90分钟，能有效消灭肿瘤细胞。

（2）局部化疗："腹膜—血浆屏障"对化疗药物具有天然的屏障作用，将化疗药物更长时间聚集在腹腔里，某些化疗药物浓度甚至可以达到血液内的1000倍，可以直接杀灭腹腔内残余病灶及肿瘤细胞，同时进入体循环的药物浓度低，可以有效减少全身毒副作用的发生。

（3）热和化疗的协同增敏作用：某些化疗药物在高温情况下具有更强的药理活性和更深的组织渗透性。在热的作用下一些化疗药物能渗透到3~5 mm下的肿瘤组织，可以发挥1+1>2的协同作用。

（4）机械冲刷作用：大容量灌注液能充盈整个腹腔，通过循环冲刷把腹腔内的游离癌细胞、微转移灶、凝血块及坏死物质等冲洗出来。

3. 肿瘤采用手术、放化疗治疗就可以了，为什么还要用体腔热灌注化疗？

体腔热灌注化疗主要用于预防和治疗肿瘤在体腔内胸腹膜的复发和转移，此外对于中晚期肿瘤引发的恶性积液也有很好的控制效果。好发于胃肠、肝胆胰、卵巢子宫及胸腔内的肿瘤中，有一些肿瘤细胞在其生长过程中会随着淋巴和血液循环，当遇到合适的生长环境就像种子一样扎根生长造成复发转移；当肿瘤继续生长突破器官表面以后，有更多的游离癌细胞"种子"散落到体腔内，在腹膜表面生长形成大小不一的转移病灶；外科手术过程中也会造成部分肿瘤细胞的浸润和散落。肉眼可见的较大的转移灶可以通过手术摘除，但很多微转移灶或游离的肿瘤细胞是肉眼看不到的，甚至使用影像设备也难以发现。由于腹膜—血浆屏障的存在，全身治疗对腹膜转移的病灶控制效果有限，最终会造成胸腹水、恶病质、疼痛及其他占位效应等症状，增加患者痛苦的同时缩短其生命。腹膜种植转移是多种肿瘤最常见、最多发、最严重的并发症，是公认的医学难题。尤其中国的50%以上肿瘤患者发病时已经是中晚期，甚至已经有腹膜转移。体腔热灌注化疗为预防和治疗腹膜转移肿瘤的患者带来了新的希望，近年来也获得了越来越多的认可。

4. 腹腔热灌注化疗安全吗？

保障腹腔热灌注化疗安全的前提是精准控温。温度低于43℃达不到治疗效果，温度过高对肠管、黏膜等腹腔内器官可能造成烫伤。腹腔热灌注治疗系统采用内外双循环热交换技术，实现精准控温，温度测量和控制精度达到≤±0.1℃，在整个治疗过程中温度安全、平稳。在灌注过程中有可能出现疼痛、出汗等情况，症状一般较轻微。按照操作要求将流程落实完善，在治疗前做好镇痛镇静、对症处理，基本可以缓解患者出现的不适。治疗结束后症状即消失，大部分患者都是可以耐受。目前无明确与热灌注治疗相关的严重不良反应的报道。需要注意的是，作为一项治疗技术，规范化的操作是保障治疗过程顺畅安全的关键要素。临床治疗中须严格遵守操作流程要求。

5. 腹腔热灌注化疗可能出现哪些不良反应？

在腹腔热灌注化疗治疗过程中可能出现的不良反应受手术、药物、患者自身情况及灌注治疗等各种因素的影响，常见出汗多、心率加快、发热及消化道反应。如果出现大汗淋漓、心率快（每分钟心率达120次及以上）等症状的时候，需要评估病人是否血容量不足，可以加强补液，必要时停止治疗。治疗期间可能出现发热，患者体温一般比平常稍高，不超过38.5℃，这时无须做特殊处理。如果治疗结束后体温还是高于38.5℃，则须检查评估是出现感染的情况。此外治疗过程中可能会出现胃肠道反应，医生会提前使用护胃、止吐、解痉等药物做对症处理。在灌注前注意镇静镇痛，规范化流程操作，做好治疗前后的沟通护理。病人基本耐受良好，出现骨髓抑制、恶心呕吐等化疗常见不良反应的情况少见。

6. 腹腔热灌注化疗后该注意哪些?

（1）热灌注化疗后指导患者 2 小时内更换体位，使腹膜表面及腹腔内脏器充分接触化疗药物，以增加疗效。

（2）协助患者及时更换潮湿衣裤，防止受凉，嘱患者注意保暖，3 小时内禁止洗澡；活动或变换体位时须预防热灌注管道打折或牵扯，在活动或变换体位时须注意引流袋内液体的颜色及量的变化，如有异常及时告知医务人员。

（3）嘱患者养成良好的生活习惯，进食清淡易消化的食物；忌辛辣油炸食物，禁烟酒；多食新鲜水果及蔬菜。

（4）密切观察患者化疗后的不良反应：灌注后注意观察患者有无呕吐、恶心、腹痛腹胀和食欲减退等副作用，同时做好口腔护理；鼓励患者每日多饮水，以稀释尿液，密切观察其尿量的变化；保持室内空气清新，温湿度适宜，严格执行无菌操作。

7. 腹腔热灌注化疗后要查白细胞吗, 为什么?

腹腔热灌注化疗属于局部治疗，但也会使用化疗药物；且腹腔内化疗药物可通过腹膜等器官表面血管一定程度地吸收入血，有可能引起全身的不良反应。骨髓抑制是化疗后最常见的不良反应之一，腹腔热灌注化疗比全身化疗引起的不良反应要轻微，但基于患者安全考虑，灌注后仍需监测其白细胞。出现异常应及时处理，避免白细胞下降而诱发感染。

8. 腹腔热灌注化疗后何时拔除灌注管道?

放置灌注管道是完成腹腔热灌注化疗的必要条件。原则上灌注结束后会尽早拔除引流管，以便患者下床活动利于患者康复。腹腔灌注疗程结束后留一根灌注管道作为普通引流管使用，其余管道可立即拔除或隔日拔除，剩余的一条引流管按常规引流管原则视术后恢复情况决定何时拔除。

9. 做完热灌注后多久可以出院?

出院时间主要根据病人术后恢复情况而定，一般灌注疗程结束拔管后如病人无不适、临床无特殊治疗即可出院。为了保证疗效最大化，一般术后会尽早开始热灌注治疗，预防性灌注 1~3 次，治疗性灌注 3~5 次，每次间隔 24 小时，正常术后一周之内都可以完成整个疗程，不会影响正常出院时间。

（孙淑娟、刘娟）

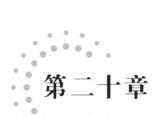

第二十章

妊娠滋养细胞肿瘤

第一节 葡萄胎

案例：小兰结婚两年了，一直在积极备孕，好不容易怀上了，全家都非常高兴。怀孕两个多月时，妈妈却细心地发现，小兰的肚子似乎长得有点快，猜测是怀上了双胞胎，暗暗心喜。但这几天，小兰却发现自己阴道有点流血。一家人着急忙慌地赶到医院，要求住院保胎。医生通过检查却发现，小兰并不是正常的妊娠，而是怀上了葡萄胎(图20-1)，得立马清宫处理。对此小兰和家人难过又不解，这好不容易怀孕怎么会怀上葡萄胎呢？

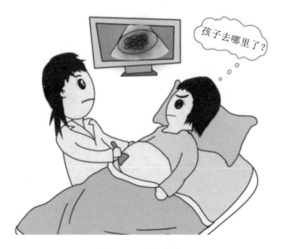

图20-1　葡萄胎

1. 什么是葡萄胎?

葡萄胎是一种比较少见的妊娠并发症。主要特征是妊娠后胎盘绒毛滋养细胞的异常增生、间质水肿，形成大小不一的水泡。它们就像葡萄串一样连在一起，所以形象地称为葡萄胎，又称水泡状胎块。分为完全性葡萄胎和部分性葡萄胎两种。目前，人们普遍认为完全性葡萄胎主要由精子染色体异常表达引起的，父源基因物质过多是滋养细胞增殖的主要原因。它也可能与女性营养状况、社会经济因素、年龄(35岁以上的女性患葡萄胎的可能性是年轻女性的2~7.5倍)和既往葡萄胎史有关。目前对部分性葡萄胎高危因素了解较少，可能与月经不规则和口服避孕药有关，但与饮食因素和母亲年龄无关。

2. 葡萄胎的分类?

根据宫内组织的形成及胎盘绒毛的受累程度可分为两大类。

(1)完全性葡萄胎：胎盘绒毛全部受累，整个宫腔内充满葡萄状水泡，弥漫性滋养细胞增生，宫腔内没有形成任何胚胎及胚胎组织。

(2)部分性葡萄胎：部分胎盘绒毛发生肿胀变形，局部滋养细胞增生；可见胚胎及胎儿组织，但胎儿多为死亡状态，有时可见较小孕龄的活胎或畸胎，极少有足月婴儿诞生。

3. 葡萄胎有哪些症状?

葡萄胎初期的临床表现与正常妊娠相似，随着病情进展，可能会出现阴道异常出血、阴道排出水泡样组织、下腹部有肿块和疼痛、子宫异常增大、严重的妊娠呕吐等症状。

(1)停经后阴道流血：多数患者在停经后2~4个月会发生不规则阴道流血。最初出血量少，为暗红色，以后逐渐增多，且常发生反复大量流血。若不及时治疗，可继发贫血或感染。还有部分女性阴道排出物中可见水泡状组织。

(2)腹痛：当葡萄胎增长迅速，子宫迅速增大时可引起下腹隐痛。葡萄胎即将排出时，因子宫收缩而有下腹阵发性宫缩疼痛，一般不剧烈，能忍受。发生卵巢黄素化囊肿扭转或破裂时，可出现急腹痛。

(3)子宫异常增大变软：由于绒毛水肿及宫腔积血，大部分葡萄胎患者的子宫大于相应月份的正常妊娠子宫，且质地较软；子宫虽已超过妊娠5个月大小仍无胎心胎动，扪不到胎体。

(4)妊娠呕吐：由于增生的滋养细胞产生大量HCG，因此恶心呕吐会比正常早孕反应出现的时间更早，持续时间更长。注意：如果孕吐特别厉害，即便不是葡萄胎，也应该及时去医院就诊。否则严重的孕吐会令孕妇的酮体升高、水电解质紊乱，不利于胎儿发育。

(5)子痫前期征象：部分患者除妊娠呕吐外，还可出现高血压、水肿、蛋白尿，甚至可出现子痫或心衰。正常妊娠很少在20周前出现以上症状。

(6)盆腔检查可扪及双侧卵巢黄素囊肿：黄素囊肿大者可超过胎儿头，多为双侧、多房性。葡萄胎排出后，囊肿多逐渐缩小，数周或数月后自然消失。有时黄素囊肿可发生蒂扭转及破裂，出现腹痛。

4. 如何确定是葡萄胎?

(1)医生首先要观察患者症状和体征，询问妊娠过程，并进行一系列的健康查体：根据停经后不规则阴道流血，子宫异常增大变软；子宫5个月妊娠大小尚摸不到胎体，听不到胎心，无胎动，应疑诊为葡萄胎。妊娠剧吐、孕28周前的先兆子痫、双侧附件囊肿均可支持诊断。在阴道排出物中见到水泡状组织，葡萄胎的诊断基本可以确定。

(2)影像学检查：B超是检查葡萄胎的可靠方法。B超检查子宫内的情况：
①完全性葡萄胎：无胚胎，无胎心搏动；宫腔内通常充满雪花状或蜂窝状图像。
②部分性葡萄胎：胎儿生长受限、畸形，羊水过少；胎盘局部显示异常征象。

(3)人绒毛膜促性腺激素(HCG)测定：人绒毛膜促性腺激素(HCG)是目前公认的妊娠滋养细胞疾病最重要的肿瘤标志物，血清中HCG浓度大大高于正常妊娠的相应月份值时可进行辅助诊断。

(4)病理活检：组织学诊断是葡萄胎最重要及最终的诊断方法，葡萄胎每次刮宫的刮出物必须送组织学检查，以明确其性质。

5. 不及时处理葡萄胎会怎么样?

(1)大出血:葡萄胎如未及时诊断、处理,可发生反复出血,宫腔积血,造成失血,也可在自然排出时有可能发生大出血。在已经贫血的基础上,可发生失血性休克,甚至死亡。故葡萄胎应作为急症处理,短期延误有可能造成更多的失血,危害病人。

(2)癌变:10%~20%的患者可能演变为恶性,恶变主要以侵蚀性葡萄胎和绒毛膜癌为主。侵蚀性葡萄胎是葡萄胎组织已经侵入子宫肌层或转移其他器官。绒毛膜癌(简称绒癌)是恶变的滋养细胞,其已失去绒毛或葡萄胎组织的结构而散在侵入子宫肌层或转移其他器官,恶性程度极高。不及时治疗,很快会转移肺、脑、阴道等处,给患者生命安全带来极大的威胁。发生妊娠滋养细胞肿瘤的特征性标志是葡萄胎清宫后,患者体内人绒毛膜促性腺激素(HCG)水平持续不降或进一步升高。

6. 治疗葡萄胎会需要切除子宫吗?

葡萄胎诊断一经成立,应立即清宫。一般不会切除子宫,因为单纯子宫切除不能预防葡萄胎发生子宫外转移。除非患者合并其他需要切除子宫的指征,绝经前妇女应保留两侧卵巢。子宫切除消除了子宫肌层局部浸润的风险,但存在病灶转移的可能性。子宫切除后发生妊娠滋养细胞肿瘤的风险仍有 3%~5%,因此手术后仍需定期随访 β-HCG 数值的变化。

7. 治疗葡萄胎需要做化疗吗?

不常规使用,研究显示,预防性化疗可降低高危葡萄胎发生妊娠滋养细胞肿瘤的概率,预防性化疗仅适用于有高危因素和随访困难的完全性葡萄胎患者。预防性化疗应在葡萄胎清宫前或清宫后当日进行,一般采用甲氨蝶呤、氟尿嘧啶等化疗药物,通常单用治疗 1~2 个疗程。我国妇科常见肿瘤诊治指南指出,有以下高危因素之一者可行预防性化疗:血清 HCG>106 U/L;子宫大于停经月份;黄素化囊肿直径大于 6 cm;高龄患者。

8. 葡萄胎清宫术后应注意什么?

(1)术后女性的身体比较虚弱,气血不足,应卧床休息 2~3 天后方可下床活动,然后逐渐增加活动时间;半个月内不要从事重体力的劳动,避免剧烈运动,防止劳累过度。

(2)注意保暖,不要吹冷风,不要碰凉水。

(3)注意保持外阴部的清洁卫生,每天用温开水清洗 1~2 次;勤换月经垫。

(4)一个月内禁止同房和盆浴。因为在这个时期,宫颈口尚未完全闭合,细菌容易侵入引起感染,导致子宫内膜炎、输卵管炎等疾病发生。

(5)密切观察流血量及流血时间。清宫后如果流血量超过月经量或流血时间超过一周,及时去医院做超声复查,看是否有残留。

(6)饮食宜清淡,不吃辛辣刺激性的食物,多食高蛋白、高维生素、高热量的食物:如鸡蛋、牛奶、鸡肉、鱼肉等。

(7)遵医嘱按时按量口服药物,并配合医生做好葡萄胎术后随访。

9. 葡萄胎化疗后应注意什么?

(1)注意休息,合理饮食。进食高蛋白、高热量、多维生素食物,多食粗纤维蔬菜、水果、蜂蜜以软化大便,保持大便通畅。

(2)预防感染。尽量避免去公共场所,如非去不可,应佩戴口罩,加强保暖,保持个人、环境卫生,注意饮食卫生。

(3)出院后遵医嘱复查血常规及肝肾功能,结果异常者应及时就诊。

（4）注意观察穿刺点有无红肿、疼痛、渗出，药物外渗部位，严禁热敷。

（5）遵医嘱按时复查，按时来院继续治疗。

10. 葡萄胎治疗后要复查吗？

葡萄胎清宫术后必须遵医嘱定期复查，以便尽早发现滋养细胞肿瘤并及时处理。随访应包括以下内容。

（1）定期抽血做 HCG 测定：葡萄胎清宫后每周 1 次，直到连续 3 次正常；以后每月监测一次共 6 个月，此后每 2 个月一次共 6 个月，自第一次阴性后共计一年。

（2）询问病史：包括月经状况，有无阴道流血、咳嗽、咯血等症状。

（3）妇科检查：必要时可选择超声、X 线胸片或 CT 检查等。

11. 葡萄胎治疗后需要避孕吗？如何避孕？

葡萄胎治疗后随访期间应可靠避孕，避孕方法首选避孕套或口服避孕药。不选用宫内节育器，以免穿孔或混淆子宫出血的原因。

12. 葡萄胎有再复发的风险吗？

单次葡萄胎后复发的风险较低，仅为 0.6%～2%；连续葡萄胎后再发的风险则大大提高，为 15%～17.5%；家族性复发性葡萄胎患者复发葡萄胎的风险极高，但非常罕见。对于高龄女性，尤其是 40 岁以上者，希望怀二胎者，出于安全的原因，在治愈后不推荐继续备孕，建议采取有效避孕措施；年轻女性治愈后可在密切监护随访和医生指导下备孕。

13. 如何预防葡萄胎的发生？

目前临床上尚未有有效的预防葡萄胎发生的措施，预防葡萄胎最好的办法在没有计划怀孕的情况下，做好避孕措施。有怀孕计划的女性在备孕期间应有良好的生活规律，在怀孕前的三个月补充高蛋白质的动物蛋白、叶酸及红萝卜素，做好抗病毒感染的治疗，都可以起到一定的预防作用。

（孙淑娟、刘娟）

第二节　妊娠滋养细胞肿瘤

案例：小兰因为怀了葡萄胎，最后做了清宫手术。本以为这件事情就此结束了，但是术后一个月，阴道还是有不规则流血。检查 HCG，指标不仅没降到正常，反而数值还在不断地增长。医生通过检查诊断，小兰不幸得了侵蚀性葡萄胎，需要做化疗。小兰一听人都愣了，我只是怀个孕而已，怎么还会需要化疗？以后还有怀孕当妈妈的机会吗？

1. 什么是妊娠滋养细胞？

卵子受精后，形成的受精卵沿着输卵管向宫腔方向移动，同时开始细胞分裂，在子宫腔内逐渐形成胚胎。胚胎的外层细胞可以从母体吸收营养以供胚胎生长，称为滋养层。滋养层的细胞就是原始的滋养细胞。

2. 什么是妊娠滋养细胞肿瘤？

滋养细胞肿瘤，是指胚胎的滋养细胞发生恶变而形成的肿瘤。妊娠滋养细胞肿瘤 60% 继发于葡萄胎妊娠，30%继发于流产，10%继发于足月妊娠或异位妊娠。组织学上分为侵蚀性葡萄胎、绒毛膜癌、胎盘部位滋养细胞肿瘤和上皮样滋养细胞肿瘤。在临床上，主要是侵蚀性葡萄胎和绒毛膜癌。

3. 妊娠滋养细胞肿瘤最开始会出现哪些症状？

（1）阴道流血：在葡萄胎排空后、流产或足月产后，有持续的不规则阴道流血，也可表现为一段时间正常月经后再停经，然后又出现阴道流血。

（2）子宫复旧不全或不均匀增大：在葡萄胎排空后4~6周，子宫尚未恢复到正常大小，质地偏软。也可受肌层内病灶部位和大小的影响，表现出子宫不均匀性增大。

（3）卵巢黄素化囊肿：由于HCG的持续作用，在葡萄胎排空、流产或足月产后，双侧或一侧卵巢黄素化囊肿持续存在。

（4）腹痛：一般不会出现腹痛，但子宫病灶穿破浆膜层时可引起急性腹痛或腹腔内出血的症状。若子宫病灶坏死继发感染也会引起腹痛及脓性白带。黄素化囊肿发生蒂扭转或破裂时也会引起急性腹痛。

（5）假孕症状：由于HCG及雌激素、孕激素的作用，表现为乳房增加，乳晕着色，甚至有初乳样分泌。

4. 哪些人容易患妊娠滋养细胞肿瘤？

（1）叶酸、胡萝卜素、维生素A缺乏的育龄女性。
（2）妊娠妇女：正常妊娠或流产后妇女，多次妊娠生产史增加患病概率。
（3）高龄产妇。
（4）妊娠葡萄胎病史患者：多次葡萄胎病史可增加患病可能性。

5. 出现哪些情况时应警惕妊娠滋养细胞肿瘤，以及时就医？

（1）阴道出现持续不规则流血。
（2）葡萄胎后、妊娠或流产后、产后持续腹痛者。
（3）葡萄胎后、妊娠或流产后、产后，血HCG异常升高者。
（4）有腹部肿块。
（5）阴道排除葡萄样水泡状组织。

6. 如何诊断为妊娠滋养细胞肿瘤？

依据继发葡萄胎排空或流产、足月分娩、异位妊娠后出现不规则阴道流血和（或）相应的转移症状，如咯血、咳嗽、头痛、呕吐等，应考虑滋养细胞肿瘤的可能，可考虑行以下检查明确诊断。

（1）妇科检查有子宫增大、变软、压痛、宫旁肿块和阴道转移结节等。
（2）实验室检查发现血HCG异常增高，以及特异性肿瘤标志物。
（3）结合B超、X线、CT、MRI等影像学可以发现占位性病变。

7. 侵蚀性葡萄胎与绒癌有什么区别？

侵蚀性葡萄胎全部继发于葡萄胎妊娠，是葡萄胎组织侵入子宫肌层或转移其他器官。绒癌可继发于葡萄胎妊娠，也可继发于非葡萄胎妊娠，是散在的恶变的滋养细胞失去绒毛或葡萄样结构侵入子宫肌层或转移其他器官。

8. 侵蚀性葡萄胎与绒癌中，哪个恶性程度高？

侵蚀性葡萄胎恶性程度低于绒癌，预后较好，绒癌恶性程度极高，发生转移早而广泛。在化疗药物问世之前，其死亡率高达90%以上。随着诊断技术及化疗的发展，预后已得到极大的改善。

9. 绒癌是否会发生转移？都有哪些部位的转移？

绒癌可发生转移，肿瘤主要经血行播散，转移发生早而广泛。绒癌最常见的转移部位为肺（80%），临床上可有咯血、胸痛、咳嗽或呼吸困难等症状，可通过胸部X线检查或CT检查发现。其次为阴道转移（30%），可表现为阴道出血。脑转移（10%）为主要的致死原因，一般脑转移的同时伴有肺转移或阴道转移。转移初期多无症状，后期可表现为暂时性失语失明、头痛、喷射样呕吐等。肝转移（10%）的预后较差，还可转移至肾脏、脾脏、胃肠道、骨骼等组织。局部出血是各转移部位症状的共同特点。

10. 妊娠滋养细胞肿瘤患者为什么需要做超声检查、胸部X线、CT及核磁共振检查？

（1）超声检查：是诊断子宫原发病灶最常用的方法。

（2）胸部X线：是诊断肺转移的重要检查方法。肺转移胸片可见片状或小结节阴影，典型表现为棉球状或团块状阴影。

（3）CT检查：对于发现肺部较小病灶时，转移灶有较高的诊断价值。

（4）磁共振检查：主要用于诊断患者是否发生脑、肝和盆腔的转移。

11. 妊娠滋养细胞肿瘤的治疗方法有哪些？

妊娠滋养细胞肿瘤对化疗敏感，早期化疗患者预后可以得到极大的改善。因此，治疗妊娠滋养细胞肿瘤主要采用以化疗为主、手术和化疗为辅的综合治疗，最大限度地清除病灶，减少并发症。低危恶性滋养细胞肿瘤可首选单一药物化疗，常用的一线药物有甲氨蝶呤、氟尿嘧啶、放线菌素D等；高危恶性滋养细胞肿瘤以联合化疗为主，高危患者化疗方案首推以氟尿嘧啶为主的联合化疗方案或EMA-CO方案。

12. 妊娠滋养细胞肿瘤在什么情况下需要做手术？

手术治疗不是恶性滋养细胞肿瘤患者治疗的首选手段，大部分患者化疗后不需要手术。少数患者可能会对化疗产生耐药性，单靠化疗不能完全清除肿瘤病灶，需要切除子宫病灶、切除转移部位病灶，结合化疗为主、手术为辅的治疗方案。一旦出现肿瘤病灶或转移病灶破裂出血时，可采用紧急手术控制大出血。

13. 妊娠滋养细胞肿瘤的手术方式有哪些？

（1）子宫切除：对无生育要求的无转移病灶的患者在初次治疗时可选择全子宫切除术，并在术中给予单药单疗程辅助化疗，也可多疗程至血HCG水平正常。对于有生育要求者，若发生病灶穿孔出血，应行病灶切除加子宫修补术。

（2）肺叶切除术：对于有肺转移且多次化疗未能吸收的孤立的耐药病灶，且血HCG水平不高，可考虑做肺叶切除术。

（3）在一些特殊急诊情况下，如脑转移灶肿瘤破裂出血危及生命时，也可选择急诊开颅手术治疗。

14. 妊娠滋养细胞肿瘤化疗的停药指征是什么？

低危患者血HCG正常后，至少巩固化疗1个疗程；对于血HCG下降缓慢和病变范围广泛者，为2~3个疗程。

高危患者持续血HCG正常、症状体征消失、原发和转移病灶消失后继续巩固3个疗程，其中第一个疗程必须为联合化疗。

15. 妊娠滋养细胞肿瘤有哪些危害?

妊娠滋养细胞肿瘤是较常见妇科恶性肿瘤之一,可早期发生远处的转移,如肺部、阴道、肝脏、脑等。如不及时治疗,可能引起严重并发症,如滋养细胞肿瘤严重感染时引起的腹膜炎、败血症,子宫穿孔合并出血、急性肺栓塞等,甚至危及患者生命。绝大多数滋养细胞肿瘤继发于妊娠,对患者而言,对本次妊娠的失落感、对化疗及对再次妊娠的恐惧感都给其带来了沉重的心理负担。

16. 妊娠滋养细胞肿瘤的治疗效果怎么样?

妊娠滋养细胞肿瘤的治疗效果与多方面因素有关,如滋养细胞肿瘤类型、是否有症状及并发症、基础身体状况、是否有其他部位转移等。总体来说,恶性滋养细胞肿瘤对化疗敏感,治愈率可达90%以上。即使发生了脑转移,仍有50%以上的患者可以治好。

17. 妊娠滋养细胞肿瘤治疗后需要避孕吗?

需要避孕。因为妊娠滋养细胞疾病是一类与妊娠相关的疾病,绝大多数都继发于妊娠,仅有极少数来源于卵巢或睾丸生殖细胞。只要怀孕都会有疾病复发的风险,随着时间推移,复发风险会明显下降,因此滋养细胞疾病治疗后都需要严格避孕。避孕方法首选避孕套避孕,一般至少避孕一年。

18. 妊娠滋养细胞患者发生肺转移时应如何做好针对性护理?

妊娠滋养细胞肿瘤患者发生肺转移时,患者会出现胸痛、咳嗽、咯血及呼吸困难等症状。这些症状常呈急性发作,也可表现为慢性持续状态。肺转移的患者应卧床休息,有呼吸困难者应给予半坐卧位并吸氧,遵医嘱给予镇静剂及化疗药物。当患者发生大量咯血时会有窒息、休克的危险,应立即让患者取头低患侧卧位,协助患者清理呼吸道内的血块,保持呼吸道通畅,谨防窒息;轻拍背部,排除积血。

19. 妊娠滋养细胞患者发生阴道转移时应如何做好针对性护理?

当妊娠滋养细胞肿瘤患者发生阴道转移时应嘱咐患者卧床休息,禁止做不必要的妇科检查和阴道窥器检查;禁止同房,避免诱发阴道出血。同时密切观察阴道转移灶有无破溃出血,发生大出血时,应立即配合医生做好抢救,用长纱布条填塞阴道压迫止血,填塞的纱布条必须于24~48小时如数取出;若出血未止,可用无菌纱布条重新填塞。

20. 妊娠滋养细胞肿瘤患者在平时生活中应注意什么?

在日常生活中应鼓励患者进食高蛋白、高维生素、易消化的饮食,以增强机体抵抗力。注意休息,不过分劳累。有转移病灶症状出现时应卧床休息,待病情缓解后再适当活动。注意外阴清洁,防止感染,节制性生活,做好避孕措施。治愈出院后也要配合严密随访,警惕再复发。

21. 妊娠滋养细胞肿瘤治疗后需要随访吗?

滋养细胞肿瘤化疗结束后更应严密随访预防复发,主要是定期监测HCG,必要时可行经阴道彩超、CT、MRI等检查。第一次随访在出院后3个月,然后每6个月1次直至第3年;此后每年1次直至第5年。也有推荐低危患者随访1年,高危患者随访2年。

(孙淑娟、刘娟)

| 第三节　化疗的相关注意事项 |

案例：李阿姨今年刚刚确诊了卵巢癌，通过开腹手术，术后身体恢复得一天比一天好了。医生告诉家属，手术做得挺成功，建议再做 6 次化疗，加强疗效，减少复发。李阿姨以前就听邻居老王说化疗药可打不得，会非常地受罪。不但头发要掉光，到时候吃不下饭、睡不着觉，人都不知道熬不熬得过去。家属也表示很担忧，才动完手术，又做化疗，身体怕是吃不消。什么是化疗？化疗真的那么可怕吗？

1. 什么是化疗？化疗真的那么可怕吗？

化疗其实就是化学药物治疗的简称，就是通过化学药物治疗杀灭癌细胞达到治疗目的，是目前治疗癌症最有效的手段之一。

化疗真的那么可怕吗？在谈癌色变的年代，也开始出现了谈"化"色变的情况。目前社会上有部分人已经有点误解或者夸大化疗的副作用而忽视了化疗积极治疗恶性肿瘤的作用。"本来患者还能活，但是化疗害了他！"坊间流传的化疗副作用让人望而生畏。人们对化疗陷入两个比较极端的认识，要么过分惧怕化疗，担心化疗的副作用；要么过分相信化疗的效果，认为化疗完成就万事大吉！其实，可以说化疗是一把双刃剑，只要医生应用得当，患者配合治疗，可以治病救人，利大于弊！

2. 什么情况下要打化疗？

(1)造血系统的恶性肿瘤，对化疗敏感，通过化疗可完全控制甚至根治，如白血病、恶性淋巴瘤等。

(2)化疗效果较好的某些实体瘤，如绒毛膜上皮癌、恶性葡萄胎、生殖细胞肿瘤、卵巢癌、小细胞肺癌等。

(3)实体瘤的手术切除和局部放疗后的辅助化疗，或手术前的辅助化疗，如乳腺癌、非小细胞肺癌、胃癌、结直肠癌等。

(4)与放疗联合对部分肿瘤进行根治性治疗，如鼻咽癌、喉癌、口腔癌、食管癌等。

(5)实体瘤已有广泛或远处转移，不适应手术切除和放疗者；实体瘤手术切除或放疗后复发、散播者，可考虑姑息化疗。

(6)癌性体腔积液，包括胸腔、心包腔及腹腔积液需要腔内给药治疗者；脑脊膜转移需要鞘内注射给药预防或治疗者；某些组织脏器原发灶或转移灶须动脉注射给药治疗者。

(7)癌症引起的上腔静脉压迫、呼吸道压迫、颅内高压病人，可先做化疗急症处理，以减轻症状，再进一步采用其他治疗。

3. 什么情况下不能打化疗？

(1)对化疗药物及辅料过敏者。

(2)重要器官(如心脏、肝脏、肾脏等)有较严重的功能障碍或严重的心血管疾病者，用化疗会进一步造成损害。

(3)病人的骨髓造血功能抑制，表现为白细胞减少，如白细胞小于 $3.5×10^9/L$ 或血小板小于 $50×10^9/L$，或有出血倾向者。

(4)年老、体衰、营养状况差，恶病质者或生存期小于 2 个月者。

(5)有骨髓转移或曾对骨髓照射进行的放疗者。

（6）贫血及血浆蛋白低下者。

（7）机体有水痘、带状疱疹等患严重感染性疾病者。

（8）有栓塞性疾病史者，如脑栓塞、肺栓塞、心肌梗死等。

（9）有严重活动性溃疡（胃肠道、皮肤等）病及高热患者。

（10）曾接受过多程化疗或者放疗者。

4. 化疗可能会出现哪些不良反应？

化疗的不良反应主要是以下几点：

（1）骨髓抑制。这是化疗药常见的血液毒性，主要表现为白细胞、中性粒细胞、血红蛋白和血小板的减少。

（2）恶心呕吐、腹泻或便秘等胃肠道反应。

（3）心脏毒性。

（4）肝肾功能损伤。

（5）脱发。

（6）周围性神经炎等。

5. 化疗后骨髓抑制有什么表现？

骨髓抑制是化疗患者常见的化疗反应之一，根据血常规的结果将骨髓抑制分为以下 4 级（表20-1）。

表 20-1　骨髓抑制分级

骨髓抑制	0	I	II	III	IV
白细胞/ $(10^9 \cdot L^{-1})$	≥4.0	3.0~3.9	2.0~2.9	1.0~1.9	<1.0
中性粒细胞/ $(10^9 \cdot L^{-1})$	≥2.0	1.5~1.9	1.0~1.4	0.5~0.9	<0.5
血红蛋白/ $(g \cdot L^{-1})$	≥110	95~109	80~94	65~79	<65
血小板/ $(10^9 \cdot L^{-1})$	≥100	75~99	50~74	25~49	<25

化疗后患者可以从两个方面观察是否出现骨髓抑制。一是定期监测血常规的结果，观察白细胞、血红蛋白、血小板的数值是否低于正常值。是患者自身的症状：①粒细胞缺乏所致的机体抵抗力差，容易继发各种感染，如肺部感染、泌尿系感染、消化系感染、皮肤感染等，可能引起发热、咳嗽等症状。②由于缺乏红细胞，贫血可表现为乏力、活动耐量差、头晕、头痛、呼吸困难等。③皮肤黏膜出血、出血点，皮肤出现淤血、瘀斑等，可能提示血小板的减少。

6. 化疗后发生骨髓抑制要怎么处理？

（1）白细胞减少/中性粒细胞减少：中性粒细胞寿命较短，骨髓抑制通常最先表现为中性粒细胞减少。白细胞减少/中性粒细胞减少容易发生感染。尤其是肿瘤患者，因免疫力较差，一旦粒细胞减少易合并感染，如出现发热、局部红肿热痛、尿频尿急尿痛等。当发生 I 级白细胞减少、中性粒细胞减少时建议口服升白药物，如升白片、利可君等；当发生 II 级白细胞减少、中性粒细胞减少且有治疗预期时建议注射粒细胞集落刺激因子（G-CSF）或者粒细胞-巨噬细胞集落刺激因子（GM-

CSF)，辅以口服升白药物，但须和化疗间隔 24 小时以上；当发生Ⅲ级及Ⅳ级白细胞减少、中性粒细胞减少时，应立即停用化疗药物，建议注射粒细胞集落刺激因子（G-CSF）治疗。如若伴有发热等感染相关症状应立即至医院就诊，必要时应使用抗生素抗感染。长效升白针主要针对既往化疗后出现重度白细胞减少或粒细胞减少，属于对患者预防性升白细胞。长效升白针的使用可以免去化疗间歇期频繁抽血的烦恼，也避免发生因骨髓抑制严重须调整药物剂量进而影响疗效的情况。但其费用较高，除部分出现过粒细胞缺乏的患者可医保报销外，其余患者须自费使用。

（2）贫血：反复化疗后会出现血红蛋白降低，俗称贫血。

贫血严重可能会有头晕、乏力等相关症状。如轻中度贫血可以适量补充铁剂、叶酸等造血原料，多食用升血食品如红衣花生、红枣等。反复化疗引起的中重度贫血可使用重组人促红细胞生成素纠正贫血。如重度贫血，必要时应输血治疗。

（3）血小板减少：血小板减少出现时往往骨髓抑制较严重。血小板减少容易导致出血，因此须关注有无牙龈出血、皮肤黏膜出血点，应避免碰撞、减少黏膜损伤，进食软食。Ⅰ级血小板减少，可选择口服升血小板药物，如鹿血晶、血康口服液等；Ⅱ级及以上血小板减少，建议注射重组人白细胞介素-11 或者重组人血小板生成素，同时口服升血小板药物。对于Ⅲ级血小板减少且伴有出血倾向，则应输注血小板。Ⅳ级血小板减少，无论有无出血倾向，均应输注血小板以预防出血。

（4）化疗期间须注意定期查血常规。大概每 3 天就要查一次血常规，尤其是第 7~14 天。如果出现发热，须立即前往医院门急诊进行血常规检查。拿到血常规结果后，请务必查看报告，如果有明确异常值须前往门诊医生诊室就诊。

7. 化疗时出现脱发怎么办？

化疗不一定会掉头发，关键是看使用哪种化疗药物。有的化疗药物会掉头发，有的化疗药物不会掉头发。化疗药物导致的掉头发是可以恢复的，以后会生长，而且发质也不会改变。对化疗是否敏感，与掉头发没有关系。想知道对化疗是否敏感，须通过正规的评价，比如 CT、核磁共振等影像检查，并参考肿瘤标志物的变化等。妇科患者都是女性朋友，爱美之心人皆有之，一头茂密的秀发似乎成了化疗患者的一种"奢望"，更是对女性患者的另一种打击。出现脱发怎么办？很多人选择剪短或者剃光头戴假发，缓解脱发引起的不适感。其实可以膳食干预防治化疗导致的脱发，同时进行全身营养状况的调整，为毛发的再生提供保障。复合维生素和氨基酸是头发生长的必需营养物质；钙、铁、锌等元素与 ω-3 脂肪酸能防止头发的脱落，对于头发生长有重要的促进作用。可以选择含有丰富维生素的新鲜蔬菜水果如猕猴桃、西兰花、黑豆、黑芝麻等，含必需氨基酸的食物可以选择鱼类、家禽类、豆制品鸡蛋等，对生发乌发具有良好效果的可以食用核桃、杏仁。此外还需要注意清淡饮食，少食高钠、高油、高糖，以及刺激性食物。化疗引起的脱发是可逆的，一般化疗停药后 1~3 个月毛发就开始再生。洗发时应选择刺激性小的洗发水，比如婴幼儿产品，洗后用柔软的毛巾轻轻吸干不可用力揉搓头发；多梳头，使用柔软性对头皮无刺激的梳子，还可以用指腹轻轻按摩头皮，促进头皮血液循环。

8. 什么是化疗药物外渗？化疗药物外渗如何处理？

化疗药物外渗是指输液过程中由于各种原因造成化疗药物渗出或漏出血管以外组织，而不是进入正常的血管通路。渗漏的化疗药物可造成局部组织肿胀、缺血、无菌炎症或感染、溃疡，甚至坏死等反应和并发症。

药物外渗一旦发生，要保持镇静，护士应用利多卡因与地塞米松环形做局部皮下封闭，阻断和稀释外渗药液；封闭后局部用 50% 硫酸镁冷敷 24 小时（草酸铂除外），可使血管收缩，减少药物向周围组织扩散，同时缓解疼痛，抑制局部炎症。同时要抬高患肢 48 小时，密切观察局部皮肤等情况变化，如局部疼痛、红肿可用中药消炎散、喜疗妥软膏外涂，避免局部按压。如出现组织破坏或溃疡，应考虑外科治疗。

9. 化疗时如何预防药物外渗？

（1）护士做好解释工作，着重指出药物的刺激性；告知患者药物外渗的后果；注药时询问患者局部感受如何，是否有疼痛或异常感觉，如有应立即告知护士，不可勉强难受，以致造成组织坏死。

（2）防止药物外渗，对于刺激性强的药物，尽可能从中心静脉置管给药。具体操作时，应先确认针头在血管内方可推药。顺序应是先用生理盐水冲管，再输化疗药（推注时应询问患者的局部感觉如何，以免针头滑出血管、药液外渗）。输完化疗药物后再用生理盐水冲洗封管，减少药物对血管壁的刺激。

（3）患者可以提前上完厕所，输液中尽量不要上厕所。若输液组数较多，可选择非化疗药物组去上厕所，必要时由家属陪同；若赶上午餐时间，可由家属照顾饮食。在输液过程中，要特别注意避免患者输液时睡着。这个时候容易出现意外状况，如输液肢体不自觉活动或翻身压迫输液肢体或输液管，导致输液不畅，出现回血及药液返流的情况不易被及时发现。

（4）指导患者及家属自我监护，交代患者在输注化疗药物时一旦发现药液滴速明显减慢、出现回血或有红肿热痛等症状时，应立即关闭输液开关并向医生或护士报告。

10. 什么是 PICC 置管？

PICC 是一根细长、柔软可弯的特殊导管，又称经外周静脉置入中心静脉导管。PICC 是由外周静脉穿刺置入中心静脉的导管，其尖端位于心脏附近的大血管内的导管，用于为病人提供中期至长期的静脉输液治疗。PICC 也是一项技术，包括置管、使用和日常维护。同样适用于任何药液的输注，但是不能推注高压的造影剂（耐高压导管除外）。PICC 的优点主要是以下几点。

（1）保护患者血管，减少静脉炎的发生。可以输注：刺激性药物，如化疗药物、升压药物、补充氯化钾；高渗性或黏稠性液体，如 TPN、脂肪乳、蛋白等；需反复输血或血制品，以及反复采血等。

（2）病人活动方便。

（3）避免反复穿刺外周静脉输液带来的痛苦和不适。

（4）抢救危重病人的重要输液途径。

（5）可长期保留血管内，最长可留置 1 年，每周须维护一次。

11. 化疗患者留置 PICC 导管期间，要注意哪些事项？

（1）保持置管局部清洁干燥，避免出汗。注意观察手臂贴膜处有无红肿、渗血、渗液等异常情况，如有发生立即告知医护人员。

（2）观察贴膜有无卷曲，粘贴是否牢固。若贴膜没有粘贴牢固，请及时找护士更换，不要自行撕下或者损坏贴膜。

（3）置管期间不影响起床、穿衣、梳头、洗脸等日常活动，可以适当地活动置管侧的上肢，以促进血液循环，防止血栓的形成。千万不要做引体向上及提举重物，不要挑水、干农活、拖地、抱孩子等活动。激烈的活动会引起导管脱落、移位甚至静脉炎等情况。

（4）置管期间禁止游泳。若要洗澡，需要用保鲜膜缠绕置管部位 3 周。保鲜膜的上下边缘用透明胶带贴紧，若有浸水或潮湿，请及时找护士更换贴膜。

（5）穿宽松的上衣，保持上肢血流通畅。治疗的间歇期，每周到医院冲洗导管一次，同时更换辅料及肝素帽。

12. 什么是输液港？

输液港也叫 PORT，是一种完全植入体内的中心静脉输液通路装置。"港"，来源于英文单词

"port"一词,有港口、口岸的意思;港口是连接大陆和海洋的通路,物资通过港口源源不断地输出和输入。输液港的"港"字非常形象地说明了人体需要的各种药物和液体,也是通过这个"港口"源源不断地输入人体。输液港自1982年问世,至今也有四十多年的历史了。输液港不仅仅适用于患有肿瘤须接受化疗的患者,也可用于患者营养物质输入、抽血化验等。部分类型的输液港还可以耐受造影剂注射,方便外周血管条件差的患者进行增强影像学检查。其对患者的帮助巨大,特别是需要接受化疗的肿瘤患者。

13. 输液港可以使用多久呢?

根据输液港的使用说明,19 g的无损伤穿刺针穿刺1000次,碟翼针连续使用7天来计算,输液港可使用19年。由于每个人的保养方式不同,根据临床使用经验来看,一个输液港可以反复使用达8～10年。

14. 输液港与PICC置管相比有哪些优势呢?

(1)包含了PICC的大部分优点。

(2)感染风险低:输液港操作简单,且为皮下埋置式,降低了感染风险。

(3)方便患者:埋置于皮下不易被别人注意,且拔除穿刺针后,可以正常洗浴及游泳。

(4)维护简单:治疗间歇期4周维护一次即可,减少患者往返医院次数节省支出,可终身留置。

(5)使用时限长:放置时间可达十年以上,具体与输液导管的老化速度和患者个体体质有关。

(6)相容性强:几乎可相容于化学治疗刺激性、高渗、营养等所有注射。

(7)耐高压:可以注射动力造影剂。

15. 安装输液港的后的注意事项有哪些?

(1)输液港植入术后24小时,部分患者可能会出现囊袋局部出血。应告知患者勿过多活动,静卧休息。少量出血日后是可以自我吸收的。

(2)输液港植入术后72小时,部分患者此期间易出现植入部位疼痛、出血、感染等症状,告知患者手术侧避免剧烈活动,保持局部干洁,拆线前禁止洗澡。

(3)关于蝶翼针,每次插针前告知患者有轻微刺痛感。告知患者带针期间仅可擦浴。带针期间应避免剧烈运动,导致蝶翼针滑出。患者拔针当日不可洗澡,以免感染。

(4)出院指导,每4周须到医院维护一次,且由专业护士进行维护。保持PORT植入部位局部皮肤干洁,避免重击。不影响从事一般性日常工作,家务劳动,轻松运动。避免对上肢活动过大的运动。观察PORT周围皮肤有无发红肿胀、灼热感、疼痛等炎性反应,如有异常请及时回医院就诊。如肩颈部出现疼痛或出现植入PORT同侧上肢肿胀、疼痛等症状时请及时回医院检查处理。保持局部皮肤清洁干燥,观察输液港周围皮肤有无发红、肿胀、灼热感、疼痛等炎性反应。避免使用同侧手臂提过重的物品、过度活动等。不用这一侧手臂作引体向上、托举哑铃、打球等活动度较大的体育锻炼。

16. 化疗患者如何自我照顾?

(1)注射化疗药物时应注意:注射化疗药物前,请先解小便。注射化学药物时,尽量减少下床活动;避免睡向注射部位;注射部位手臂勿过于外展或伸展;若注射部位有针刺感、烧灼感、疼痛红肿,请立即通知护理人员处理;发生针头脱落或渗出请立即通知护理人员处理。

(2)日常生活应注意:避免感染,外出时请戴口罩,避免出入人多的公共场所;保持居家环境通风、干爽,避免养宠物。注意个人卫生:进食后须清洁口腔及漱口,若有口腔溃疡则请加强口腔清洁频率;经常用肥皂洗手,每日沐浴;保持会阴部及肛门清洁、干燥,必要时可温水坐浴。避免受伤出血：使用尖锐物品宜小心，避免刺伤、割伤及防碰撞；保持指甲剪短，以锉刀修平，避免受伤；使用软毛牙刷或棉棒刷牙；经常检查全身是否有出血点或瘀斑。

（3）休息与活动：生活规律，睡眠充足；适当的休息运动；姿势改变宜缓慢，以防晕眩跌倒。

（4）饮食方面：刚接受化学治疗后，可能会出现食欲较差、恶心、呕吐感，进食应少量多餐；多进食高热量、高蛋白、清淡、温和的食物；避免生食及过热、过冷、刺激性或重调味的食物。

（5）情绪处理：通过适度的倾诉疏解情绪；深呼吸及适度运动以转移注意力；让心灵有所寄托，达到情绪平稳。

（孙淑娟、刘娟）

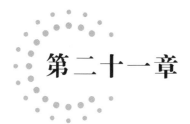

第二十一章

妇科急腹症

第一节　异位妊娠

案例一：患者小张，女，28岁。因停经50天，洗澡时晕倒在卫生间内，由家属平车送入医院妇产科急诊。患者已结婚半年，一直有怀孕的计划，这个月月经没有来潮，使用验孕棒自测，发现怀孕，但暂时未到医院进行检查。入院当天下午感到下腹疼痛，以为是怀孕引起，卧床休息保胎，准备第二天到医院看病。晚上洗澡时突然晕倒在地，家属立即送患者来医院急诊就诊。患者神志清楚，测血压78/45 mmHg，心率125次/分；B超显示：宫腔内未见孕囊，右侧附件区可见包块，内有胎心搏动，盆腔积液，后穹窿穿刺抽出8 mL不凝固血液。急诊行剖腹探查术，确诊为异位妊娠破裂。幸好抢救及时，患者转危为安。什么是异位妊娠（图21-1）？它与正常的怀孕有什么不同？为什么怀个孕，还差一点出了人命？

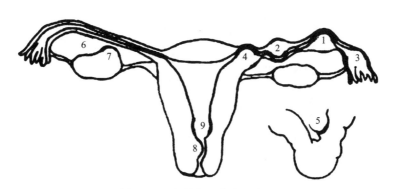

图 21-1　异位妊娠的发生部位

（注：本图来源于《妇产科学》第9版，谢幸、孔北华、段涛主编，人民卫生出版社，第74页 图8-1）

1. 什么是异位妊娠?

顾名思义，异位妊娠是指受精卵没有在子宫里着床，而是在子宫外，习惯上称为宫外孕。按发生部位划分，异位妊娠包括输卵管妊娠、腹腔妊娠、卵巢妊娠、宫颈妊娠、切口部位妊娠等。其中以输卵管妊娠最为常见，占异位妊娠的70%~80%。异位妊娠是妇产科常见的急腹症，如果抢救不及时，可危及患者的生命安全。

2. 什么人怀孕时容易怀宫外孕?

怀孕可以说是女性所经历的一件大事,什么样的人在怀孕的时候容易怀宫外孕呢?

(1)输卵管有炎症的女性:输卵管黏膜或输卵管周围的炎症会造成输卵管腔狭窄、部分堵塞或者蠕动异常,影响受精卵的运行。这是引起输卵管妊娠最主要的原因。

(2)有输卵管妊娠史或手术史的女性:即有过输卵管妊娠史的女性再次怀孕时异位妊娠的概率比没有输卵管妊娠史的女性要高,输卵管复通术后怀孕也有发生异位妊娠的可能。

(3)输卵管发育不良或功能异常的女性:输卵管过长、输卵管肌层发育差、黏膜纤毛细胞缺乏等因素都可影响受精卵的正常运行,导致发生输卵管妊娠。

(4)运用辅助生殖技术怀孕的女性:对于不孕不育的女性来讲,辅助生殖也是一条圆生子梦的路。但实施辅助生殖技术时,也可能发生异位妊娠。

(5)避孕失败的女性:放置宫内节育器,俗称"上环",是常用的避孕手段之一。原理是通过放置一个异物在宫腔内,使子宫内膜发生一种轻度、慢性、无菌性的炎症,导致宫腔不适合受精卵着床,起到避孕的作用。一旦发生意外,"坚强"的受精卵在宫腔外着床,即发生宫外孕。

(6)合并有子宫肌瘤、卵巢肿瘤的女性:由于肿瘤压迫,可导致发生异位妊娠。

3. 通过哪些临床表现,能够早点发现异位妊娠?

异位妊娠的临床表现与受精卵着床部位、流产或破裂、出血量、出血时间长短等有关。总的来说,停经、腹痛、阴道流血是异位妊娠的三大典型症状,即异位妊娠三联征。

(1)停经:大多数异位妊娠的患者与正常怀孕一样,有停经的现象。20%~30%患者无停经史,或误将不规则的阴道流血视为月经来潮。

(2)腹痛:腹痛是异位妊娠患者就诊的主要症状。在异位妊娠流产或破裂前,常表现为一侧下腹隐痛或胀痛。发生破裂时,患者突感一侧下腹撕裂样疼痛,可伴有恶心、呕吐及肛门坠胀感;出血多时可引起全腹疼痛,血液刺激膈肌出现肩胛及胸部的放射性疼痛。

(3)阴道流血:60%~80%的异位妊娠患者会出现不规则阴道流血,一般不超过月经量。少数患者阴道流血较多,常在彻底祛除病灶后方能停止。

(4)晕厥和休克:由于腹腔内出血和剧烈腹痛,轻者可出现晕厥,严重时可出现休克症状。腹腔内出血越快越多,症状也来得越快越严重。但值得注意的是,阴道流血量与腹腔内出血量不成正比,不能用阴道流血来估计腹腔内的出血量。

4. 患宫外孕时的阴道流血与正常的月经有什么不同?

停经后的阴道流血是宫外孕最常见的临床表现,患宫外孕时的阴道流血与正常的月经有什么不同之处呢?每个月都要查一下有没有得宫外孕吗?万一漏诊宫外孕,出现生命危险怎么办呢?

其实大可放心,把宫外孕阴道流血误认为是月经的女性,绝大多数是因为没有在意。宫外孕的阴道流血与月经有很大区别:一般宫外孕的阴道流血量会比较少,一片卫生护垫就能搞定,颜色更暗一些,甚至是褐色的,好像是月经出不来的那种感觉;也有一些人的流血量会多一点,但是与平时正常的月经相比时间也会更长,总是淋漓不尽。如果已经怀孕同时出现以上流血情况,一定去医院检查,排除宫外孕的可能。

5. 异位妊娠和宫外孕是一回事吗?

正常情况下孕囊应该着床在宫腔中上部位靠近子宫的正中线,如果没有着床在这个部位就称为异位妊娠,包括宫外孕及宫角妊娠和切口妊娠等。宫外孕仅指孕囊着床在宫腔以外部位,最常着床在输卵管。因此异位妊娠比宫外孕的范围更广,宫外孕只是异位妊娠的一部分。

6. 异位妊娠和精子的质量有关系吗？

目前研究没有发现异位妊娠和精子有直接关系，因为精子与卵子结合形成受精卵后，通过输卵管的蠕动迁移宫腔内着床。形成异位妊娠的主要原因是输卵管的粘连或者堵塞，影响了受精卵的迁移；或者女性的输卵管先天性过长或宫内有节育器不适合着床，而不是受精卵本身的质量问题。所以异位妊娠与精子质量应该没有明显的直接关系。

7. 异位妊娠多久可以查出来？

这根据患者的月经周期决定。如果月经周期一个月，比较规律，一般在停经40天左右可以发现异位妊娠。对于平常的月经周期比较紊乱，经期时间比较长，甚至两个月、三个月才来一次月经的患者而言，检查发现异位妊娠的时间也会比较长，一般需要在怀孕50天甚至两个月以上才可以检查出来。如果检查的时候发现血HCG升高不理想，黄体酮值比较低，B超检查也没有发现宫腔里有孕囊，就需要及时进一步检查，排除异位妊娠。

8. 异位妊娠和生化妊娠有什么区别？

生化妊娠指在孕囊形成之前胚胎自然中止发育，即胚胎发生着床，但由于一些原因导致终止发育。生化妊娠属于妊娠丢失，B超检查无孕囊，患者无生命危险，且对下次妊娠影响较小。异位妊娠是胚胎着床位置异常，以输卵管妊娠最常见。B超检查可见宫外孕囊，须药物灭活胚胎甚至手术，对患者可能造成生命危险，且对下次妊娠有较大影响。

9. 异位妊娠和黄体破裂有什么不同之处？

异位妊娠和黄体破裂都是妇科常见的急腹症，也都是好发于年轻育龄女性的疾病。二者之间有什么不同之处？

（1）是否具有停经史：异位妊娠有停经史，黄体破裂没有停经史。

（2）有无阴道流血：异位妊娠通常为少量暗红色的流血，也可有蜕膜组织或管型排出；后者通常没有流血或有如月经量的流血。

（3）有无休克症状：异位妊娠腹腔内出血程度与外出血不成正比，轻者晕厥，重者休克；后者常无阴道出血，或者是只有轻度的休克症状。

（4）进行妇科检查时，异位妊娠有明显宫颈抬举痛，有一侧下腹疼痛，可以触及明显的包块；后者通常无肿块，触及一侧，附件区可有压痛。进行妊娠试验测定，前者呈阳性，后者呈阴性。

总之，异位妊娠与黄体破裂比较容易鉴别。

10. 异位妊娠必须做手术吗？

异位妊娠如果处理不及时，一旦破裂导致腹腔大出血，会威胁患者的生命。因此一经发现务必及时治疗。异位妊娠必须手术吗？当然不是。异位妊娠的治疗可结合患者的HCG水平、症状、生命体征选择治疗手段。对于胚胎活性好，甚至已经出现腹腔内出血的患者须急诊手术治疗。若检查的结果显示病情并不严重，可以采取药物或者其他方式进行保守治疗。但是要提醒大家，异位妊娠保守治疗并不是百分百成功，而且需要的时间较长，一旦出现HCG升高或破裂出血的症状，须立即手术治疗。

11. 异位妊娠手术切除一侧输卵管后还能再怀孕吗？

可以的。因为女性一般有两个附件，只要一侧的卵巢和输卵管正常，就能够再次怀孕，即使因异位妊娠手术切除另外一侧输卵管。通常来说，女性的两个卵巢为轮流排卵，所以切除一侧输卵管后，怀孕的概率可能会下降，怀孕的难度会提高。建议女性在备孕前，先咨询生殖专科医生的建议，在医生的指导下进行备孕(图 21-2)，以提高受孕的概率。如果难以受孕，可以采取辅助生殖技术达到受孕的目的。

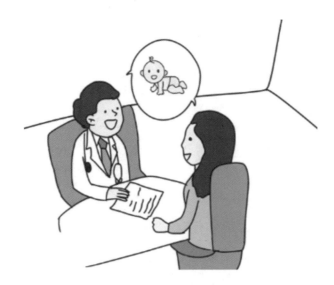

图 21-2　接受医生的建议

12. 异位妊娠治疗以后多久能够再次怀孕?

正常情况下，选择药物保守治疗异位妊娠的患者，如果使用甲氨蝶呤(MTX)杀胚胎，用药后需要至少半年再怀孕。如果没有使用 MTX 治疗，常规 2~3 个月就可以备孕了。一般保留输卵管的手术后，最好先做输卵管造影等相关检查，确诊输卵管是否通畅。若手术中发现患有盆腔炎、腹膜炎等妇科炎症，须遵医嘱经期抗感染治疗后再次备孕；发现两侧输卵管质量都不太好时，应尽早寻求生殖专科医生帮助，决定是否采用辅助生殖技术助孕。曾发生宫外孕的患者一旦再次怀孕，应尽早到医院进行检查，排除再次异位妊娠的可能。

13. 异位妊娠采取保守治疗需要注意什么?

异位妊娠已经确诊，一般以手术治疗为主；对于孕囊直径小于 4 cm、血液中人绒毛膜促性腺激素(HCG)<2000 U/L、尚未发生破裂或流产、无明显内出血的患者，可以采取保守治疗。进行保守治疗时，一定要注意如下几点。

(1)多休息：异位妊娠保守治疗期间要避免剧烈运动及重体力劳动，生活规律有助于身体早日恢复健康状态。

(2)加强营养，合理饮食，多吃新鲜蔬果、蛋类、豆类等食物，避免辛辣刺激性食物；保持大便通畅，避免用力大便时，腹压增加导致包块破裂。

(3)每周复查 HCG 水平，直至降至正常水平；必要时须复查 B 超，了解附件区包块的情况。

(4)一月内禁止同房，再次备孕需要至少 6 个月之后。

(5)观察月经恢复情况。一般月经可能在 HCG 下降到正常后一个月左右来潮。观察月经的量、颜色是否正常。

(6)在保守治疗期间，可能会出现保守治疗失败的情况，需要急诊手术治疗。一旦出现剧烈腹痛、出血量增多等异常情况时应及时就诊，检查是否出现异位妊娠破裂。

14. 宫外孕后，准备再次怀孕，应该怎么备孕?

对于得过宫外孕的女人来讲，再次怀孕时难免忐忑不安，生怕再次怀孕时，仍然还是宫外孕。那备孕时需要做哪些准备工作呢?

（1）宫外孕的发生，主要因为输卵管炎症。因此发生宫外孕后，患者应遵照医嘱积极治疗，消除炎症。

（2）在医生允许的时间解除避孕措施，积极备孕。

（3）如解除避孕措施恢复正常性生活后半年至一年不孕，需要进行输卵管功能检查或寻求专业辅助生殖医生的帮助。

（4）根据自身实际情况，决定下一步的助孕方法。无论是否得过宫外孕，怀孕时发生宫外孕的风险都是存在的。在积极备孕的过程中，要知情风险，理智面对才是上策。

（5）如有不适，积极就诊。

案例二：患者谢某，女，27岁。因停经52天，阴道大量流血两次，于2022年2月27日紧急入院。B超检查发现"切口部位妊娠"。住院后3月1日行子宫切口部位高强度聚焦超声治疗，次日在宫腔镜下行妊娠物清除术。术中出血多，改为开腹手术。术中可见子宫颈明显膨大，表面呈紫蓝色，妊娠物即将穿透子宫；立即清除妊娠物及陈旧性血块，缝合子宫创面。但由于子宫收缩差，仍有大出血的可能性。医生将病情告诉患者家属，如再次出现大出血，有可能进行子宫切除手术。什么样的怀孕有这么大危险? 什么是切口妊娠?

15. 什么是切口妊娠?

胚胎着床在前次剖宫产切口瘢痕处，称为子宫下段剖宫产切口瘢痕妊娠，简称切口妊娠，是一种异位妊娠。其患者均有剖宫产史，以及停经史、子宫体增大、血HCG升高等正常早孕表现。超声声像图显示宫内孕囊或胎盘组织位于子宫下段切口瘢痕处，与切口肌层无分界；孕囊与切口间血流丰富；子宫下段前壁中等回声，回声不均，达浆膜见血流。

16. 为什么需要切口妊娠终止妊娠?

剖宫产术后，子宫下段会留下瘢痕，再次怀孕时受精卵可能在瘢痕处着床。随着胚胎的发育，绒毛组织沿着缝隙植入子宫肌层，发生难以控制的大出血，甚至出现子宫破裂，危及生命。目前国内尚未见到足月切口妊娠的报道。为了避免切口妊娠的发生，有条件的孕产妇应尽量选择自然分娩；行剖宫产后2年内，绝对禁止再次怀孕。

17. 与普通的人流手术相比，切口妊娠终止妊娠手术有何不同?

正常妊娠时，孕囊着床在子宫内膜层，位置较浅；清除妊娠组织后，通过子宫收缩，创面很快止血，出血较少。切口妊娠时，切口部位的手术瘢痕处子宫内膜不连续，孕囊在此处着床，可能发生绒毛植入子宫肌层，甚至穿透子宫；另外，位于子宫下段瘢痕部位的肌层比子宫体薄很多，清除妊娠组织后子宫下段的肌层收缩力度不够，很难止血。前几年临床上对这个疾病比较陌生，也有直接做人工流产手术的病例，结果发生了大量出血。因此，切口妊娠的清宫手术难度远高于普通的人工流产手术。随着对这个疾病的研究多起来，越来越多的方法可用到切口妊娠的治疗，以治疗切口妊娠大出血或降低清宫时发生大出血的可能性，如介入手术、高强度聚焦超声治疗、口服米非司酮、注射甲氨蝶呤等。

18. 如果第一胎是剖宫产, 准备生二胎时要注意些什么?

首先: 选对再次怀孕的时机。一般医生建议剖宫产术后 2~3 年, 因为这个时候子宫瘢痕肌肉化程度达到最佳状态。此时怀孕是最佳时期。此后, 瘢痕肌肉化的程度将越来越差, 并逐渐退化, 失去弹性。5 年后, 瘢痕逐渐变薄, 肌纤维会变成结缔组织, 张力变差, 怀孕期间子宫破裂的可能性就会增加。

其次: 头胎是剖宫产的准妈妈一旦发现怀孕应尽早去医院确定是否为切口部位妊娠。停经 40~50 天时, 可以通过做血 HCG 检查和阴式 B 超, 确定孕囊位置。如果确定是切口妊娠(受精卵着床于瘢痕处), 需要及早进行手术终止妊娠。如为正常宫内孕, 要按时产检, 明确胎盘位置及胎盘与瘢痕的关系。34 周开始, 需要每周做 B 超监测子宫下段的肌层变化。

再次: 妊娠过程中除按时产检外, 还要注意控制胎儿出生体重。最好控制在 6~7 斤, 胎儿过大会增加子宫产前破裂的风险。尽量不要开车、骑车, 避免性生活, 一旦出现孕晚期出血或腹痛要及时就医。

最后: 选择合适的时机终止妊娠。若前次剖宫产为子宫下段横切口, 切口愈合良好的孕妇, 39 周终止妊娠比较适宜; 若前次手术方式为古典式剖宫产(竖切口), 或横切口有感染的孕妇, 选择孕 36~37 周终止妊娠为宜; 若有凶险性前置胎盘, 36 周后应计划分娩; 若出现大出血或胎儿宫内窘迫, 应紧急终止妊娠。

(刘娟、王惠平)

第二节 黄体破裂

案例: 李女士在家做仰卧起坐时, 突然肚子痛了起来, 不一会儿就脸色苍白, 浑身大汗。家人把她送入医院, 发现已经有了休克的表现: 血压下降, 神志模糊。马上进行紧急手术, 发现肚子里有近 2000 mL 的积血, 幸好抢救及时, 保住了性命。为什么简单运动成了高危运动了? 这到底是怎么回事呢?

1. 什么是黄体? 什么时候是黄体期?

黄体是排卵后, 由残留的卵泡壁和卵泡膜细胞分裂形成的, 富含毛细血管、具有内分泌功能的细胞团。因为新鲜时显黄色, 叫黄体。由于黄体内充满了毛细血管, 所以黄体发生破裂会导致腹腔内出血。月经周期中什么时候是黄体期呢? 以周期为 28 天的规律月经为例, 排卵前 2 周为卵泡期, 排卵后到下次月经来潮前为黄体期。也就是说, 排完卵便开始形成黄体。这段时间做运动需要特别注意。

2. 为什么会突然发生黄体破裂?

黄体破裂是妇科常见的急腹症之一, 好发于卵巢功能旺盛的年龄段, 即 20~40 岁年轻女性, 有人称为青春杀手。根据黄体破裂的原因分为自然破裂和外力破裂。有的人可能是突然的一个动作不当, 用力咳嗽或打喷嚏, 甚至大便, 导致黄体破裂, 危及生命; 还有的人可能是剧烈运动、受到撞击, 或者性交过于激烈, 导致黄体发生破裂。黄体破裂对人的危害因人而异, 临床症状也有很大差别。有的可能仅有突然但很轻微的一侧下腹疼痛, 流出少量血液也自行吸收, 不留任何后遗症; 有的可能发生剧烈难忍的腹痛, 严重者可发生失血性休克, 如治疗不及时可危及生命。

3. 医生怎么诊断黄体破裂?

临床诊断黄体破裂并不是一件很难的事情,医生一般会从以下几点综合考虑诊断黄体破裂。

首先:黄体破裂发生在特定的时间段,一般是在月经周期的后半期,尤其是月经前一周。

其次:存在一个明显的诱因,也许是剧烈运动,也有可能是用力咳嗽、大便,或者是过于激烈的性交等。

再次:有典型的临床表现,包括腹痛、腹胀、肛门坠胀。如果出血很多,患者可有贫血的表现,如头晕眼花、心悸、晕厥等。

最后:辅助检查。盆腔 B 超、后穹窿穿刺等检查都有助于黄体破裂的确诊;还需要进行尿妊娠试验或抽血检查 HCG,以排除宫外孕破裂出血。通过以上询问和检查,医生可以很快作出诊断,进行相应的治疗。

4. 黄体破裂能够自愈吗?

有人担心每个月都有黄体,那发生黄体破裂的机会不是很高?其实黄体内部小血管破裂是十分平常的事,大部分的黄体破裂的破口很小,出血量很少,是可以自愈的。患者可能只有轻微的腹痛,甚至可能感觉不到,无须害怕。黄体破裂患者即使住院治疗,医生也会根据出血量选择治疗方法。对于出血少、生命体征平稳的患者可选择保守治疗,等待黄体的自我修复。只有黄体破口大、出血多,无力自愈的,或出现休克症状的患者,才会选择手术治疗。

5. 经过治疗以后黄体破裂还会复发吗?

黄体破裂作为妇科急腹症之一,造成的腹痛和出血确实严重影响着女性健康。黄体每个月都会形成,但发生破裂大多与外力影响有关。比如性生活猛烈、剧烈运动、用力咳嗽等。若黄体期做好相应护理,保持性交动作轻柔、避免剧烈运动、不做重体力劳动等,临床上黄体破裂复发的可能性很小,但也不能绝对排除。女性朋友大可不必过度焦虑。

6. 黄体破裂会影响生育吗?

黄体破裂是年轻女性常见的问题之一,有可能威胁女性生命安全。还有人担心,发生黄体破裂之后会不会影响生育功能?不会。因为黄体本身只有两周的寿命,等下次月经来潮,就又有新的黄体产生。黄体破裂修补后也就没事了,一般不会对卵巢造成伤害,更不会伤害卵巢功能影响女性生育。

7. 黄体破裂可以预防吗?

黄体破裂因为有特定的时间和诱因,因此可以预防。在日常生活中要注意如下几点。

(1)应当多了解女性生殖器官相应知识,懂得计算卵泡期、排卵期、黄体期和月经期。

(2)黄体期要注意休息,饮食合理,最好不做剧烈运动和重体力劳动;夫妻生活适度,动作轻柔,切勿用力撞击。

(3)积极治疗慢性咳嗽、习惯性便秘等易导致腹压升高的疾病,防患于未然。

(4)如果运动时或运动后出现腹痛现象,请引起重视。若没有缓解,请及时到正规医院进行相关检查诊断。

(刘娟、王惠平)

第三节 卵巢囊肿蒂扭转

案例：小美，17 岁。晚上睡觉翻身时，突然感到肚子痛，以为是没盖好被子受凉了，可是疼痛越来越厉害，父母赶紧把她送到了医院。医生说可能是阑尾炎，让她去做 B 超检查。一检查不要紧，发现肚子里有一个不小的囊肿，还已经发生扭转，需要马上手术。小美得了什么病？如果不马上进行手术会有什么后果？今天就为大家介绍另外一种妇科常见的急腹症——卵巢囊肿蒂扭转（图 21-3）。

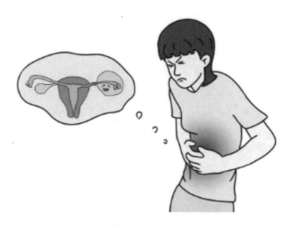

图 21-3 卵巢囊肿蒂扭转

1. 什么是卵巢囊肿蒂扭转？

卵巢囊肿蒂扭转是指患有卵巢病变，如卵巢上皮性囊肿、畸胎瘤等疾病。由于患者剧烈运动、妊娠、突然变换体位等因素，出现病变的囊肿或瘤体发生蒂扭转；供应卵巢囊肿的血管发生扭转，卵巢囊肿缺血甚至坏死、破裂，从而出现突发一侧剧烈下腹疼痛、恶心呕吐、发热甚至休克等症状，严重时甚至可引起一侧卵巢坏死。所以卵巢囊肿蒂扭转一经确诊，应尽快手术治疗。

2. 什么样的卵巢囊肿容易发生蒂扭转？

卵巢囊肿蒂扭转是卵巢囊肿最常见的并发症，大多发生在中等大小、瘤蒂较长、活动度比较好、重心偏向一侧的肿瘤，如畸胎瘤或者黏液性及浆液性囊腺瘤，多发生在体位突然变动、妊娠早期或产后。

3. 卵巢囊肿蒂扭转需要立即做手术吗？具体是怎么处理的？

卵巢囊肿蒂扭转一经确诊，一般都会进行急诊手术，以减少卵巢及囊肿发生缺血、坏死的风险。具体的手术方式主要与扭转的时间，以及患者的年龄、生育要求有关。

（1）如果是早期的卵巢囊肿蒂扭转，卵巢及囊肿可能还没有发生缺血、坏死，通过手术将扭转的囊肿复位即可。如果患者比较年轻，囊肿复位后可以进行卵巢囊肿剥除术。

（2）手术中如果卵巢及囊肿已经发生缺血、坏死，则需要切除患侧卵巢。

（3）如果患者的年纪比较大，没有生育要求，则建议患者切除患侧附件，防止再次发生卵巢囊肿蒂扭转。

因此，患者突发严重的腹痛，应该及时就医，以免延误最佳的治疗时机。

（刘娟、王惠平）

第二十二章

不孕与计划生育

｜ 第一节　不孕症 ｜

案例：患者小红，35岁，结婚6年。虽然两人喜欢小孩子，但是由于生活压力大，经常加班，自己的生活都顾不上，觉得没有能力要小孩，没能力给孩子良好的生长环境，所以决定不要小孩。朋友看到他们夫妻做"丁克"一族，羡慕他们自由自在的生活，夸他们想得开。可是两家老人对他们年龄渐大还没有孩子是又愁又急，以为他们有病不能生育，不辞辛劳地为他们找偏方。去年，小红看着别人的孩子甜甜地叫爸爸妈妈，眼神有些渴望。夫妻两人还是决定要个小孩。小红辞了工作专心备孕，可两年过去了，还是没有怀孕。夫妻两人去医院检查，检查的结果证明，丈夫的身体各方面都很健康，问题出在小红身上，经进一步全面检查发现是输卵管阻塞引起的不孕。他们还有机会拥有自己的宝宝吗？

1.什么是不孕不育？只有女性才会不孕吗？

男女双方没有采取任何避孕措施和方法，有正常性生活12个月以上仍没有成功怀孕的称为不孕不育。

导致夫妻双方不孕不育的发病原因有很多种。女性不孕症分为原发性不孕和继发性不孕两种。育龄期女性从未怀孕过的称为原发性不孕，既往有过怀孕后不孕的称为继发性不孕。阻碍受孕的因素有男方、女方、男女双方和不明原因。据流行病学调查，不孕属女性因素占40%~55%，属男性因素占25%~40%，男女双方共同因素占20%~30%，不明原因的约占10%（引用妇产科护理学第6版）。

2.导致不孕的原因有哪些？

（1）女性不孕的因素。女性受孕的必备条件：子宫腔的环境适合受精卵着床（通俗地说就是利于"生根发芽"）；卵巢排出正常成熟的卵子；男性精液中含有正常成熟的精子；精子和卵子在输卵管能结合形成受精卵，然后被顺利地送入子宫腔。所有导致女性不孕的原因包括输卵管原因、子宫原因、卵巢原因、宫颈原因等。

①输卵管原因。输卵管问题是女性不孕症最常见的原因。输卵管具有摄取卵子、运送精子，以及把受精卵送到子宫腔的作用。输卵管堵塞、结核、炎症、粘连、先天性发育不良等问题，都可能影响输卵管功能受损，不能正常运送精子、卵子和受精卵，导致不孕。

②子宫原因：子宫具有子宫内膜周期生长产生月经、输送精子、受精卵着床和孕育胚胎的功能。子宫内膜炎、内膜粘连、内膜分泌发育不良等因素均影响精子通过；子宫先天性发育畸形和黏膜下肌瘤均可引起不孕或者怀孕后流产。

③卵巢原因：卵巢具有分泌内分泌激素、产生卵子和排卵的功能。先天无排卵是导致不孕最严重的原因；卵巢的病变，如先天性无卵巢或发育不良、多囊卵巢综合征、卵巢巧克力囊肿、卵巢功能早衰等均影响卵巢排卵导致不孕。

④宫颈、阴道和外阴的原因：宫颈管和阴道是精子上行进入宫腔的通道。慢性子宫颈炎、阴道炎影响精子的穿透，降低精子的活力。特别是滴虫性阴道炎是由阴道毛滴虫引起的通过性交直接传播的阴道炎症，且阴道毛滴虫能吞噬精子，降低精子在阴道的存活率。因此滴虫性阴道炎患者夫妻双方须同时进行治疗。宫颈管狭窄、粘连、先天性阴道宫颈发育异常(阴道完全或部分闭锁)均影响精子进入宫腔，可致不孕。

⑤其他原因：免疫因素(女方血清内抗精子抗体、女方抗心磷脂抗体等)、染色体异常、甲状腺功能亢进或减退、过度肥胖或消瘦、胰岛功能异常、精神心理因素等均会影响女性生育功能。

(2)男性不育原因：主要原因生殖器官异常、性功能障碍、免疫和感染因素等。

①生殖器官等异常：a.先天性睾丸发育异常(男性假两性畸形、无睾症、先天性曲细精管发育不全等)；b.输精管梗阻或精液异常(表现为少精子、弱精子、精子发育异常等)；c.精索静脉曲张(睾丸血流减慢或减少致血液淤积，生成精子的环境被破坏，使得精子生成减少，活力降低，精子畸形增多，严重可致无精子)；d.雄激素靶向器官病变；e.外伤或手术致男性生殖系统损伤等。以上均可引起男性不育。

②性功能障碍：包括心理性或器质性原因导致的性欲功能减退、勃起功能障碍、不射精或逆行射精、早泄等，精液不能正常进入阴道。

③免疫和感染因素：当血睾屏障及精浆免疫抑制因子等因素建立的免疫耐受机制被破坏，可能会发生抗精子自身免疫反应。腮腺炎病毒、淋病、支原体感染、衣原体感染，可致精液质量降低、未成熟精子增加。

(3)男女双方因素。

①缺乏性生活的基本知识：少数夫妻性知识极度缺乏，导致不能正常性生活或者无性生活。

②精神因素：男女双方在精神上过度紧张焦虑影响受孕，有些不孕症可能是由心理因素导致。焦虑、紧张等心理因素可能会加重不孕症。

③免疫因素主要有：a.同种免疫，男方的精子在女方体内产生抗体，使精子失去活动力或凝集，导致不孕；b.自身免疫，男性精子或女性卵子进入自身的周围组织，导致自身免疫反应，产生相应的抗体物质，妨碍精卵结合影响受孕。

④不明原因不孕：指双方通过全面的医学检查，仍不能确定什么原因导致不孕。这部分患者可能也存在某些方面的异常，只是目前的医疗检测方法还不能发现问题。

因此不孕不育不止是女性的问题，男性也有可能出现不育。在没有避孕措施的情况下正常性生活12个月以上没有怀孕，夫妻双方应保持良好心态，都去医院检查明确诊断、找准病因、对症治疗。

3. 不孕不育会遗传吗?

导致男女双方不孕不育的原因有很多种，部分原因不会遗传，部分原因会遗传。女性输卵管堵塞、子宫内膜功能被破坏，男性环境因素接触有害物质导致精子质量下降甚至死精等导致的不孕不育不会遗传。女性特殊染色体异常、卵巢功能障碍、多囊卵巢综合征、激素水平紊乱导致排卵障碍，男性先天性少精、弱精子或者染色体异常等导致的不孕不育可能会遗传下一代。

4. 不孕症的治疗方法有哪些?

不孕不育的原因不同,则治疗不同,治疗的难易程度也不同。

随着年龄增长,尤其35岁以后的女性生育能力明显下降,流产风险也明显增加。这时候医生可能建议借助医学手段来怀孕生孩子。需要注意的是治疗能帮助怀孕,但并不能确保胎儿完全健康。

首先:需要制定计划。治疗前医生会告知夫妻双方有哪些治疗方法,能接受到什么程度的治疗?比如能接受药物治疗但不想做手术。在治疗过程中也许会改变想法,但最好从一开始就想清楚自己能接受的极限。治疗不孕不育的费用可能很高,而且常常不能医保报销。如果费用是需要考虑的重要因素,应问清楚手术或药物相关花费,需要自费的金额,以及哪些可以医保报销。提前考虑到这一点可以避免情感或经济方面的困扰。准备治疗之前,夫妻双方先要充分讨论并达成共识。

其次:观察等待,考虑借助医学手段帮助怀孕之前,女性可以先在家自己测定每天的基础体温并画出折线图,推算排卵期,在排卵期前数日同房可以增加怀孕机会。

再次:开始初始治疗,建议男方改善不良的生活习惯、定期精液检查、排卵期规律同房、服药调整精子质量;必要时采取手术治疗,比如非阻塞性无精子症的手术取精,梗阻性无精症的疏通手术,或者精索静脉曲张手术等。也可以先尝试人工授精,提高怀孕的成功率。女方如果有明确病因的,直接针对病因治疗。如输卵管病变或阻塞,可以通过手术来解决输卵管问题;有子宫内膜异位症的,可通过HIFU(海扶刀消融手术)或腹腔镜手术来治疗;排卵异常的可以使用药物治疗,如炔雌醇环丙黄体酮片治疗多囊卵巢综合征,氯米芬刺激排卵等。但如果没有明确病因,医生可能会采用以下方式治疗,如:激素注射、氯米芬、人工授精等。

最后:如果初始治疗无效,可以尝试试管生育或考虑收养小孩。

5. 对于不孕不育有哪些误区?

随着经济的飞速发展,不孕不育的发病率不断增高,关注度也不断增长。但是对于其了解认识还是存在很大误区,主要表现在以下方面。

(1)病急乱投医:现在是5G时代,越来越多的不孕不育广告出现在电视、网络、收音机、杂志等平台。有些患者听信虚假宣传,进行不规范治疗,不但增加了经济负担,还加重和影响了自身病情。因此提醒广大患者,应去正规医院的生殖医学科进行全面科学的检查。引起不孕不育的原因有很多种,治疗方法因人而异。有些严重情况的治疗时间可能会有点长,切忌心浮气躁、半途而废地乱求医。

(2)重治疗,轻检查:有些不孕不育患者认为出现不孕不育直接服药就好,不愿意花时间和精力去检查。不孕不育需要明确病因后进行针对性治疗。

(3)相信偏方:有些患者不愿意去医院进行科学检查,一味地相信民间的偏方或谁的治疗经验。

(4)认为子宫输卵管通液可以治疗不孕:子宫输卵管通液只是一种检查手段,不能起到治疗的效果,反复通液容易增加感染风险。

(5)只要求女性检查治疗,男性不进行检查:很多男士认为不孕是女性的问题,能同房且平时很健康不会不育。怀孕是夫妻双方的事,如果男性有少精或弱精症等问题,这种情况下只检查治疗女性达不到治疗效果,因此男女双方都需要检查明确病因、对症治疗。

(6)抵触辅助生殖技术:医生根据患者的病因推荐做体外受精-胚胎移植(俗称试管婴儿)技术。有些患者认为这不是自己的孩子,没有自然受孕生的孩子健康,这是错误的认识。试管婴儿是从女性卵巢中取出健康卵子,在体外与男性正常的精子进行受精培养,再将发育好的胚胎移植到女性宫腔内,让其着床。由夫妻双方提供精子和卵子,试管婴儿和自然受孕的孩子一样健康。

(7)做试管婴儿就一定能成功:试管婴儿的成功率不是百分之百。女性宫腔的环境(子宫内膜异常病变)、心理压力大影响内分泌水平、年龄、身体状态等都会影响其成功率。

6. 子宫内膜厚度会影响怀孕吗?

(1)子宫内膜是受精卵着床的位置,内膜最好的受孕厚度为 8~10 mm。子宫内膜对胎儿起到保护作用。

(2)子宫内膜太薄就好比植物需要的"土地"比较贫瘠,不利于受精卵着床,容易导致流产。如果卵巢激素分泌紊乱,分泌大量雌激素刺激子宫内膜增厚超过 10 mm;甚至雌激素长期持续地作用,无孕激素对抗,会使子宫内膜长期处于增生期状态,造成子宫内膜异常增生,可能会出现排卵不正常甚至不排卵现象。另外,过厚的子宫内膜不宜受精卵着床,这样也会影响怀孕。

7. 试管婴儿成功率与哪些因素有关系?

试管婴儿的成功率与以下因素有关。

(1)夫妻双方自身条件因素:如果女性年龄超过 35 岁,她的卵巢储备功能就会出现减退,卵母细胞质量也跟着改变,染色体出现异常的概率随之增加,自然胚胎移植的成功率也会相对下降。另外,女性自身的子宫内膜情况会直接影响妊娠率。例如胚胎植入需要好的内膜为其提供良好的条件,而子宫内膜异常,就好比土地贫瘠,就算种子再优质也无法在此生长,无法试管成功。子宫腺肌病、子宫肌瘤等疾病也会影响试管婴儿的成功率。男性方面为精子的质量。当然夫妻双方不良的生活习惯,比如抽烟、喝酒、经常熬夜等,也会影响试管婴儿的成功率。

(2)夫妻双方染色体的因素:很多不孕不育的夫妻,大多存在染色正常变异型。此情况下的自然怀孕不仅怀孕率低,还容易导致流产。通过试管婴儿 PGS 技术的筛查,得到健康的胚胎进行移植,可以有效地提高试管婴儿的成功率。

(3)促排卵的方案:促排卵的方式会影响能不能取到优质的卵子,而是否有优质的卵子影响试管婴儿的成功率。所以促排卵的方案,会影响试管婴儿的成功。

(4)技术人员技术水平和实验室条件:技术人员技术水平高、实验室条件丰富的医院能够帮助不孕不育夫妻怀上健康的宝宝。

(5)卵巢过度刺激综合征(OHSS):这是试管婴儿治疗中卵巢刺激的大敌,是促排卵的梦魇。在试管婴儿的治疗中用药物刺激排卵后,出现的一组由许多不适构成的表现称为综合征,或者是并发症。一般卵巢没有促排卵几乎不会出现卵巢过度刺激综合征。卵巢过度刺激综合征(OHSS)分为轻、中、重度三个级别。卵巢过度刺激时,卵巢会比正常时大很多,血液里的水分会透过小血管跑到肚子里(腹腔、盆腔)或肺的外面(胸腔),甚至会跑到皮肤下面,让身体很多部位出现水肿。患者会感觉肚子胀痛、恶心和呕吐、出冷汗、不想吃东西、腹泻、体重增加、小便少、肚子变大、呼吸困难,甚至心跳加速、心慌、无法平卧等症状。如果出现偏一侧的头、脖子、腰背部、胳膊或腿部的疼痛,应及时就医。如果接受了促排卵治疗,出现上述不适,无法判断 OHSS 的严重程度时,应及时到正规医院就医。

8. 可以相信促排卵的小广告吗?

现在经常可以在厕所或者其他小卡片上看到打着促排卵、买卖卵子的小广告,新闻里偶尔也报道女孩在黑诊所里取卵,这是很危险的行为。买卖卵子行为不仅是违法,而且黑诊所不具备无菌条件,不具备严密的监视卵泡发育和治疗卵巢过度刺激综合征的能力,更不具备抢救条件。过度地注射促排卵药,导致过度卵泡发育,卵巢过度刺激综合征发生率增加,容易造成电解质紊乱、腹腔积液、肝肾功能损害、血液浓稠、血栓形成等,甚至呼吸衰竭、休克、死亡。因此不要为了点小钱相信小广告去黑诊所打促排卵针取卵,真不值得。

9. 促排卵会不会导致提前绝经?

很多人担心促排卵会提前用完卵巢中的卵子,导致提前进入更年期。这是错误的想法。女性的一生一般有400~500个卵泡发育成熟并排卵,生育期每月都有一批卵泡发育,一般只有一个优势的卵泡可发育完全成熟并排出卵子,其余的卵泡发育到一定程度后自行退化。在正规操作下,打促排卵针能增加同一批的卵泡的成熟率,但不会另外消耗原本储存的卵泡,更不会导致提前绝经、卵巢早衰。但反复大剂量促排卵,对不孕症患者是一种干扰,医生须很谨慎地进行促排卵治疗。

10. 试管婴儿能否选择胎儿的性别呢?

经过多年发展,试管婴儿技术在不断地进步。许多不孕、高龄的夫妻,通过试管婴儿拥有了自己的小孩。试管婴儿还可以使女性怀上双胞胎。那么,试管婴儿可以选择小孩的性别吗?

从技术角度来说,可以选择婴儿的性别。但若没有相关的医学诊断书,没有非选择性别不可的连锁遗传疾病,医院不会为患者选择婴儿性别。很多遗传病都与性别相关,比如血友病会在男性身上发病,女性仅为携带者,不会发病。这种情况下,为了避免孩子患上遗传病,可进行性别选择,防止遗传疾病出现。第三代试管婴儿技术能够选择婴儿性别。我国绝对不允许通过这种技术非医学目的地选择婴儿性别。国内具备选择胎儿性别资格的医院也很少。世界上绝大多数国家都不允许选择婴儿的性别。

11. 试管婴儿没有正常怀孕的婴儿聪明吗?

正常婴儿与试管婴儿都是需要孕妇十月怀胎才能分娩,二者的区别只有受孕方式的不同,其他的不论是怀孕还是分娩都相同。

婴儿的智商主要遗传父母的智商高低。婴儿在胎儿时期基本已经决定了智商。婴儿智商的高低与其大脑沟回的长短、多少有关系。在孕期婴儿大脑神经元分化最为迅速,脏器发育最基本的阶段已基本形成。婴儿的智商与受孕方式没有关系,所以试管婴儿不会比自然受孕的婴儿笨拙。

(王惠平、刘娟)

第二节　计划生育

1. 什么是宫内节育器? 有哪些常见类型?

宫内节育器俗称避孕环,它是一种简便、经济、安全、有效、可逆的避孕工具,是我国育龄期妇女主要的避孕措施之一。宫内节育器的作用:①对精子和胚胎的毒性作用。节育器放入宫腔后产出局部炎性反应,抑制精子的游走,阻止胚胎生长发育。②影响着床。长期异物刺激产生炎性反应和子宫内膜损伤,生成前列腺素,改变宫腔和输卵管环境,不利于胚胎的着床。

我国目前临床上常用的宫内节育器形态各异、大小不一,有T形、麻花形、O形、Y形等,按作用方式分为惰性宫内节育器和活性宫内节育器。惰性宫内节育器的主要材料以橡胶、不锈钢、塑料等材料,主要依靠节育器异位的作用来避孕,但易出现带环受孕、宫外孕、节育器异位等副作用;活性宫内节育器含有一定量的孕激素、止痛或者止血药物,可以提高避孕效果,同时减少节育器导致的异常阴道出血或者疼痛等症状。宫内节育器的放置时间应选择在月经干净后的3~7天,由经验丰富的医生在无菌操作下置入;其中自然流产者在恢复一次正常月经后,剖宫产为产后6个月后,顺产在生完后3个月以上为宜。

2. 结扎是男性结扎好还是女性结扎好?

结扎是通过手术方式切断输送精子或卵子的通道,达到避孕的效果。无论是女性还是男性结扎都是终身的节育。男性和女性结扎的方式有哪些不同? 哪种方式更好? 两者主要区别如下。

（1）手术的大小：男性的输精管位于阴囊内，它是一根又韧又硬的如火柴般粗细的管子，隔着一层皮肤就能摸到。医生在局麻手术下行结扎手术即可，无须进入腹腔，不会造成全身不适，是一项伤口小、见效快、操作方便、手术时间短的手术。女性结扎是在输卵管峡部进行手术，输卵管位于盆腔，结扎时须在全麻下进入盆腔操作，手术风险女性相较于男性风险更大。

（2）手术效果评价：女性结扎术后健康恢复，则认为结扎成功，术后 1 个月可恢复同房；男性结扎术后 2 周可同房，但须做好避孕措施，因为判断结扎成功与否是需要连续两次精液检测后确定没有精子才算成功。

（3）结扎后的复通：如有生育要求，无论是男性结扎术后还是女性结扎术后均可进行复通手术，但男性结扎术后复通相较于女性结扎术后成功率要低。女性结扎部位在输卵管，没有损伤卵巢，卵巢还是周期性排卵，故存在宫外孕、感染、不孕等风险。男性结扎后复通手术比较复杂，且易造成阴囊出血、附睾淤积症、不孕、感染等并发症。

因此无论是男性结扎还是女性结扎都需要认真考虑，如果还有生育要求，建议选择其他有效的避孕方式。

3. 女性什么时间去结扎好？

（1）对于没有怀孕的女性建议是月经干净的 3~7 天内进行结扎手术。

（2）如果是剖宫产可以在剖腹的时候行输卵管结扎手术。如果是顺产女性一般情况良好时，可产后 6 小时实施结扎手术，但不建议马上结扎，以免影响产后恢复；如果顺产后 42 天复查，女性恢复良好时可行结扎手术，但通常建议顺产后 6 个月在确定未孕的情况下进行结扎手术。

（3）做完人流后可以立刻进行结扎手术；自然流产需要恢复正常月经后进行结扎，时间应选择月经干净后的 3~7 天进行。

（4）对于上节育器的女性，则须取环后再行结扎手术。

4. 短效避孕药漏服了怎么办？

漏服短效避孕药以后无论什么时候应立即服用，如果漏服小于 12 小时下一次常规服用就好；如果漏服超过 12 小时则无论时间多晚都要立刻补充服用一次，就算是两片一起服用也要服用。如果是刚开始用药的第一个星期出现漏服，除补漏服的一次以外，接下来的一个星期最好使用避孕套避孕。如果第一周按时服用避孕药，第二周出现漏服，只需及时补充服药就好，因为前一周按时服用的避孕药已经发挥作用了。如果第一周漏服了避孕药，则应该及时补充服用避孕药，同时使用避孕套避孕。如果是第三周漏服避孕药，则有两个选择：一是补服避孕药后正常服药直至进入下一个周期，中间不要停药；二是结束第三周的服药，不管有无月经或者出血情况，都连续停药 7 天，再开始下一个周期的服药。如果漏服避孕的药时间超过 7 天，则停止服药，从下一个月经周期的第一天开始算用药周期。

5. 服用短效避孕药来调节月经可以吗？

周期性服用短效避孕药可人为地建立月经周期。短效避孕药除了有不孕的作用外还可以治疗月经不调、月经周期紊乱。短效避孕药通过改变子宫内膜环境、改变宫腔黏液的性状，调整女性体内的雌、孕激素水平，使其达到一种平衡。但需要注意的是，短效避孕药须在专业医生的指导下服用。

6. 短效避孕药有什么不良反应？

常见的不良反应有如下几种。①类早孕反应，如恶心、呕吐、食欲缺乏、头晕、乏力等；②不规则阴道流血；③闭经，对于原发性闭经的女性须谨慎服用；④体重改变，少数有女性体重增加；⑤其他症状，如长痘、头痛、乳房胀痛等。

7. 什么人不能服用短效避孕药?

大多数人群能服用短效避孕药,但是有以下生活方式或疾病的女性需要在医生的明确指导下用药:高血压、吸烟、妇科恶性肿瘤、肥胖、肝脏肿瘤(良性或恶性)、有动静脉血栓病史或者家族史、脑血管意外、心脏瓣膜疾病等。

8. 短效口服避孕药和紧急避孕药的区别是什么?

市面上常规的短效口服避孕药具有舒适、安全、有效的特点,是可靠的避孕方式之一,适用于所有避孕需求的健康育龄女性。紧急避孕药是作为事后补救的避孕措施,用于未避孕的或者避孕失败的育龄女性。紧急避孕药可致月经紊乱,影响正常排卵,导致排卵期不固定从而影响怀孕。不能把紧急避孕药当作常规避孕手段,须谨慎口服。

9. 安全期避孕安全吗?

安全期是根据排卵的状况来判断不易怀孕的时间。因为卵子不会每个月按时排出,理论上排卵期是下次月经来潮前的 14 日左右排出。如果心情热血沸腾,卵子可能会提前排出;如果劳累、经常熬夜、生病等生活不规律,卵子有可能晚几天排出。除非月经非常规律,不会受到任何因素的干扰,则能用安全期避孕。不然易算错排卵期而怀孕。所以安全期只是相对安全,若排卵期的时间不稳定,则安全期避孕也不安全。有很多避孕方法可选,不建议采用安全期避孕。

(王惠平、刘娟)

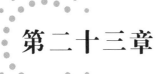

第二十三章

妇科常见检查与手术

第一节　妇科常见检查基础知识

1. 为什么只有妇科 B 超检查要憋尿?

这与子宫在盆腔中的位置有关。女性的子宫位于真骨盆内,两侧有卵巢和输卵管,在膀胱和直肠之间。做妇科 B 超检查时,若膀胱处于无尿状态,则肠管的蠕动和管内的粪便会对子宫、卵巢的 B 超影像造成干扰;若膀胱处于充盈的状态,则膀胱会将肠管推开,这样能清楚地显示膀胱后子宫、输卵管、卵巢的 B 超影像。经阴道的彩超无须憋尿,适用于有性生活的女性。

2. 什么是 TCT 检查?

在医院进行妇科体检时,医生都会要求患者做一个 TCT 检查。什么是 TCT 检查? TCT 检查又叫宫颈液基薄层细胞检测,是目前筛查宫颈癌及癌前病变先进的细胞学检查技术。它对宫颈癌细胞的检出率达 95% 以上,同时还能发现微生物感染如霉菌、滴虫、衣原体等,临床应用广泛。

检查取样时医生会用专用的标本取样刷在宫颈吸取分泌物,或用宫颈刷在宫颈管内旋转一周后取出放入标本瓶内。少数人在取样后会有少量血性分泌物,一般无须处理。宫颈病变的筛查除了 TCT 外,常规会联合 HPV 一起检测,这样发现宫颈病变的概率比较大。拿到检测报告后需要及时交给医生了解情况并与医生约好下次复查的时间。有性生活史的女性朋友建议在医生指导下定期在妇科门诊体检,以便及时发现、筛查宫颈病变。

3. 阴道镜只能检查阴道吗?

阴道镜是什么?作为妇科内窥镜的一员,阴道镜属于体外双目放大镜式光学窥镜,可以将充分暴露的阴道、宫颈通过光学放大 5~40 倍;可以观察到肉眼看不到的细微病变,对可疑部位进行活检,提高宫颈疾病的确诊率;还可用于观察外阴、会阴体及肛周皮肤病变。常规妇科检查如细胞学、TCT、HPV 检查后,有任何一项异常的,都需要进行阴道镜检查进一步确诊。

与妇科检查一样,阴道镜检查也需要暴露隐私部位,难免会让人感觉尴尬。但女性朋友不用过分担心,只需要将身体放松,配合医生,检查全程都不会有明显疼痛,只会有轻微不适感。

4. 哪些人需要做阴道镜?

患者有出现以下问题,则需要做阴道镜进一步确诊。

（1）有同房疼痛及出血，且高危型人乳头瘤病毒（HPV 病毒）感染的患者，在扩阴器下肉眼见宫颈无明显异常患者。

（2）HPV 基因检测为高危阳性，TCT 检查提示有宫颈病变的患者。

（3）考虑有外阴、阴道病变或者恶性肿瘤的患者。

（4）扩阴器下肉眼可见宫颈有病变的患者。

（5）外阴、宫颈、阴道病变患者治疗后复查，需做阴道镜进行效果评价，来确定下一步治疗计划。

5. 阴道镜检查需要注意什么？

（1）检查前需要做白带常规，确诊没有阴道炎症，排除盆腔急性炎症。

（2）检查时间安排在月经干净后 3~7 天内。

（3）检查前 3 天内不同房，不对阴道做冲洗及上药。

（4）检查后注意卫生，保持会阴部位清洁。

（5）检查后 2 周内不同房。

（6）检查后可能有少量阴道出血，这是正常情况；如果流血量多需要及时去医院就诊。

（7）如果阴道镜下取了活检，记得及时拿活检结果去医院复诊，按照医生的吩咐定期门诊复查。

阴道镜检查并不是妇科体检宫颈病变的一线筛查项目。细胞学检查和高危型 HPV 检查出现异常时，应该听从专业医生的建议进行合理检查，不要盲目抗拒。这样才能对疾病做到早发现、早治疗。

6. 做阴道镜必须取活检吗？

宫颈癌筛查时，HPV 和 TCT 是一项常规检查项目。如果其中任意一项有异常，需要做进一步检查，阴道镜是其中重要的一项。是不是所有人在做阴道镜时都需要取活检？当然不是。阴道镜检查时医生借助放大系统、采用醋酸、复方碘溶液对宫颈部位进行涂抹着色，以观察病变部位上皮组织颜色、血管等变化，判断是否有病变及病变的位置、范围；将可疑病变部位取下来一块组织送病理标本检查，以确定病变程度。这个取小块组织送病理标本检查叫"活检"，是阴道镜检查中的一个步骤。并不是所有受检者都需要取活检，医生会在诊治过程中，结合 HPV、TCT、细胞学检查，疾病发展情况，以往检查的情况，所出现的不适症状，以及在阴道镜下观察到的情况综合分析，再决定是取活检还是继续门诊复查以观察疾病情况。

7. 阴道镜取了活检，后续需要注意什么？

（1）阴道镜取活检后，阴道可能会有少量出血，这是正常情况。通常一周左右出血会停止，创面能愈合；如果出血量多，超过平时月经量，需要去医院就诊找医生进行压迫止血。出血期间避免剧烈运动、久蹲，如果阴道内放置了止血用的纱布或棉球，24 h 后自行取出。

（2）取活检后禁止盆浴、性生活及阴道冲洗 1 个月。

（3）取活检后一定要记得追踪活检的病理结果并复查，听取专业医生的建议，保障自身健康。

8. 什么是宫腔镜检查？需要注意什么？

宫腔镜是一种纤维光源的内镜，是妇科内窥镜的一种。在医院是常见的医疗器械，用于诊断、治疗妇科疾病。通过宫腔镜的光源系统和成像系统，子宫腔内的镜身可清楚观察宫颈管、宫颈内口、宫腔、输卵管开口的情况。对怀疑病变的组织可以直接准确采集标本送病理检查，同时也可以在宫腔镜下做手术治疗。

9. 哪些情况需要进行宫腔镜检查?

出现月经周期延长,月经量多或者非月经期出血等情况,医生会建议做宫腔镜检查。此外,巴氏涂片检查异常、老年女性绝经后出现持续的阴道流血、怀疑有子宫肌瘤和子宫内膜息肉,以及需要进行子宫内膜活检、不明原因的流产或不孕、进行绝育手术、宫内节育环嵌顿、宫腔粘连、子宫畸形等情况也需要做宫腔镜检查。

10. 什么情况不能做宫腔镜检查或手术?

宫腔镜手术除了一般手术禁忌(如有麻醉药过敏、严重高血压未控、急性心肌梗死、甲亢未控等)之外,还有一些特有的禁忌。如宫腔大出血、子宫穿孔、阴道及盆腔感染、浸润性宫颈癌、生殖器结核未控、宫颈结构异常(比如过硬或者过度狭窄等)都不能做宫腔镜手术。

11. 宫腔镜检查时需要住院打麻醉吗?

宫腔镜检查不需要住院,一般在门诊手术室就可以完成操作。大部分宫腔镜检查因为膨宫液和宫腔操作过程会让人感觉有下腹部胀痛,类似于来月经时的疼痛。个体对痛觉敏感程度不一样,所以有些人能耐受,有些人受不了。对于痛觉不太敏感的患者可以选择不打麻醉。为了提高患者的舒适度,可以选择静脉全麻,检查过程中没有任何不适感。需要注意的是,选择全麻的话在检查前需要禁饮食4~6小时,并且费用也相对稍高,检查完成清醒后需要有家属陪护。女性朋友可根据自身的情况选择,以获得满意的就医体验。

12. 宫腔镜检查后需要注意什么?

(1)听从医生的吩咐按时服用药物预防感染和止血。

(2)出现少量的阴道出血是正常情况。注意观察流血情况,如果出血量多、下腹疼痛,须及时来医院就诊。

(3)2周内禁止盆浴、性生活。

(4)可以正常饮食活动,注意不要进行重体力劳动,避免劳累。

(5)注意卫生,每天用温水清洗会阴保持清洁。

(6)如果行宫腔镜活检,记得取活检病理结果及时找专业医生复诊;需要继续观察的和医生约好下次复查的时间并记得及时就诊。

(王惠平、刘娟)

第二节 妇科常见手术基础知识

1. 什么是机器人手术?

外科手术机器人是一种集诸多学科为一体的新型医疗器械,是当前医疗器械信息化、程控化、智能化的一个重要发展方向。手术时外科医生可坐在远离手术台的控制台前,头靠在视野框上,双眼接受来自不同摄像机的完整图像,共同合成术野的三维立体图。医生双手控制操作杆,手部动作传达到机械臂的尖端,完成手术操作。

2. 机器人手术是由机器人做吗?

很多患者担心机器人手术是由机器人操作,这是错误的认知。外科手术机器人是一种新型的医疗手术器械，真正的操作者还是经过专业培训的医生，坐在手术室的控制台上，观测和指导机械臂工作。一旦切口位置被确定，装有照相机和其他外科工具的机械臂将实施切断、止血及缝合等动作。这是一种新提出的主仆式远距离操作模式。机器人手术时，医生的双手不碰触患者即可完成手术操作，这项技术可让医生在地球的一端对另一端的患者实施手术。

3. 与传统电视腹腔镜手术系统相比，手术机器人有哪些优缺点？

与传统电视腹腔镜手术系统相比，手术机器人系统具有如下明显的优点。

（1）提供主刀医生高清晰、立体的手术视野，从人类工程学角度让医生可以清晰准确地进行组织定位和器械操作。

（2）仿真手腕手术器械可以模拟人手指的灵活度，同时消除不必要的颤动。手术器械完全达到人手的灵活度和准确度，可以进行人手不能触及的狭小空间的精细手术操作。

（3）减少了主刀医生和其他手术团队成员的配合，更容易实现主刀医生的意图。

（4）主刀医生采取坐姿进行系统操作，舒适的坐姿有利于长时间复杂的手术。

手术机器人也存在不足之处。设备购置费用高；手术成本明显增加；手术前的准备及手术中更换器械等操作耗时较长；定期预防性维修，维护成本巨大，等等。

4. 为什么女性月经期不能做手术？

（1）月经期手术出血较非月经期手术出血多。非月经期，人体凝血与抗凝血系统之间保持动态平衡，是机体维持体内血液流动状态及防止血液丢失的关键。在机体维持血液正常循环过程中，凝血系统、抗凝与纤维蛋白溶解系统、血管及血细胞构成了凝血与抗凝血平衡的四个基本环节。经期经血通常是不凝固的，这是因为人体纤维蛋白溶酶对纤维蛋白的溶解作用，导致月经血的高纤溶活性，使得月经血不凝固，有利于经血和组织纤维的液化和排出。在月经期间手术，上述作用转利为害，导致机体具有出血倾向。加之手术时不可避免组织创伤，使人体凝血功能受到损伤，纤溶系统相对亢进。在此期间施行手术，术中创面渗血较多，影响手术操作。

（2）月经期人体免疫功能降低。女性在月经期免疫功能往往低于非月经期，机体抵抗力下降，容易使切口、呼吸系统和泌尿系统感染，影响病情好转及切口的愈合，不利于患者的恢复。

（3）月经期人体疼痛的敏感性增加。研究表明，女人在月经期对痛觉更加敏感。处于月经期时，疼痛相关的脑区激活模式发生改变。性激素与痛觉的关系还不十分清楚。此外，经期伴发的痛经可能会干扰术后并发症的诊断，延误治疗。

（4）月经期手术不可避免地为生活护理带来困难，患者术后需要尽早活动，如在月经期则会对尽早活动产生阻碍。另外大多数妇科手术术后须留置导尿管，如在月经期不但不便于留置导尿管，还会增加尿道感染的机会。

（5）月经期女性情绪波动较大，心理承受能力较差。

5. 为什么妇科手术一定要月经干净后第 3 天至第 7 天做？

在妇科，有的检查或手术如宫颈锥切、LEEP、输卵管通液、造影、输卵管吻合等有特定的时间要求。患者往往被告知手术需在月经干净进行，这是为什么呢？

宫颈锥切、LEEP 手术主要将宫颈局部进行切除，用于治疗宫颈病变。选择月经干净后第 3～7 天内做手术，距离下次月经时间较长，可以避免造成手术后伤口的感染，也有利于伤口的愈合。

对于输卵管的通液、造影检查而言，都需要经过宫腔，再进入输卵管。若月经刚结束，子宫内膜创面尚未开始修复，宫腔内还可能有经血残留。过早进行手术容易导致细菌感染和再次出血，甚至导致子宫内膜异位症。若月经干净后超过 8～10 天，内膜生长肥厚，血管扩张，造影时注油的导管头易误入内膜，使油剂进入血管，造成并发症。同时内膜生长过厚，子宫输卵管交接处较窄，造成生理性的阻塞，影响检查的准确性。月经干净后第3~第7天，旧的子宫内膜已经脱落干净，新的子宫内膜刚刚开始生长，子宫内膜的厚度适中。这时进行操作最合适。

6. 为什么血糖高不能做手术?

患者入院后，如果血糖过高，手术往往会被推迟甚至取消。为什么血糖高不能进行手术？血糖的正常值是空腹血糖3.9~6.1 mmol/L，餐后2 h血糖≤11.1 mmol/L。

（1）血糖高会使组织愈合能力变差，不利于手术创口的愈合。

（2）血糖高的患者血液中糖分含量丰富，无形之中给细菌提供了营养物质；细菌大量繁殖，容易导致伤口感染。

（3）手术对人体产生应激，血糖高的患者容易导致糖尿病酮症酸中毒。

因此糖尿病的患者须将血糖控制在安全范围内才可接受手术。

7. 服用抗凝药物患者停药多久才能做手术?

有些患者由于其他器官疾病的原因，如心脏瓣膜置换术后、植入滤网、支架等，需要长期服用抗凝药物。但是抗凝药物会导致凝血时间延长，增加术中及术后出血。因此这类患者必须停用抗凝药物一段时间以后才能进行手术。

阿司匹林用于解热镇痛；阿司匹林肠溶片用于冠心病等心血管疾病，防止血栓形成；长期使用至少停药7~10天，检查凝血功能正常时才能进行外科手术。

华法林是抑制血小板聚集的药物，常用于心脏瓣膜换瓣术后、植入滤网、支架等，需要长期服用。患者手术前3天停用华法林，遵医嘱使用肝素代替。手术后由于华法林起效缓慢，需要遵医嘱口服华法林与肝素重合使用3天后，才能恢复单一口服华法林。在此期间，须严密观察患者的凝血酶原时间。

8. 妇科手术前需要进行哪些检查?

妇科手术前须进行的检查项目，由医生根据病情决定。主要包括以下检查。

（1）白带常规：女性正常的白带是呈高黏稠、白色、絮状，无腥臭味。白带常规检查主要检查内容包括阴道清洁度、微生物、胺试验、阴道pH、线索细胞等，了解患者的阴道内是否有炎症、滴虫和霉菌。必要时还要进行衣原体、支原体、淋球菌检查。如果存在以上的细菌或微生物，手术时很容易引起上行性感染，需要治愈以后才能进行手术。做白带常规检查有以下注意事项：①月经期、应用雌激素药物后、妊娠期不宜做白带检查；②白带检查前24小时内不能同房；③检查前避免阴道灌洗、阴道上药、盆浴。

（2）TCT、HPV检查：HPV检查可以了解患者是否有携带HPV病毒，若是HPV16和HPV18型号，建议加做阴道镜和活检；TCT检查是通过宫颈黏液，查看宫颈细胞是否存在异常的情况。

（3）子宫、附件彩超：是妇产科最常见的一项辅助检查，用来检查有没有子宫肿瘤、子宫畸形、子宫内膜异位、卵巢肿物、盆腔内炎性肿块或脓肿等。如果是未婚妇女、没有性生活的妇女，要经腹部检查。这类患者须事先充分盈膀胱，才能够更好地显示子宫与卵巢的情况。如果是已婚妇女，即有性生活的妇女，可以经阴道检查子宫附件。这种方法能更加清晰、更加方便，不需要充盈膀胱，可以节约很多时间。检查时患者应避开月经期。但是如果阴道出血不是经期出血，可能是异常出血，则仍需经阴道检查，以更好地了解宫腔、子宫、卵巢的情况，更好地判断病情。

（4）阴道镜检：TCT、HPV检查有异常者，术前需要进行阴道镜检查。阴道镜检查前24小时避免性生活、阴道冲洗上药。如有进行定位活检者，须等活检结果后方能进行手术。

（5）胃、肠镜：盆腔包块特别是怀疑恶性肿瘤的患者需要进行胃、肠镜检查，已排除胃肠道来源的肿瘤。

（6）心、肺功能检查：用于老年女性及既往有心肺疾病的患者，用于评估患者是否能够耐受手术。

9. 手术前怎么合理安排饮食？

对于进食普通饮食的患者可以按照日常习惯进食，尽量避免吃坚硬、油炸等非常不易消化的食物；半流质饮食易于消化吸收，因此进食半流质的患者可适当增加1~2餐；进食流质的患者则无餐数的限制，如有饥饿感即可进食流质，保证充足的液体量。

10. 为什么妇科手术前需要剔除阴毛？剔除阴毛后还会生长吗？

阴毛是长在外生殖器及阴阜上的毛发，可以一定程度地抵御外来病毒和细菌的侵害，还可以散发和吸收外阴及阴道的分泌物和汗液。但阴毛的存在使得外阴和阴道温暖潮湿，容易滋生病毒和细菌，不利于手术的无菌操作，容易造成伤口感染，影响愈合。阴毛是在少量雄激素分泌刺激下产生的，与头发一样，修剪后会继续生长。

11. 导泻剂应该怎么吃？

妇科手术前常用的导泻剂有：50%硫酸镁和复方聚乙二醇电解质散（和爽）。50%硫酸镁俗称泻盐，具有良好的导泻功能。服用硫酸镁50 mL后，须立即开始饮水，1 h内饮水1000~1500 mL。因为人体肠道几乎不吸收硫酸镁，硫酸镁溶液中的结晶水也很难被肠道吸收。肠道内含有大量的水分，能够刺激肠道蠕动，促进排便。

和爽：将一袋137.15 g的和爽倒入容器内加饮用水配成2000 mL溶液，以每小时1000 mL的速度服用。尽量大口喝，在服用的过程中务必来回走动，有利于大便快速排出。一般服用1 h左右开始第一次排便，排泄5~8次。

12. 手术前为什么不能吃东西喝水？

很多患者和家属不理解手术前不能吃东西喝水的要求，甚至会把不能吃东西喝水误解为不能吃饭喝水，以为吃点稀饭、牛奶等不会影响手术，导致手术取消。为什么手术不能吃东西喝水呢？主要是为了防止麻醉插管、气管拔管或手术过程中出现呕吐引起的逆流窒息。因为麻醉后，咳嗽反射消失，一旦胃内容物误吸入肺部，可能引发吸入性肺炎，危及生命安全。

13. 术前禁食禁饮，降压药能吃吗？

对高血压的患者来说，而术前高血压会增加麻醉手术的风险，术前血压控制平稳是安全麻醉手术的重要保证。一般来说，降压药应当服用至手术当天。对于服用至手术当天的药物，可在清晨服用（距麻醉2小时以上即可），以少量（不锈钢小汤匙1匙）清水送下，切不可干吞，否则影响药物吸收。另外，如利血平等特殊降压药可引起术中血压剧烈波动。因此须停药2周以上再进行手术，并在医生指导下服用替代药品。

14. 手术前紧张失眠怎么办？

调查显示，大部分外科手术患者在手术前一天都会有不同程度的失眠。因此无须太过焦虑，这是一种常见的心理。首先患者可以对手术的麻醉方式、手术次序和术后返回地点有一个大致了解。其次可充分了解手术方式、获益和风险。最后可以充分了解术前准备工作和术后注意事项。当以上一切都了然于胸后，患者应该放松的上床睡个好觉。如果还是睡不着，也别勉强。可以告知值班医生使用促进睡眠的药物辅助入睡。一个良好的精神状态和体力对于手术的成功是非常重要的。保证充足睡眠，以最好的状态迎接手术。

15. 为什么手术前要清洗肚脐？

腹腔镜手术是一种微创手术，在人工气腹创建的腹腔空间内，通过穿刺孔建立可视通道和操作通道，借助电视荧屏图像的观察而完成的手术操作。其中的穿刺孔就是脐孔。因此手术前一天进行皮肤的准备，脐部是重点。要严格清洁和消毒，防止术后脐部切口感染。

16. 为什么插尿管以后总有想解小便的感觉？该怎么处理？

插了尿管之后很多患者总想小便，这是为什么呢？这种现象说明患者存在膀胱挛缩，膀胱刺激症状。因为插尿管之后尿管与膀胱黏膜、膀胱三角区摩擦，导致膀胱黏膜充血水肿，膀胱受到刺激，引起膀胱挛缩。膀胱频繁过度收缩，会导致患者产生尿意。拔完尿管后，尿路刺激的症状自然会消失。

建议留置尿管的患者应该注意精神上的放松，可以通过聊天、听音乐等方式分散注意力，多喝水，多排尿，减轻膀胱的刺激症状。对于长期留置尿管的患者突然出现这种症状时应该就医，排除膀胱炎症。

17. 为什么手术时不能戴金属首饰？

手术前患者需要去除身上所有的首饰，原因如下。

（1）携带细菌：饰品一直处于暴露状态，里面存着大量的细菌。为了避免携带细菌，手术必须严格执行无菌技术规则，医务人员一定要穿专用的鞋衣裤帽。

（2）烫伤：手术中有时会采用电刀等设备，佩戴金属饰品会造成局部短路，形成局部热能聚积，导致皮肤灼伤。

（3）压力性损伤：饰品长期压在身下，会导致局部皮肤血供变差，形成压力性损伤。

（4）影响仪器：手术时需要使用很多仪器，金属饰品难以避免地会影响仪器的准确度，进而对病人的安全与手术的结果造成巨大影响。

（5）避免损坏与丢失：金银首饰属于贵重物品。手术时，病人一般处于全麻或者半麻醉状态，意识不清醒，如果首饰丢失双方难以说清。为了避免这种纠纷的产生，也为了避免病人产生经济上的损失，手术时不要佩戴金属首饰。

18. 为什么手术当天不能化妆？不能涂指甲油？

手术当天一般要求患者不能化妆，不能涂指甲油，原因如下。

（1）使用化妆品会遮掩患者原本的肤色、唇色，如果患者在术中发生特殊情况，不利于医生对病情的观察。例如使用粉底会遮盖肤色，如果颜面部发生过敏，医生无法第一时间发现、判断，不能及时作出处理。术中经常要通过唇色判断患者是否发生缺氧，如果口唇发绀说明发生缺氧，要及时地给氧以维持血氧稳定。如果患者涂了口红，无法第一时间发现情况，及时处理。

（2）如果需要进行气管插管全麻手术，插管后需要在面颊处固定气管导管。当脸上有过多油脂时，胶布无法固定牢靠，很容易造成气管导管移位或脱离气道，发生严重后果。

（3）指甲油可以干扰监护仪的监测结果，使结果不准确；医护人员无法有效地观察甲床颜色和末梢循环。

所以最好的准备是在去手术室前做好面部清洁，最好所有护肤品及化妆品均不用。

19. 输血会不会感染肝炎和艾滋病？

输血是临床治疗的一个重要手段，特别是对于一些手术范围大、贫血的患者而言。输血确实是存在一定的风险，如输血的不良反应、输血的窗口期等。但是医院手术用血来源于正规渠道，都有一道严格的血液筛选流程，会对血液进行艾滋病、乙肝、丙肝、梅毒等多项传染病筛查，有病毒的血液或者疑似带病毒的血液都不会用来输血。因此患者因术中输血感染肝炎和艾滋病的概率极低。

20. 什么是 LEEP 手术？

LEEP 手术也叫宫颈环形电切除术，是目前先进的治疗各种宫颈疾病的手段，可有效预防宫颈癌，具有疼痛小、疗效好、手术时间短、花费少、更安全等特征。该技术对组织破坏小，可保留完整、连续的标本进行病理检查。术后病检能明显降低宫颈癌的误诊率和漏诊率。

21. 哪些情况需要做 LEEP 手术？手术前需要进行哪些检查？

阴道镜检查持续 CIN Ⅰ，可疑 CIN Ⅱ 和 CIN Ⅲ，病变累及宫颈管<1 cm 的患者可以进行 LEEP 手术治疗宫颈病变。

LEEP 术在月经干净后第 3~7 天内做。术前医生会仔细询问病史，排除禁忌证，白带常规、血常规、凝血功能正常，体温、血压正常才能手术术前禁止性生活。如果白带常规显示有阴道炎症，需要先治疗炎症；康复后再次进行白带检查结果正常才能手术。

术中配合医生采取合适的体位（膀胱截石位），放松身心，不要紧张，出现不适或感觉剧烈疼痛应及时告知医生。

22. LEEP 手术会打麻醉吗？

一般情况下，LEEP 手术不需要进行麻醉。因为宫颈上神经比较少，进行宫颈操作往往疼痛感不明显。同时 LEEP 手术时间非常短，2~3 分钟就可以完成。对于痛觉特别敏感的女性，可以进行局部麻醉。如宫颈表面涂利多卡因乳膏，或者在宫颈局部注射利多卡因。这样能够缓解进行 LEEP 手术时所引起的疼痛。

23. LEEP 术后需要注意什么？

（1）术后医生会在阴道内填塞纱布，24 小时后自行将纱布取出。

（2）术后会有少量阴道流血，是正常情况。如果出血量多、时间长，应该及时去医院就诊。

（3）注意卫生，保持外阴清洁。术后 3 月内不能同房，洗澡须淋浴。

（4）一周后持病检结果复查，了解宫颈创面修复的情况。

（5）按照医生的医嘱服用抗生素预防感染，不擅自阴道上药或者进行阴道冲洗。

24. 做了 LEEP 手术会影响怀孕吗？

理论上 LEEP 手术不影响怀孕。术后 3 个月，宫颈伤口愈合后可恢复正常的性生活。一旦成功怀孕，经过产科医生充分评估，也可以通过阴道分娩。但某些情况下，例如术后导致宫颈黏液分泌异常、宫颈口异常会影响怀孕。因此建议术后积极复查，定期检查宫颈情况。

25. LEEP 手术和宫颈锥切术有什么区别？

LEEP 手术和锥切手术都是治疗宫颈疾病的手术，但是手术使用的器械不一样。LEEP 手术采用高频环形电刀操作，切除宫颈病变部位后改用球形电极，以电凝止血。它的优点是手术时间短，出血较少，不麻醉或者局麻就可以进行操作，患者的痛苦小。锥切指冷刀锥切，采用传统的手术刀进行操作，切除的组织不会受到破坏，对切除下来的组织边缘是否有残留病灶更容易诊断。

治疗宫颈疾病的手术方式并不是固定单一的。医生会根据患者的病变程度，全身情况，以及生育要求等方面综合考虑，应需要听取医生专业的建议选择适合自己的手术方式。

26. 子宫切除都切了些什么?

子宫切除手术是妇科最常见的手术之一。妇科疾病从良性到恶性,比如最常见的子宫肌瘤、子宫腺肌病、子宫内膜癌等,都需要做子宫切除手术。其分为全子宫切除和次全子宫切除,两种手术的区别在于是否切除子宫颈。全子宫切除的手术范围是整个子宫,包括子宫体和子宫颈。年轻的女性,良性的病变可以保留宫颈,采用次全子宫切除术。它的优势在于手术损伤减少,没有改变盆底的正常解剖,不影响性生活;风险在于残存的宫颈未来一旦发生病变,处理起来非常麻烦。

27. 子宫切除后是不是就变成男人了?

有病友开玩笑:"切了子宫我不是变成男人了吗?"想象力太丰富了!男人和女人的差别来自于各自体内的主导激素,男性主要靠睾丸分泌雄性激素。而女性主要由卵巢分泌的雌激素维持女性特征,只要卵巢功能存在,别说变成男的,变老都不会,别自己吓自己了!

28. 子宫切除后会有什么后遗症?

子宫主要是孕育胎儿的场所。子宫切除后月经消失,阴道分泌物减少,并且不能生育,除此以外没有其他影响。从手术方面来看,子宫切除手术是妇科最常见的手术,难度系数不大,一般通过三个月的恢复期可以恢复到术前状态。只有极个别患者手术后出现阴道残端愈合不良、盆腔血肿甚至膀胱损伤、尿管损伤、直肠损伤并发症。如果需要进行子宫切除手术,大可放松心情,坦然接受手术。

29. 子宫切除后对女性有什么影响?

子宫作为女性的特殊器官,具有产生月经、孕育胚胎和胎儿的作用。子宫切除后对于女性有以下影响。

(1)月经停止和生育功能丧失:月经是子宫内膜随着卵巢周期性变化而脱落出血,子宫切除后月经不会再来,也不能生育,对于女性身体健康无特殊影响。但是在心理上,个别女性可能会存在一定的自卑感,因此要保持乐观积极向上的心态。

(2)性生活质量下降:性生活主要通过阴道完成,单纯切除子宫和宫颈,阴道并没有缩短,对性生活的影响不大。如果是因为宫颈癌做了广泛全子宫切除,并切除了部分阴道,导致阴道缩短,有可能会破坏阴道子宫神经末梢,出现高潮困难、性反应降低等问题。同时女性的卵巢功能会受到一定程度的影响,如雌激素分泌减少,阴道分泌物减少,一定程度上会导致阴道干涩及性欲下降等,性交时阴道出血或疼痛,影响性生活的质量。在心理上,女性担心切除子宫会影响夫妻性生活质量,且不能生育,从而影响夫妻感情。但是研究显示,子宫切除术解决了疾病带来的困扰,患者的生活质量反而提高。长远来看,并未对性功能产生不利影响。

(3)卵巢功能下降:子宫和卵巢有着密切的联系,子宫切除后,二者之间的平衡被打破。有研究表明,卵巢的功能和寿命会受到一定程度影响,更年期有可能会提前,比如出现失眠、情绪波动、疲惫乏力、潮热盗汗、头晕头痛等症状。

(4)尿频、尿急、尿失禁等:子宫切除后雌激素水平下降,尿道周围的弹性组织变薄,导致尿道黏膜出现萎缩,抵抗力降低,容易发生尿路感染。主要表现为尿频、尿急、尿痛等症状,压力性尿失禁的风险在一定程度上也增加。

(5)排便习惯的改变:直肠位于子宫后方,子宫切除术后可能导致盆腔粘连,直肠在盆腔内的支持组织发生改变。患者可能会出现排便习惯的改变,如排便间隔时间变长、便秘等。

(6)盆腔器官脱垂:子宫切除手术可能会在一定程度上损伤与盆底肌肉相关的血管和神经。术后一段时间患者可能会出现腰酸或者下坠感,阴道口可能会出现块状物脱出。因此子宫切除患者术后应注意休息，避免久坐久站，加强盆底肌锻炼，如凯格尔、臀桥等运动。

（7）精神焦虑或抑郁：子宫切除术后，雌激素水平降低，中枢神经递质的正常分泌和代谢被干扰，在一定程度上引起抑郁和焦虑。患者可能会出现烦躁、失眠多梦、情绪低落等情况。因此需要家属多多关心鼓励患者，参加户外活动，保持愉快心情。

30. 怎么照顾全子宫切除的患者？

全子宫切除的患者，手术后需要休息 3 个月。在这段时间里，我们该怎么照顾她，促进早日康复呢？

（1）全子宫切除术后，阴道顶端伤口愈合需要 3 个月的时间。在这 3 个月中，患者应尽量避免重体力劳动，避免增加腹压，如久坐、久站，用力排便等。

（2）在阴道顶端伤口愈合及肠线溶解过程中，可能会出现少量阴道血性分泌物或排液，会持续 2~3 周，甚至一个月。这是正常的现象，但如果阴道流血量多，色鲜红，应及时就医。

（3）饮食护理：术后患者需要补充营养，多进食如鱼、蛋、瘦肉、奶等蛋白质丰富的食物，同时要多吃蔬菜。水果保持大便通畅。

（4）一般阴道顶端伤口愈合术后 3 个月才能完全愈合。3 个月后，经医生检查确认伤口已完全愈合，才能恢复性生活。

31. 人体正常体温是多少摄氏度？

受多方面因素的影响，人体的正常体温在 34.7℃ ~38℃ 范围内波动。以下是世界卫生组织（WTO）提供的人体正常体温的参考数值：

（1）耳温：35.8~38℃ 。

（2）腋温：34.7~37.3℃ 。

（3）口腔温度：35.5~37.5℃ 。

（4）直肠温度：36.6~38℃ 。

在临床上，成人患者一般采取测量腋温的方式监测体温；儿童患者则测量肛温为多。

32. 为什么手术后会发热呢？

手术后发热原因有两种：一种是由感染引起的；另一种则是无菌性组织损伤引起的，也称为"外科热"或"术后吸收热"。

手术后发热大多数属于第二种。手术过程中，局部的组织被破坏。术后，组织的分解产物及局部渗液、渗血被吸收。在吸收的过程中，患者的体温可略升高，变化幅度在 0.5℃ ~1℃，一般不超过 38.5℃。发热多在手术后 2~3 天内出现，无须做特殊处置，体温可自行恢复正常。

另外一种发热出现的概率较小，一般与术后或者术中发生感染有关，常常伴有伤口久不愈合、溃烂、渗血渗液等。

33. 术后发热该怎么办呢？

手术后发热与机体的年龄、免疫能力，以及手术方式、手术广泛程度、切口的广泛程度有很大关系。年龄越大，机体免疫能力越低，对被破坏组织的吸收能力越差，术后发热的概率越高；手术时间越长、暴露的切口越多、手术越广泛，也越容易发生术后发热。在临床上，医生会根据患者的个人情况和手术的类型、切口是否广泛等综合评估使用抗生素来预防术后伤口感染及发热的发生。

如果已经出现发热症状，也不要惊慌。按以下步骤来处理。

（1）如果在体温上升期感到浑身发冷，要注意保暖。不要用热水袋、热水瓶等物件来取暖，防止烫伤。

（2）勤漱口，保持口腔清洁，预防口腔感染。

（3）大量出汗时，勤换衣物，保持皮肤干燥。

（4）保持病房内空气新鲜，温湿度适宜。不宜过冷或过热，保持通风。体温低于38℃，不需要进行特殊处理。若体温大于38.5℃可采用温水擦浴进行物理降温，擦浴时注意保暖，全程不宜超过20分钟；擦浴30分钟后复测体温。

34.疼痛会不会影响术后恢复？

虽然术后疼痛是正常的，而且疼痛本身并不能造成什么严重的后果。但是疼痛带来的不利影响，会使术后恢复大打折扣。例如：疼痛可以导致心率增快，心脏负荷增加，心肌耗氧量增加。如果是冠心病患者，会导致心肌缺血、心肌梗死的危险性增加。疼痛可以引起术后肺功能降低，让患者不能有效咳嗽、排痰，增加肺部感染的危险。疼痛限制机体活动，可致患者活动减少，引起胃肠功能的恢复延迟，促发深静脉血栓形成，甚至是肺栓塞的发生。在心理情绪方面，疼痛是一种严重不愉快的情感体验，可以导致患者焦虑、恐惧。因此虽然术后疼痛是正常的，但仍需止痛处理。

35.术后该用镇痛泵吗？

什么是镇痛泵？镇痛泵，顾名思义，是术后用来止痛的一个小小的可以控制速度输注止痛药物的小设备。工作原理有点像老式压水机，它的一端连接在麻醉医生根据患者病情配置的镇痛药物上，另一端则通过一个小细管接在患者的留置针接口处。

镇痛泵是由麻醉师调节好药物输注速度，由微电脑控制慢慢地持续输注给患者，实现比较小剂量的基础镇痛；如果还不能缓解疼痛，手动按压镇痛泵的按压手柄，可临时加大镇痛药物的输注量，以满足患者的镇痛需求。

手术后该不该使用镇痛泵呢？其实很容易判断。一般疼痛的产生和手术的部位、方式、深度、广度以及患者自身的耐受度有关。比如，一般来说，年轻女性对疼痛的耐受度最差，老人和儿童则耐受度高一些。

因此，以下几种患者，建议使用镇痛泵。

（1）手术范围广、时间长的腹腔镜或开腹手术的患者。如各种肿瘤根治术、子宫切除术需要使用镇痛泵。

（2）有高血压、冠心病病史的手术患者。

（3）对疼痛敏感且有强烈要求的女性患者。

对于宫腔镜、诊刮、锥切、卵巢囊肿剥除等的患者由于创面较小恢复较快，一般不需要使用镇痛泵。

36.镇痛泵会使用哪些药物？

镇痛泵里面都装了哪些什么药呢？一般来说，镇痛泵里面的药物主要有以下几种。

（1）低浓度局麻药。通过硬膜外导管输入硬膜外腔，或连续腰麻管进入蛛网膜下腔，阻滞机体感觉神经的传导，从而减少疼痛。

（2）麻醉性镇痛药。包括吗啡、芬太尼及舒芬太尼等阿片类药物。这些药物的镇痛作用较强。一般短期、少量的使用不会成瘾。

术后疼痛是由于机体遭受急速、剧烈的手术创伤，在医师指导下，短期使用阿片类药物不必担心导致成瘾。

但是，阿片类药物会引起呼吸抑制、恶心呕吐、尿潴留、皮肤瘙痒等副作用。因此，使用了镇痛泵的患者有时会出现晨起头脑昏沉、恶心想吐、术后长时间不排气的情况。

（3）非麻醉性镇痛药。此类药物多用于骨科患者的镇痛。

（4）神经安定药。如氟哌利多、咪达唑仑。这些药物无镇痛作用，但可强化镇痛药的作用。因氟哌利多有强的止呕作用，还用于对抗麻醉性镇痛药的胃肠道症状。

（5）镇吐药。用于对抗手术后麻药导致的恶心呕吐。

37. 使用镇痛泵会上瘾吗?

临床上经常碰到因担心药物成瘾而拒绝使用术后镇痛的患者。使用镇痛泵会成瘾真的吗?

当然不是。镇痛泵是由麻醉师调节好药物输注速度，由微电脑控制慢慢地持续输注给患者。有自控钮的镇痛泵都会被设定一个锁定时间，两次按压时间需要至少间隔 3 分钟，如间隔太短，第二次自动视为无效。也就是说，患者即使无限次地按，输注的量不会无限增加。最大用药量会在麻醉医生的控制之下，而这个药量对患者是安全的。因此，镇痛泵非常安全，完全没必要担心使用镇痛泵会药物成瘾。

38. 为什么腹腔镜手术后出现肩部疼痛?

腹腔镜手术创伤少，恢复快，目前已在临床广泛应用，大多数妇科手术都是通过腹腔镜来完成。手术后很多病人会有腰酸背痛、肩部疼痛等不适，这是为什么呢? 腹腔镜手术开始时，医生在患者的腹壁上打几个洞，然后将二氧化碳注入洞内，将肚子撑得鼓鼓的，像一个皮球一样。这样腹腔里面才有足够的视野，以便医生完成手术。术后医生会放出腹腔内的二氧化碳气体，但是却并不能完全排净。残余的二氧化碳留在腹腔内，因此术后会感到腹胀。另外，HCO_3^-离子还会刺激体腔内壁引起腰酸背痛，刺激膈肌引起反射性肩周疼痛等不适。

39. 术后腹胀，该怎么办?

为了避免腹胀，手术前，要有意识地多进食热量高、易消化的食物，多进食绿叶蔬菜，不要进食像红薯、牛奶、甜汤、过于油腻的汤等。

手术后，根据体力恢复情况要尽早地开始活动，如果不能下床活动，可通过自行活动一下四肢，多翻翻身，对于术后腹胀的改善有很大帮助的。对于使用了镇痛泵的患者，如果疼痛不是很剧烈，我们建议您在术后 24 小时停用镇痛泵。同时，您要谨遵医嘱，该吸氧的时候一定要吸氧，术后早期吸氧对于腹腔内二氧化碳的吸收有很大的促进作用。此外，静脉补钾也有助于您术后排气静脉补钾对静脉的刺激性比较大，有"刺痛"感，但也是必不可少的。

40. 手术后解不出小便怎么办?

尿潴留是盆腔手术和经阴道手术后常见的并发症之一，也是发生术后泌尿系统感染的重要原因之一。多数病人因不习惯于卧位排尿而致尿潴留;术后留置尿管的机械性刺激或因麻醉性止痛剂的使用减低了膀胱膨胀感等也是尿潴留的主要原因。

为了预防尿潴留，根据病人的具体情况可采用不同措施。如术后鼓励病人定期坐起来排尿，增加液体入量，以及通过听流水声等方法帮助病人建立排尿反射等。拔除留置尿管前，注意夹管定时开放以训练膀胱恢复收缩力等。如上述措施无效则应重新导尿，一次导尿量不要超过 1000 mL，以免病人因腹压骤然下降引起虚脱。宜暂时留置尿管，每 3~4 小时开放 1 次，逐渐恢复膀胱功能。若手术范围较大，则膀胱功能恢复需更长时间，要长期保留尿管。

41. 术后因害怕伤口疼痛不敢动，为什么护士老是叫翻身?

手术后，有的患者害怕伤口疼痛，躺在床上不敢动，护士总是来让患者翻身，有这个必要吗? 当然有必要。首先，手术后如果患者长时间不改变体位，局部皮肤组织长期受压，加上汗液、尿液、各种引流液等的刺激，会发生压力性损伤;其次，早期床上活动可以促进患者肠蠕动恢复，减轻腹胀；最后，患者床上自主活动可以术后预防静脉血栓形成。因此，术后早期活动对患者有百利而无一害。为了早日康复，患者应配合护士的指导，早期活动。

42. 什么是下肢深静脉血栓？

下肢深静脉血栓是指血液非正常地在下肢深静脉内凝结，称为下肢深静脉血栓形成，简称下肢深静脉血栓。致病因素有血流瘀滞、静脉壁损伤和高凝状态三大因素。血栓形成后，除少数能自行消融或局限于发生部位外，大部分会扩散至整个肢体的深静脉主干。若不能及时诊断和处理，多数会演变为血栓后遗症，长时间影响患者的生活质量；还有一些患者可能并发肺栓塞，危及患者的生命。

43. 下肢深静脉血栓有什么危害呢？

在下肢深静脉形成的血栓，当它没有脱落时，会附着在血管壁上，堵塞部分血管，影响静脉回流，使血液流通受阻。肢体末端的血液不能有效回流入心脏，进而导致肢体肿胀。如果栓子持续堵在血管处不做处置，长此以往，就会引起局部组织的坏死。如果栓子脱落，随血液循环在身体各个部位游走，当游走到脑部、心脏等处的小血管时，就会引发心梗、脑梗。因此，下肢深静脉血栓是非常严重的问题，要引起重视。

44. 如何预防下肢深静脉血栓呢？

（1）早期评估，对于所有患者均进行血栓风险评估，对于不同风险的患者给予相应的干预措施。

（2）术前准备阶段，患者应清淡饮食，避免过于油腻。肠道准备需要进食流质的患者，应增加进餐次数，保证充足液体摄入。

（3）术后可抬高下肢，促进静脉回流，患者家属早期为其进行下肢按摩，如排除下肢血栓形成，术后可使用空气压力泵预防下肢深静脉血栓发生。

（4）术后患者在体力允许的情况下早期下床活动，暂时不能下床的患者床上进行下肢抬高运动及踝泵运动，促进血液回流。

（5）对于高危患者，经医生评估后遵医嘱使用药物预防下肢深静脉血栓形成。

（王惠平、刘娟）

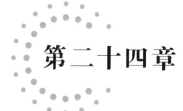

第二十四章

辅助生殖及衍生技术

案例：患者邓某某，女，31岁，备孕2年未孕。于2020年3月开始月经不规则，B超提示卵巢多囊样改变，在我院门诊诊断为多囊卵巢综合征。严格控制体重后，自2020年6月开始在我院促排卵3个周期，均未孕。2020年12月行输卵管造影提示"双输卵管炎，左侧输卵管不全梗阻，右输卵管伞端上举"。男方精液分析大致正常，双方染色体正常。医生建议行试管婴儿辅助助孕治疗，最终她的好孕梦终于画上圆满句号。

什么是不孕症？试管婴儿常见问题及流程有哪些？

1. 什么是不孕症？

成人男女同居一年以上，有正常性生活，没有采用任何避孕措施的情况下，未能成功怀孕者称为不孕症。从未怀过是原发性不孕；曾经怀过，超过一年未避孕未怀孕是继发性不孕。

2. 有不孕不育困扰的夫妇第一次就诊，为什么需要夫妻双方一同就诊？

据资料统计，在导致不孕的因素中，女性因素约占50%，男性因素约占20%，双方因素占30%。因此，医院建议不孕夫妇在首次就诊时应同时就诊，以明确病因，对患者进行针对性的治疗，解决患者不能生育后代的症状。

3. 什么情况下女性需要做输卵管检查？

在未采取任何避孕措施，有正常性生活，超过一年没有怀孕就可以诊断为不孕症。如果女方妇科体查、B超、性激素、男方精液没有问题，进一步排查女方是否有输卵管的问题，就需要做输卵管造影检查。输卵管检查于月经干净后第3至第7天进行。

4. 什么是试管婴儿？试管婴儿和人工授精的区别？

试管婴儿是体外受精-胚胎移植的俗称，就是分别把卵子与精子从妻子和丈夫体内取出来，放在特殊培养皿中受精；受精卵发育成胚胎后，再移植回子宫内，以达到受孕目的的一种技术。人工授精方法主要包括阴道内人工授精、宫颈管内人工授精和宫腔内人工授精。目前临床上应用最多的是宫腔内人工授精，是指将男方的精液经过优化处理后注入女方的子宫腔内，以实现怀孕的一种技术，包括夫精人工授精和供精人工授精。

5. 哪些情况适合做试管婴儿？

（1）输卵管性疾病：如输卵管阻塞、输卵管缺如、严重盆腔粘连或输卵管手术后等。

（2）排卵障碍：反复诱发排卵，或控制性促排卵，或结合宫腔内人工授精技术治疗后仍未获妊娠者。

（3）子宫内膜异位症患者：经常规药物或手术治疗仍未获妊娠者。

（4）男方有少、弱、畸精子症：男方少、弱、畸形精子症，或存在复合因素的男性不育，经宫腔内人工授精未获妊娠者。

（5）免疫性不孕与不明原因不孕：各项检查未能明确不孕原因，反复经宫腔内人工授精或其他常规治疗仍未获妊娠者。

6.试管婴儿，一代、二代、三代试管如何选择?

第一代试管婴儿（IVF-ET）即体外受精—胚胎移植，是指分别把卵子和精子从妻子和丈夫体内取出来，放在特殊培养皿中受精；受精卵发育成胚胎后，再移植回子宫内，以达到受孕目的的一种技术。

第二代试管婴儿（ICSI）又称卵胞浆内单精子显微注射技术，是在体外受精-胚胎移植基础上发展起来的技术；是采用一根极细的玻璃管针将单个精子注射到卵子细胞质内，受精后发育成胚胎移植回子宫腔内。主要用于解决一些严重的男性因素所致的不育。

第三代试管婴儿又称为胚胎植入前遗传学诊断或筛查（PGD/PGS），又称孕前诊断，指在试管婴儿胚胎移植前，取胚胎的遗传物质，对其进行染色体数目、结构和家庭遗传性疾病的检测。检测数据会帮助医生选择优质的胚胎移植到母体内，淘汰遗传学非正常胚胎。目的是增加胚胎正常妊娠的概率，保障出生后宝宝的健康，提高试管婴儿成功率。同时，胚胎植入前遗传学诊断/筛查（PGD/PGS）是在植入前进行的诊断筛查，还可以避免流产带给妇女的身心痛苦。

7.影响试管婴儿成功的因素有哪些?

影响试管婴儿成功的因素较多，例如年龄、子宫环境、胚胎质量、心理因素等。

（1）年龄：是影响试管婴儿成功率中最重要的因素之一。随着年龄增加，女性卵巢会逐渐衰老，功能会逐步下降，男性的精子质量也会有明显下降。研究表明，女性年龄大于35岁，试管婴儿成功率明显下降，流产率增高。

（2）子宫环境：如果子宫环境不佳，如存在子宫内膜炎、子宫内膜息肉、子宫内膜损伤、子宫内膜异位症、子宫肌瘤、子宫畸形等，会改变子宫环境，影响胚胎着床发育，导致试管婴儿失败。

（3）胚胎质量：如果精子或卵子存在先天性异常或者在培养过程中发生突变或异常，就会影响胚胎质量。胚胎质量不佳，进行胚胎移植可能不着床或出现胚胎停育的情况。

（4）心理因素：心理压力较重会使女性神经紧张，影响内分泌水平，造成子宫肌肉收缩紊乱，胚胎不能正常着床，导致试管婴儿胚胎移植失败。治疗过程中家人和丈夫的积极参与和支持，可减少女方焦虑情绪，一定程度上可改善治疗结局。

（5）必要时可接受多个周期治疗（高龄、卵巢功能低下者），可以提高累积妊娠率。

8.试管婴儿治疗前为什么要求肥胖患者减重，肥胖对试管婴儿治疗有何影响?

肥胖者可能罹患多种疾病，对试管婴儿治疗的影响主要如下。

（1）在进行辅助生殖的女性当中，较常见肥胖伴发胰岛素抵抗及多囊卵巢综合征（PCOS），导致年轻的患者出现代谢综合征。同时亦表现为月经稀发。

（2）肥胖患者可能导致治疗中用药剂量增加，卵巢对药物反应性欠佳，增加了治疗费用；卵子质量下降，盆腔环境异常，降低了成功率。

（3）肥胖还会增加早期流产、早产、畸形胎儿的风险；且可能增加孩子智商低下、行为异常等风险。

（4）妊娠期各种代谢性疾病，如：妊娠期高血压疾病、糖尿病、脂肪肝的发病率较正常体重患者增加。此外肥胖患者较容易发生卵巢过度刺激综合征（OHSS）。

9. 试管婴儿治疗过程中可能会出现哪些并发症？

体外受精—胚胎移植（IVF-ET）又被称作"试管婴儿"。该技术是安全的，但在试管婴儿助孕的过程中有可能会出现一些并发症。

（1）卵巢过度刺激综合征（OHSS）：是辅助生殖技术的主要并发症之一，是卵巢对促排卵药物的过度反应导致。表现为双侧卵巢多个卵泡发育、卵巢增大、体内雌激素过高、毛细血管通透性增加、体液和蛋白急性外渗进入第三间隙引起的一系列临床症状的并发症，一般常见于卵巢储备功能良好的女性。大多数人有轻微症状，如腹胀、腹部不适和轻度恶心，无须特殊治疗；少数人会出现严重腹胀、少尿、食欲不振，甚至胸闷和呼吸短促，需要住院进行密切观察和治疗。

（2）卵巢扭转：诱导排卵后，卵巢体积增大，多个卵泡发育形成滤泡囊肿，继而形成黄体囊肿；卵巢呈囊实性改变，比重分布不均匀，输卵管与卵巢系膜延长，卵巢活动度增加。如果女性剧烈活动或快速改变姿势，可能会导致卵巢（附件）扭转。表现为下腹侧剧烈疼痛，并伴有恶心、呕吐、腹泻等。扭转后的卵巢可能因缺血而坏死和感染。因此，在取卵前后，动作要轻柔，避免剧烈活动。一旦出现上述症状，应及时治疗。

（3）多胎妊娠：多胎妊娠是指一次妊娠子宫腔内同时有两个或两个以上的胎儿，是促排卵和体外受精-胚胎移植等辅助生殖技术常见的医源性并发症之一。多胎妊娠孕产妇并发症、流产率、围产儿发病率、死亡率均增加。医源性多胎妊娠重在预防，最有效的措施是控制移植胚胎的数目，实施单胚胎移植可显著降低多胎妊娠率。

（4）异位妊娠：试管婴儿技术是将胚胎移植到子宫中，但输卵管会分泌趋化因子，诱导胚胎迁移到输卵管内进行植入和发育，导致移植后发生输卵管妊娠。有时胚胎可能会植入宫颈、剖宫产瘢痕和其他部位。其发病率约为3%。因此与自然妊娠一样，试管婴儿也有可能发生异位妊娠。

（5）取卵造成的副损伤：在取卵的过程中，还可能出现膀胱、肠道损伤、卵巢出血、盆腔炎等并发症。

10. 试管婴儿助孕治疗流程有哪些？

包括完善双方术前化验、制定治疗方案、降调/促排卵药物的使用、取卵、移植、验孕等。

第一节　试管婴儿助孕治疗的具体流程

一、完善试管婴儿助孕术前准备及化验

不孕不育夫妇在进行试管婴儿助孕前，需要提前准备好结婚证和身份证。

女方化验包括月经期和非月经期检查。

（1）月经期检查：主要是抽血查性激素六项（FSH/LH/PRL/E2/P/T）及基础B超评估卵巢功能。

（2）非月经期常规检查。

白带检查：白带联检、衣原体（CT）、淋球菌（NG）、宫颈液基薄层细胞检测（TCT）。血液检查：血常规、血型、凝血功能、乙肝、丙肝、艾滋、梅毒、肝肾功能、空腹血糖、血沉、病毒四项（TORCH）、抗心磷脂抗体（ACA）、抗子宫内膜抗体（EMAb）、抗精子抗体（AsAb）、抗核抗体（ANA）、抗脱氧核糖核酸抗体（ds-DNA）、甲状腺功能五项，抗缪勒氏管激素（AMH）。其他检查：尿常规、心电图、胸片、妇科B超、甲状腺彩超、肝胆胰脾肾乳腺B超。

男方化验包括精液检查：精液常规+形态、精浆生化四项、前列腺培养、精子DNA碎片；尿常规及血液检查：血常规、血型、乙肝、丙肝、艾滋、梅毒、肝肾功能、空腹血糖。

二、促排卵方案的制定

促排卵的方案种类很多，主要有长方案、拮抗药方案、超长方案、PPOS方案、微刺激方案、自然周期等。医生主要根据女方的年龄、体重指数、卵巢储备功能或前次助孕的情况、有无合并其他疾病等进行综合考虑，选择个体化的促排卵方案。不同的人促排卵方案不同。但方案之间并无好坏之分，最合适病人的方案就是最好的。

三、降调药物的使用

降调的目的是通过药物对垂体进行降调节，抑制或减少自发性LH峰的出现，避免自发排卵，使卵泡发育同步化，争取得到更多同步发育的成熟卵泡。

1. 降调后可能会出现哪些不良反应？

降调节药物使用起效后，由于雌激素水平的下降，有些人可能会出现短时的月经紊乱，如月经提前、推迟或淋漓不尽。此对不必紧张，注意个人卫生，耐心等待就好。部分患者还可能会出现潮热、失眠、阴道干涩、性欲降低、性交困难、关节疼痛等低雌素症状。不要太担心这些不良反应，在促排卵药物使用后，会逐渐减轻或消失。

2. 降调期间需要注意什么？

（1）积极配合治疗。

降调是试管婴儿过程中关键的一步，也是第一步。一旦开始降调，即开始进入试管助孕周期，在此期间需积极配合医生的治疗，严格按照医嘱用药，按时打针，不可随意加减和停用任何药物。

（2）按要求安全避孕。

为降低交叉感染的风险，同时避免意外妊娠（可能有药物不良影响）。降调期间，夫妻生活请全程使用避孕套避孕。

（3）情绪稳定、规律作息。

在进入试管周期后，妇常常会感到焦虑、紧张。这些是不利于试管治疗的。在降调治疗期间，应规律生活作息，避免不良生活习惯，如抽烟、喝酒熬夜等；保持良好的精神状态和充足睡眠，放松心情。

（4）合理饮食，控制体重。

合理安排饮食，饮食要多样化，保证营养摄入均衡，禁辛辣等刺激性食物。降调期间可以适当运动，特别是患有多囊卵巢综合征及肥胖症的女性，减重有利于提高卵泡质量及妊娠成功率。

（5）特殊情况及时就诊。

试管婴儿助孕期间用药请严格遵循医生医嘱，如遇特殊情况，如感冒、发烧、腹痛等情况，请在专业医生指导下用药。避免私自随意用药，以免影响治疗效果。

四、促排卵药物使用

自然月经周期中每次有多个卵泡发育，但最终只有一个能发育成熟，其余自行退化。使用促排卵药物可以促使更多的卵泡一起发育和成熟，从而获得较多的胚胎，提高成功率。促排卵是整个试管婴儿助孕过程中的关键环节之一，因为个体差异，每个人的促排卵方案会有所不同，但其监测过程却大体一致。主要包括抽血、阴道B超监测排卵及促排卵药物使用。

1. 促排卵期间多次抽血、B 超检查的目的是什么?

抽血化验:主要监测激素水平的变化(主要包括促卵泡生成素、雌激素、黄体生成素、黄体酮水平);医生会根据激素水平、卵泡发育状况及时调整药物的使用。

阴道 B 超检查:主要观察卵泡的数量和大小及内膜发育的情况,以及盆腔有无积液等情况。

2. 促排卵会造成卵巢早衰吗?

很多女性认为,女人一生产生的卵子一般只有 400~500 个,使用促排卵药物让卵巢一次排出那么多卵子,会不会让卵巢提前失去功能,女性会提前衰老吗? 答案是:不会的。促排卵给予卵巢足够的营养,让周期内本该凋亡的卵泡一起长大,不是对未来卵泡的提前消耗。所以,促排卵不会造成卵巢早衰,更不会让女性提前衰老。

3. 促排卵药物会引起卵巢肿瘤吗?

没有证据表明促排卵药物会导致卵巢肿瘤产生。但有待长期的观察研究。

4. 促排的卵子越多越好吗?

试管婴儿促排卵过程中,获卵数在 10~15 个较为理想。如果获卵数过少,有的患者卵子质量低,可供移植的胚胎数目就少,妊娠率降低。反之,获卵数过多则有可能导致卵巢过度刺激的风险增加,总体卵子质量下降。

5. 从用促排卵药物到取卵大概需要多少天? 药物要怎样保存?

医生会根据卵泡生长情况进行药物的使用,整个过程因人而异,总体为 10~15 天。需要返院5~7 次。

仔细阅读药物说明书,按照说明书上要求保存。一般是常温 20℃以下或 2~8℃冷藏保存。存放时注意保持药物包装的清洁与干燥,如需转运,务必将药物与冰块一起置于冷藏包中,以保持适宜的温度。少数药物室温保存,存放在阴凉的地方,避免太阳直射并保持干燥。

6. 促排卵期间可以同房吗? 能继续运动吗?

随着卵泡的生长,卵巢也随之增大,同房、跳跃、奔跑等剧烈运动,以及重体力劳动或突然改变体位等,可导致卵巢扭转产生严重后果,应避免。日常工作和活动不受限制。促排卵期间避免男方长时间不排精而影响取卵当日精液质量,建议男方可每周 2 次手淫排精。一般在女方卵泡发育到14 mm 左右时,护士会嘱咐男方手淫排精一次。

7. 使用促排卵药物身体是否会有不适?

在促排卵过程中,通常无太大的不适。有小部分患者可能会产生乳房和下腹胀、腰酸背痛,黏性白带增多,困倦、恶心等轻微不适。一般无须特殊处理,适当增加休息时间即可。如果出现腹胀、胸闷、呼吸困难等严重不适,及时告知医生,做好相关治疗和处理。

8. 打促排药期间要吃些什么东西,有什么需要注意的?

促排期间应注意均衡饮食,如卵多、腹胀者,可多吃鸡、鸭、鱼、虾、鸡蛋、牛奶等高蛋白高的食物。保证充足的睡眠时间,保持心情舒畅,不要过分紧张、焦虑和担心。不能高温桑拿、瑜伽、卵巢保养、按摩等。

9. 哪些情况男方需要提前冻精?

(1)男方有取精困难者。

(2)男方年龄偏大者。

(3)男方因故采卵日无法来院者。

为了获得最佳质量的精液,建议男方在冻精之前禁欲 3~7 天最佳。

五、扳机(打夜针)

扳机也是试管婴儿助孕环节非常关键的环节,一般会安排在夜间完成,因此得名叫"打夜针",一般在夜针注射后 36 小时左右取卵。

1. 夜针有什么作用吗?

夜针很重要,它将促进卵子的最终成熟。取卵时间是根据夜针注射时间确定。

2. 夜针一定要在规定的具体时间进行注射吗?

打夜针很有讲究,恰到时机的夜针至关重要!医生会根据每个人卵泡的发育情况、数量、大小、激素水平等,确认夜针的时间和用药。所以每个人打夜针的时间不同。

如果夜针注射过早,卵泡的形态和功能未完全成熟,卵丘复合物不够松散且紧裹于卵母细胞,导致取卵时负压抽吸卵子不能脱落,造成获卵率低,进而影响受精率、卵裂率等。如果夜针注射的过晚,卵母细胞可能已经过熟,导致质量下降,甚至已经提早排出,进而影响卵子质量和获卵数。所以,必须按照医嘱时间用药注射,以免影响治疗效果。如遇特殊情况注射时间提早或推迟 5 分钟影响不大。

3. 打夜针时应该注意些什么呢?

(1)特殊时期应注意个人防护,戴口罩,勤洗手。

(2)预算好时间,带上注射卡、夜针药物,提前 20 min 到达注射室,按照确定的夜针时间进行注射。

(3)注意夜针药物说明书的保存方法,按要求进行保存。

(4)注射完毕后,留院观察 20 分钟无不适后方可离院。

(5)近一月不要进行剧烈活动,如跑步、骑车、跳绳等。

(6)注意观察有无腹胀、体重增加、呼吸困难、少尿等症状,如有请及时看诊。

六、取卵

取卵是在阴道 B 超的引导下,取卵针经阴道穹窿到达卵巢,穿刺卵巢内的卵泡;利用负压抽吸出卵泡液及卵子卵丘复合体,通过胚胎师在显微镜下细致捡卵,并及时转运至培养箱。

1. 监测排卵时明明有 10 个卵泡,为什么只取到 7 个卵子?

B 超监测卵泡的数目包括大小不一的卵泡总数,而取卵数目是将卵泡液抽吸后在显微镜下观察到的卵子数目。不是所有的卵泡里都有卵子。经过促排卵治疗每个卵泡发育的速度和大小都不同,有些卵泡液中可能没有卵子生成。因此 B 超监测到的卵泡数和取卵数目会出现不一致。

2. 感冒了影响取卵吗?

一般轻微感冒不影响取卵,但是咳嗽咳痰严重者不能实施静脉麻醉。伴有高热或者血液炎性反应严重异常者则可能取消手术。

3. 取卵术后多久会来月经？

取卵术后不移植患者，会遵医嘱给予黄体支持药物 12 天，一般停药后 3~7 天会来月经。如果在服药过程中来月经则随时停药。

4. 取卵术后多久可以同房？

取卵术后不宜过早同房，因为取卵术后阴道及卵巢均有创面形成，过早同房容易诱发感染。一般建议来一次例假以后再慢慢恢复性生活。OHSS 高风险者建议待卵巢功能基本恢复后再同房，以免引起卵巢扭转。

5. 取卵术后回家应注意什么？

(1)取卵后避免剧烈运动，转换体位时应动作轻柔缓慢。

(2)术后选择高蛋白，高维生素易消化饮食。多食用冬瓜、西瓜、橙汁等利尿食物，保持心情愉快，消除紧张情绪。

(3)遵医嘱用药，切勿擅自加减药量。

(4)如果出现血尿、腹胀腹痛进行性加重等症状时应及时就诊。

七、移植

试管婴儿移植手术是在腹部超声引导下进行胚胎移植，通过实时超声显像观察子宫位置，子宫内膜形态和厚度，有无宫腔积液，以及移植管通过宫颈内口进入宫腔内的位置，可以避免损伤内膜引起子宫收缩，并有助于确保胚胎的正确放置。过程一般没有明显的感觉或者不适，移植时间很短，不需要过度的担心，保持身心放松。

1. 鲜胚和冻胚的区别？

鲜胚：取卵后精子和卵子结合培养发育至第 3 天或者第 5~6 天的未经冷冻的胚胎。

冻胚：胚胎在体外培养发育至第 3 天或者第 5~6 天，经过冷冻保存的胚胎。

2. 胚胎移植为什么要适度憋尿？

充盈的膀胱在腹部 B 超图像中显示像个黑色小气球，而子宫内膜显示为灰白色或是白色，对比明显。憋尿状态下的膀胱充盈，可以将子宫托起来。宫颈管与宫颈位置相对展开，有助于医生顺利插管操作，更利于医生看清子宫位置及宫腔线的走向，从而在内膜适合的位置安放胚胎，让胚胎更好地着床。但膀胱过度充盈也不利于阴道操作，憋尿程度达到有尿意便可。

3. 胚胎移植后，下床走路，马上小便，胚胎会掉下来吗？

不会的，胚胎移植后阴道可能会有少许分泌物流出，胚胎很小，几乎没有重力；养而且胚胎会粘附在子宫内膜上面，不会掉出来。移植后可以立即下床活动或适当休息，进行正常的生活、走路；避免劳累，但不要长期卧床，以免血栓形成。

如果感觉膀胱胀即可小便，尿多的话要缓慢防空，防膀胱突然放空引发子宫收缩。过度憋尿容易造成尿潴留和膀胱出血。

4. 胚胎移植后可以坐车回家吗？

移植后若无特殊不适，当天就可以回家，火车、汽车均可若路途不是特别颠簸，可以在车座上垫棉垫或抱枕。这样途中会减轻震荡，提高舒适度，减轻疲劳，注意保暖。建议不要乘坐自行车或电动车。

5. 胚胎移植后可以同房吗?

不能。确定怀孕后，在早期也要避免夫妻生活。因为怀孕前三个月胎儿还不太稳定，怀孕早期同房容易造成流产，并且可能会造成阴道感染。

6. 胚胎移植后有感觉吗? 根据这些感觉可以判定是否怀孕吗?

胚胎在着床时大多数人都没有任何感觉。但是也有不少人会出现少量出血(这是由激素水平改变引起的出血简称着床出血)，也有一些人会出现轻微腹痛或腰痛。因此无法从腹痛断定是着床还是妊娠的成败。试管婴儿移植后感觉因人而异，生理现象很复杂。虽然有些共同的规律，但是个体差异非常大。试管婴儿移植后个体的感觉并不能作为成功与失败，建议在移植后 12 天左右做抽血化验，以结果为准。

7. 胚胎移植后在生活中有哪些注意事项?

(1)保持轻松愉悦的心情。移植后每个人的身体反应不一定相同，不必过度紧张。美好的心情是好孕开始的必要前提。

(2)均衡饮食，食物多样化。少食多餐，选择高蛋白、易消化食物。若存在便秘情况，可以适量选择粗粮、蔬菜、水果等富含膳食纤维的食物，保持大便通畅。

(3)异常情况及时就诊。如出现阴道流血、腹痛、腹胀进行性加重时，应及时到医院就诊。移植后轻微便秘可通过饮食来调整，多食蔬菜和水果，适量运动。如便秘时间过长，在医生指导下用药，切勿私自使用开塞露。

8. 哪些情况可能会取消新鲜周期移植?

可能会因为如下原因而取消新鲜胚胎移植。

(1)卵巢过度刺激综合征:是一种发生于促排卵后黄体阶段或者在妊娠早期的医源性并发症。如在新鲜胚胎移植或受孕后，随着自身 HCG 的升高，会加重过度刺激症状，增加患者身体负担，严重情况下还可能导致血栓的形成。所以医生会根据病情建议取消移植。

(2)黄体酮升高:促排卵过程中黄体酮增高会影响子宫内膜的容受性，导致胚胎与内膜发育不同步，从而影响成功率。

(3)输卵管积水:输卵管与宫腔是相通的，输卵管积水若流入宫腔内，可能会严重影响患者的受孕率。如有输卵管大量积水，甚至已发生有宫腔积液的情况，医生也会建议取消鲜胚移植，待输卵管钳夹或栓堵术后再行冻胚移植术。

(4)内膜因素:这是最常见的取消鲜胚移植原因之一。子宫内膜的厚度、形态都会影响胚胎的着床。

(5)个人因素:因个人特殊原因，如取卵后感冒发热、感染性腹泻、家有急事等，可要求取消鲜胚移植。建议进周期前详细了解治疗的全过程，提前做好时间安排，避免突发事件打扰。

八、验孕保胎

囊胚在移植后 12 天抽血化验，鲜胚在 14 天抽血化验。有的人心急，移植后第 5~6 天就开始尿检。这时候的结果还不准确，阳性可能是受 HCG 的影响;阴性也不代表没成功，还会影响后面几天的心情，故不建议过早验尿。在囊胚移植第 10 天开始做早孕测验，鲜胚在第 12 天进行早孕试纸验孕。

九、移植后怎么计算预产期?

若移植第 3 天胚胎,末次月经日期为移植日减去 17 天。例如:某豆妈移植日是 1 月 20 日,即她的末次月经为 1 月 3 日。若移植第 5 天、第 6 天囊胚,末次月经为移植日减去 19 天。例如:移植日是 1 月 20 日,即末次月经为 1 月 1 日。预产期的计算方法:所有孕产期的计算方法均为末次月经的月份加 9 或减 3,同时末次月经的日期加 7。例如:某豆妈末次月经为 2020 年 2 月 3 日,即预产期约为 2020 年 11 月 10 日。

(刘丹、谭朝霞)

| 第二节 患者感言 |

1. 那个迈过的坎

2019 年 5 月,我们全家满心欢喜地准备迎接二孩的到来,没有想到,迎来的会是我人生永远无法抹去的伤痛。我 37 周足月的宝宝突然被发现在肚子里没有了心跳……更没有想到的是,我还没有从失去宝宝的悲痛中走出来,6 月份就因为大出血而住院。在市医院,我被告知疑似滋养细胞肿瘤。于是,我们来到了中南大学湘雅二医院。一系列检查后,最终我被确诊为绒毛膜上皮癌(简称绒癌)。

其实,当时早就有心理准备的我,并没有因这个确诊结果而特别害怕。在主治医生非常果断地给我定了治疗方案后,我开始接受化疗。刚开始,我对化疗并不太了解,心里没有负担,上药的第一天还是生龙活虎的。医生告诉过我,化疗是因人而异的,有些人反应轻,有些人反应重。我想,可能我就是反应很轻的那一类人。

但是没有想到,五天一个疗程,我才用上药 2 天就因白细胞太低而无法继续。打升白细胞的针要 2 天后才可以继续用药,但这样势必会影响药效。爸爸跟老公为此很是着急。虽然他们自己特别担心,还是若无其事地安慰我。在这个时候,严重的口腔溃疡也开始出现了,同时还有上吐下泻,我感觉有点坚持不下去了,病房的医生护士们也经常来开导我,给我希望。记得杨护士给我进行心理疏导时,我和老公都泪流满面。她对我说:"哭出来压力就跟着出来了,坚持住,我们一定会胜利的。"在大家共同努力下,我终于完成了第一个疗程的化疗。

第二次化疗前,我的头发已经掉光了。当时我们很担心疗效,但是没想到治疗效果非常好。我到现在还记得,主管护师孙老师帮我看了结果之后让我跟老公猜抽血结果的情景。她当时那种发自内心的兴奋,好像是看到自己至亲的疾病康复了一般。我看到她那高兴的表情,猜着效果应该不错,但没有想到会是那么好。我们家人都顿时觉得真正看到了希望,甚至开始算着还有多久就可以结束治疗、多久可以长出头发、多久可以怀二孩宝宝……

但是没有想到,在巩固治疗的时候我的病情又开始反复。因为身体体质因素我开始耐药了。原本以为 5 个疗程就可以完成的治疗,最后变成了不知道要多少个疗程的未知数。每次入院我们都战战兢兢。我们经历过数次治疗过程中因白细胞过低而停药,每次医生护士都耐心给我们讲解后续方案,每次都给我们新的希望。我很庆幸我碰到了最好的医生、最好的医护团队,有最好的父母和最爱我的老公。他们不但给我治疗上的帮助,也给了我精神上的鼓励。最终,历时 9 个月,我完成了 12 个疗程。

治疗结束回家的时候已经是 2020 年 2 月了,春天来了。我觉得我的人生也迎来了新的春天,幸好我没有放弃。感谢湘雅二医院妇科的所有医护人员。

如果说这注定是我人生中的一个坎,那么我可以很骄傲地说:"这个坎我迈过去了!"而曾经受过的伤可能会成为一道疤，也会让我时刻记得。但它不会再疼，只当是我人生的另一个故事罢了。

（患者夏某、袁某）

2. 独白

美剧《良医》中的一句台词让我印象深刻："我们都会被打倒，但我们必须学会承受打击，舔干伤口，继续前行。"这句话把我的思绪带到了 2018 年 6 月份。那时的我还躺在冰冷的病床上，周围陌生的环境和医护人员让我深刻地感受到活下去需要多大的勇气。如果你和我一样正在与病魔作斗争，不妨听听我的故事，虽然身处逆境，但只有把脸一直向着阳光，这样才不会看见阴影。

2018 年初体检就发现有盆腹腔包块，但我没有重视。5 月份，我的左腿开始肿胀，腹部也摸到一个肿块。复查盆腔磁共振可见腹腔内 93 mm×177 mm×77 mm 巨大囊实性肿块，考虑恶性肿瘤，来源于卵巢可能性大。B 超结果显示左下肢深静脉广泛血栓形成。医生下了病危，告诉我和家人，血栓随时可能脱落，危及我的生命。这对我和我的家属而言就是晴天霹雳。当时的我感觉天已经塌了，仿佛生活没有曙光。可能此时的你也会和我一样陷入黑暗，突如其来的恐惧感让人更加没有信心认为自己能完好地出院。

为了防止血栓脱落导致栓塞，血管外科医生建议在血管里放置滤网阻挡脱落的血栓。于是我做了一个小小的介入手术，并开始抗凝治疗。滤网没有阻挡住微小的血栓，术后我还是出现了肺部栓塞，咳出的痰液带血丝。你看，命运总是爱和你开玩笑，你猜不到下一秒会发生什么。

一周之后全院大会诊，医生与我们慎重沟通后，我们决定做手术。专业术语是卵巢肿瘤全面分期手术。我没什么医学常识，就我的理解可能是全子宫及卵巢切除。是的，我期待早点做手术，但这时我又慌张了。还没开始手术，我就会设想如果手术失败了怎么办。但我的家人时不时地鼓励我说既然选择手术就要相信医护的力量，听护士们说术前组织了全科医生护士进行讨论，制定了应急预案，随时做好抢救准备。

怀着忐忑不安的心情我再一次进了手术室，躺到手术台上，我闭上眼睛，倒数 3、2、1……在麻药的作用下我慢慢失去了意识。

再醒过来的时候我已经在 ICU。如果让我描述当时的感觉我会用一个词来形容：无能为力。我的意识很清醒，但是发不出声音，说不出话，回答不了医生护士的问话，手脚也没有力气活动。医生发现我的反常情况，做了头部 CT 检查，发现头部血管出现栓塞，也就是"脑血栓"，于是术后第二天晚上我又转入神内 ICU，进行治疗。看着身上管道，第一次感觉自己离死神很近。五天之后我转回妇科病房继续治疗。当时的我情况并不是很好，不会说话，不会吞咽，右边手脚也不能活动。除了手术的恢复外，我的一些基础功能还要从头学起。经过 2 个月的住院，慢慢地我学会了吞咽，学会了简单的发音，活动也慢慢从床上到床边，到慢慢走路。写到这里我无比感谢医护人员的耐心和负责任。如果说向日葵依赖阳光才能茁壮成长，那时的每一位医务人员都是我的阳光。我记得我能够说话时说的第一个词是"谢谢"！我真心感谢所有的医护人员。

现在，术后两年了，我恢复得很好我可以爬山、跳舞，我的生活完全可以自理，也可以进行正常工作。其实这些变化也是出乎我的意料。

很多人"谈癌色变"，这是有原因的。因为很多人身患癌症，饱受病魔的折磨，很多家庭因为癌症失去了往日的欢笑。我经历过没有意识的生死攸关期，甚至与死神擦肩而过。现在的我恢复得很好，因为坚持得好，经常被医生护士表扬。所以一定要给自己信心。谁都难免遭遇病魔的侵袭，它有时会把你折磨得筋疲力尽。但我们始终要有这样的信心：我们的意志比它更强大。家人的关怀、朋友的关心、自己的努力，加上强大的医护人员，我很快就能战胜病魔，赢得胜利！也希望我的分享能够带给你一些力量。

（患者张某、袁某）

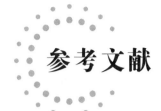

[1] 中国营养学会膳食指南修订专家委员会妇幼人群膳食指南.孕期妇女膳食指南[J].中华围产医学杂志,2016,19(9):641-648.

[2] 苏宜香.孕妇乳母膳食指南食物推荐摄入量解读[J].临床儿科杂志,2018,36(8):645-648.

[3] 王红菊,魏兆莲,王素芳,等.饮食和生活方式的咨询指导对孕妇体重指数及妊娠结局的影响.中华疾病控制杂志,2014,18(4):301-303.

[4] 肖兵,张琚,熊庆,等.孕期营养素补充的规范化[J].实用妇产科杂志,2011,27(7):488-490.

[5] 围受孕期增补叶酸预防神经管缺陷指南工作组.围受孕期增补叶酸预防神经管缺陷指南(2017)[J].中国生育健康杂志,2017,28(5):401-410.

[6] 中华医学会围产医学分会.妊娠期铁缺乏和缺铁性贫血诊治指南[J].中华围产医学杂志,2014,(7):451-454.

[7] Li-Yun-Fong RJ, Larouche M, Hyakutake M, Koenig N, Lovatt C, Geoffrion R, Brotto LA, Lee T, Cundiff GW. Is Pelvic Floor Dysfunction an Independent Threat to Sexual Function? A Cross-Sectional Study in Women With Pelvic Floor Dysfunction. J Sex Med. 2017 Feb;14(2):226-237.

[8] 李志毅,朱兰,徐涛,等.中国城市地区女性盆腔器官脱垂临床流行病学调查[J].中华医学杂志,2019(11):857-861.

[9] 付晴晴,杜娟,尹恒.肥胖及孕期超重对孕产妇围生期心理健康的影响[J].中国现代医学杂志.2022(02):80-85.

[10] 黄东辉.孕期奶类及其制品摄入与妊娠期肥胖相关结局以及后代出生结局关系的前瞻性研究[D].中国医科大学.2021(02).

[11] 顾江霞,孕妇口腔健康状况调查[J].实用预防医学,2002,9(1).

[12] 孙萍,丁博.妊娠期口腔健康现状调查分析[J].吉林医学,2006,27(3).

[13] Klebanoff M, Searle K, The role of inflammation in preterm birth focus on periodontitis[J].BJOG,2006,3.

[14] 武洁,朱维健,牟洁,等.3117例孕妇口腔门诊初诊病例统计分析[J].口腔医学研究,2008,24(1).

[15] 付晴晴,杜娟,尹恒.肥胖及孕期超重对孕产妇围生期心理健康的影响[J].中国现代医学杂志.2022(02):80-85.

[16] 于鹏丽,周云平,周黎雪,等.孕妇孕期健康行为的研究进展[J].全科护理.2022(01):29-32.

[17] Obstetricians gynecologists ACO. ACOG Practice bulletin no. 134: fetal growth restriction.[J].Obstetrics & Gynecology,2013,121(5):1122.

[18] 中华医学会围产医学分会胎儿医学学组.《胎儿生长受限专家共识(2019版)》.

[19] 美国妇产科医师协会(ACOG).《胎儿生长受限管理指南(2019)》.

[20] 前置胎盘的诊断与处理指南(2020)[J].中华妇产科杂志,2020(01):3-8.

[21] Mustafa SA, Brizot M L, Carvalho M H, et al. Transvaginal ultrasonography in predicting placenta previa at delivery: a longitudinal study[J].Ultrasound Obstet Gynecol,2002,20(4):356-359.

[22] Jain V, Bos H, Bujold E. Guideline No. 402: Diagnosis and Management of Placenta Previa[J].Obstet Gynaecol Can. 2020. Jul;42(7):906-917.

[23] Becker RH, Vonk R, Mende BC, Ragosch V, Entezami M. The relevance of placental location at 20-23 gestational weeks for prediction of placenta

[24] 婴幼儿喂养与营养指南[J].中国妇幼健康研究,2019,30(04):392-417.

[25] 文爱艳,黄冬英,黄春菊.纯母乳喂养在早产儿中的应用效果观察[J].中国当代医药,2016,23(10):189-191.

[26] 洪莉.0~6月龄婴儿营养评估[J].中国实用儿科杂志,2019,34(10):818-822.

[27] 钱红芳,张小丽.充分衔接技巧在降低初产妇乳头皲裂发生中的作用[J].医学研究与教育,2017,34(6):34-37.

[28] 孙鸿群.影响新生儿有效吸吮的相关因素及护理对策[J].护理与康复,2006(05):358-359.

[29] 刘乙桦,黄李芸.正常产妇产褥期乳房状况护理评估及护理对策研究[J].实用临床医药杂志,2015,19(18):88-90.

[30] 王贵强,王福生,庄辉,等.慢性乙型肝炎防治指南(2019年版)[J].中国病毒病杂志,2020,10(01):1-25.

[31] 徐陈瑜,陈廷美,周乙华.母亲感染和母乳喂养[J].中华围产医学杂志,2019,22(7):436-440.

[32] 王颖.手法挤奶联合电动吸奶器泵奶对早产母婴分离产妇泌乳的影响[J].中西医结合护理(中英文),2021,7(12):1-4.

[33] 杨静,张霞,陈缵珅,等.储存条件对不同阶段母乳营养成分的影响[J].上海预防医学,2022,34(03):235-238.

[34] 施茜,叶侃,古桂雄.母乳的成分及有关影响因素[J].中国妇幼健康研究,2018,29(10):1269-1273.

[35] 贺芳.生麦芽联合芒硝用于引产后患者回奶的疗效观察及护理[J].实用临床医药杂志,2012,16(20):77-78.

[36] 廖秦平.女性阴道微生态及阴道微生态评价[J].实用妇产科杂志,2010,26(02):81-83.

[37] 李婷,黎欢,李金灵,等.阴道微生态研究进展概述[J].中国妇幼保健,2022,37(03):574-576.

[38] 陈爱萍.常见妇科炎症的治疗与预防保健对策探讨[J].世界最新医学信息文摘,2019,19(56):91+93.

[39] 王姝.中年女性常见妇科炎症性疾病的临床分析及预防保健研究[J].临床医药文献电子杂志,2017,4(74):14520-14521.

[40] 王丹丹.外阴瘙痒患者的护理干预[J].世界最新医学信息文摘,2016,16(25):228+231.

[41] 姜彦秋.外阴炎和前庭大腺炎患者的护理干预[J].世界最新医学信息文摘,2016,16(23):233+237

[42] 马晋,王婉荣.滴虫性阴道炎的防治[J].饮食保健,2017,4(24):127.

[43] 牛净,姜超,卢莎,等.女性滴虫性阴道炎感染及其影响因素调查研究[J].中国地方病防治杂志,2015,30(5):411-412.

[44] 高月倩,白君宜,王辰,等.2021年美国疾病控制和预防中心《性传播感染治疗指南》关于阴道炎症的诊治规范解读[J].中国实用妇科与产科杂志,2021,37(11):11411146.

[45] 王辰,王慧慧,李焕荣,等.《2018欧洲国际性病控制联盟/世界卫生组织关于阴道分泌物(阴道炎症)管理指南》解读[J].中国实用妇科与产科杂志,2018,34(12):1360-1365.

[46] 张思思,夏维婷,周志阳,等.念珠菌性阴道炎发病机制及耐药机制的研究进展[J].中华全科医学,2017,15(11):1952-1955.

[47] 欧阳振波,黄志霞,袁瑞莹,等.中、美、加外阴阴道假丝酵母菌病诊治指南解读[J].现代妇产科进展,2016,25(01):56-58.

[48] 李东燕,廖秦平.细菌性阴道病发生的危险因素分析[J].中国微生态学杂志,2015,27(04):480-482.

[49] 王姝君.女性阴道炎的流行病学调查及影响因素分析[J].实用妇科内分泌电子杂志,2015,2(12):23-24.

[50] 中华医学会妇产科分会感染性疾病协作组.细菌性阴道病诊治指南(2021修订版)[J].中华妇产科杂志,2021,56(01):3-6.

[51] 刘华莉.老年性阴道炎——不能忽视的小毛病[J].食品与健康,2022,34(02):46-47.

[52] 郑爱兰.护理干预在老年性阴道炎护理中的应用体会[J].中外医学研究,2017,15(35):121-123.

[53] 陈玫,于红玲.老年性阴道炎的护理[J].中国医药指南,2013,11(28):261-262.

[54] 洪惠兰.雌激素联合甲硝唑治疗萎缩性阴道炎的疗效观察[J].中国社区医师,2022,38(01):21-23.

[55] 王蕾.探讨综合护理干预对萎缩性阴道炎患者生活质量的影响[J].中外女性健康研究,2020(3):163,176.

[56] 张艳平,段淑东,王丽.婴幼儿外阴阴道炎高危因素及防治临床分析[J].临床合理用药杂志,2013,6(22):

128-129.

［57］卢颖. 婴幼儿外阴阴道炎预防要点［J］. 健康必读，2021（16）：2.

［58］夏玉洁，王宝晨，薛凤霞.《2015 年美国疾病控制和预防中心关于子宫颈炎症的诊治规范》解读［J］. 国际生殖健康/计划生育杂志，2015，34（06）：501-502.

［63］艾贵海，李怀芳. 盆腔炎性疾病的预防［J］. 医学与哲学，2009，30（16）：22-24.

［64］张岱. 盆腔炎的诊治进展［J］. 临床药物治疗杂志，2019，017（012）：36-39，69.

［66］苏莉. 女性盆腔结核性包块的诊断及治疗［J］. 中国防痨杂志，2013，35（12）：1025-1028.

［67］黄瑜，周莹，陈蓉，等. 女性盆腔结核的 10 年临床诊治经验分析［J］. 生殖医学杂志，2013，22（11）：819-823.

［68］孙健，张莹，杨江华，等.26 例女性生殖器结核临床分析［J］. 现代妇产科进展，2021，30（07）：493-496+502.

［69］邱小丽，许燕，鞠晓梅，等. 女性生殖器结核患者临床分析及护理［J］. 当代护士（中旬刊），2019，26（08）：75-77.

［70］戴耀华，荫士安，何守森，等. 婴幼儿喂养与营养指南［J］. 中国妇幼健康研究，2019，30（4）：392-417.

［71］安力彬，陆虹. 妇产科护理学［M］.6 版. 北京：人民卫生出版社，2017.

［72］谢幸，孔北华，段涛. 妇产科学［M］.9 版. 北京：人民卫生出版社，2018.

［73］王玉琼，莫洁玲. 母婴护理学［M］.3 版. 北京：人民卫生出版社，2017.

［74］周昔红，王琴，黄金. 妇产科护士规范化培训用书［M］. 长沙：湖南科学技术出版社，2020.

［75］马良坤. 妊娠和甲状腺疾病 263 个怎么办［M］. 北京：中国协和医科大学出版社，2014.

［76］郭瑞霞. 妇产科必备科普知识［M］. 郑州：郑州大学出版社，2012.

［77］黄荷凤. 实用人类辅助生殖技术［M］. 北京：人民卫生出版社，2018.

［78］张学红，何方方. 辅助生殖护理技术［M］. 北京：人民卫生出版社，2015.

图书在版编目(CIP)数据

女性生殖健康知识问答 / 王琴等主编. —长沙：
中南大学出版社，2024.5
ISBN 978-7-5487-5794-8

Ⅰ.①女… Ⅱ.①王… Ⅲ.①女性－生殖医学－问题
解答 Ⅳ.①R339.2-44

中国国家版本馆 CIP 数据核字(2024)第 077339 号

女性生殖健康知识问答
NUXING SHENGZHI JIANKANG ZHISHI WENDA

王琴　孙淑娟　谭朝霞　赵星　刘娟　主编

□出 版 人　林绵优
□责任编辑　孙娟娟
□责任印制　李月腾
□出版发行　中南大学出版社
　　　　　　社址：长沙市麓山南路　　　　邮编：410083
　　　　　　发行科电话：0731-88876770　　传真：0731-88710482
□印　　装　长沙新湘诚印刷有限公司

□开　　本　889 mm×1194 mm　1/16　□印张 16.25　□字数 482 千字
□版　　次　2024 年 5 月第 1 版　　　□印次 2024 年 5 月第 1 次印刷
□书　　号　ISBN 978-7-5487-5794-8
□定　　价　58.00 元